AF504346

NOUVELLES DÉCOUVERTES EN MÉDECINE,

OU ANCIENNE MÉDECINE DÉVELOPPÉE.

Très-utiles pour le service du Roy & du Public.

Par le Sieur DE MARCONNAY, Docteur Médecin.

NOUVELLE EDITION.

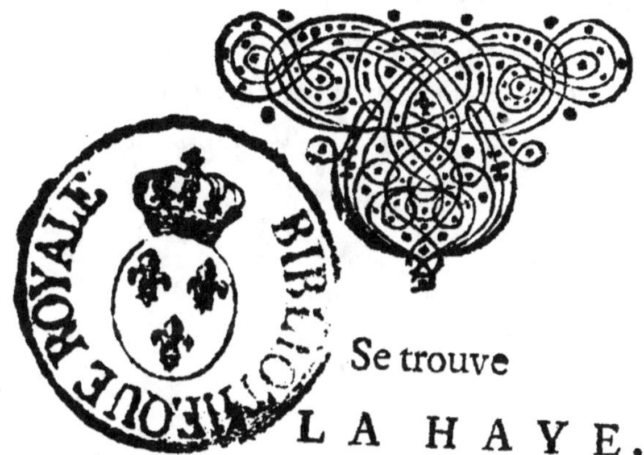

Se trouve

LA HAYE,

Chez P. GOSSE & J. NEAULME.

M. DCCXXXI.

Le Sieur de Marconnay demeure sur le Quay de
la Megisserie, au bout du Pont-Neuf, aux trois
Pilons. Ceux qui auront besoin de son ministére
pourront s'adresser à lui. On le trouvera les matins
jusqu'à dix heures, & le soir depuis une heure jusqu'à quatre. Le prix des bouteilles de son Eau sympatique, des Fiolles, de ses Panacées, & de ses Elixirs, est de six livres. Comme il a beaucoup de vénération pour le sentiment d'Hippocrate, & pour ses
Aphorismes, entr'autres pour celui qu'il a fait en
faveur de ceux qui distribuënt des remédes, lequel
il veut observer très-religieusement, à moins que
ce ne soit par charité.

Accipe dum dolet quia sanus solvere nolet.

L'explication de cet Aphorisme d'Hippocrate, dit;

Quand de grandes douleurs tourmentent un malade,
Il promet tout son bien pour avoir la Santé ;
Prens d'abord son argent pour plus de sûreté,
Crainte qu'étant guéri, il ne paye en gambades.

AU ROY.

SIRE,

Les effets les plus ordinaires du Soleil levant sont de dissiper les ténébres, les nuages & les broüillards, qui se sont élevez pendant la nuit des Corps sublunaires, pour offusquer les mortels & pour empécher qu'ils ne joüissent de ses lumiéres & de ses bénignes influences.

C'est à Vôtre Majesté, qui êtes ce Soleil levant, à qui il étoit réservé de dissiper les ténébres qui se sont élevés, dans ces derniers temps, dans la Médecine, qui est la science la plus nécessaire pour conserver la vie & la santé des hommes. Ces ténébres se sont introduits depuis qu'il a plû à Mrs. de l'Ecole de partager la Médecine & la diviser en trois parties, à sçavoir en chirurgie, pharmacie & en diete. Cette derniére partie n'est connuë que de Mrs. de l'Ecole. C'est l'art d'exténuër les malades, en leur refusant toutes sortes d'alimens. Il n'en est pas de même de la Chirurgie. Il faut rendre justice à ceux qui l'éxercent, qui par leurs soins, par leurs veilles & par leurs expériences, sont parvenus à faire des découvertes & des opérations qui autrefois auroient passé pour surnaturelles. Il leur en reste encore quelques-unes à faire qui ne sont pas moins importantes, ce sont celles des canaux par où le sang qui sort du cœur est porté par les artéres aux éxtrêmitez du corps, & rentre dans les veines pour continuër & entretenir la circulation ; & encore ceux qui facilitent les mouvemens des nerfs & des muscles, pour les allonger & racourcir si promptement, en y portant les esprits animaux, qui font des mouvemens si prompts & si différens dans tout ce qui compose la machine du corps des animaux.

Mais il y a lieu d'espérer que des découvertes aussi

* 2

nécès-

néceſſaires n'échaperont pas à leurs ſoins. Quant à la
pharmacie, ceux qui en font la profeſſion, ne veulent
pas ſortir des routes ordinaires qu'ils ſe ſont propoſées,
qui eſt de confondre les bons & ſalutaires végétaux,
avec ceux qui ſouvent n'ont aucune vertu.

C'eſt à Vôtre Majeſté, Sire, qui eſt ce Soleil levant, à
qui étoient reſervées ces grandes opérations, en favo-
riſant & honorant de ſa protection, le Traité des Panacées, & celui de la nouvelle Découverte en Médecine,
ou l'ancienne Médecine dévelopée, que je prens la liberté de lui préſenter, ſoutenu & appuyé par les ſentimens d'Hippocrate, le Prince de la Médecine, & par
ceux qui l'ont ſuivi, entr'autres par Baſile Valentin,
Paracelſe, & par Vanhelmont, qui ſont les modernes;
& par ceux qui ſe laiſſent conduire par le ſens commun
& la raiſon. Non-ſeulemeut vos Sujets, mais tous les
voiſins de Vôtre Majeſté lui en auront obligation, &
la poſtérité ſe ſouviendra que c'eſt Elle qui a engagé
Mrs. de l'Ecole de faire plus d'atention ſur la compoſition des remédes qu'ils ordonnent. Voilà, Sire, la
fin que je me ſuis propoſée en donnant au public le Traité
des Panacées, ſous l'honneur de la protection de Vôtre
Majeſté, eſpérant qu'Elle fera la même grace à celui
qui eſt avec une humilité profonde,

DE VÔTRE MAJESTE',

SIRE,

Le très-humble, très-obéïſſant &
très-dévoüé Serviteur,

DE MARCONNAY.

A MESSEIGNEURS

DU PARLEMENT

DE PARIS.

Messeigneurs,

Comme il n'y a point de profeſſion où l'erreur ſoit plus dangereuſe que dans la Médecine, puiſque ſouvent il n'eſt pas permis de faillir deux fois ; rien n'eſt auſſi plus interreſſant pour le Public, que d'empêcher les abus qui ſe peuvent gliſſer dans cette profeſſion ; il y va du bien le plus précieux dont nous puiſſions joüir, qui eſt la conſervation de la ſanté, & même ſouvent de la vie. Je traite ici des fautes qui ſe commettent le plus fréquemment dans la Médecine, ſoit par l'uſage des mauvais remédes, ſoit par le peu de connoiſ-ſance que l'on a des Panacées, qui ſont les remédes uni-verſels ; & puiſqu'il eſt de l'utilité publique de corri-ger les mauvais uſages qui s'y pratiquent ; j'ai crû, Messeigneurs, que je ne pouvois mieux adreſſer ces Nouvelles Découvertes en Médecine, ou l'ancienne Médecine, autoriſée par les avis d'Hippocrate & de Vanhelmont, qu'aux perſonnes qui ſont les Peres du Peuple, & qui veillent ſi ſoigneuſement à ſa conſerva-tion ; ainſi, Messeigneurs, quand je prens la li-berté de conſacrer mon Livre à vôtre auguſte Compa-gnie, je ſuis le ſentiment de ces grands Hommes, qui ſouhaitoient que les Magiſtrats employaſſent leur au-torité pour empêcher les abus qui ſe ſont introduits dans la Médecine, & qui ont donné lieu aux farces que l'on a tant de fois fait ſur le théâtre ; mais quel-que plaiſir qu'on ait pris à la voir publiquement tour-ner en ridicule, j'oſe eſpérer qu'on ne ſera pas moins

* 3

ſatis-

*satisfait de voir traiter sérieusement cette matiére si
importante, & où tout le monde a tant d'intérêt ; mon
desscin est d'engager par ce moyen Messieurs de l'Ecole
à faire plus d'attention à la composition des remédes,
& à les composer eux-mêmes, pour le bien public &
l'honneur de la profession ; je sçai bien que des avis si
sincéres, & des véritez si passables vont élever contre
moi la plus nombreuse partie de la Faculté ; mais qu'en
pourrois-je craindre, si vous voulez bien, MESSEI-
GNEURS, m'acorder l'honneur de vôtre protection,
en agréant cet Ouvrage ? Et comment pourrois-je ne
m'en pas flater, puisqu'il y va du bien public, Et
qu'en favorisant ceux qui se dévouent, c'est engager
un chacun à faire éxactement son devoir ? J'ose donc
vous présenter avec confiance ces marques de mon Zèle,
en vous suppliant de recevoir la parfaite soumission &
le très-profond respect avec lequel j'ai l'honneur de me
dire,*

MESSEIGNEURS,

Vôtre très-humble & très-
obéïssant serviteur,

DE MARCONNAY.

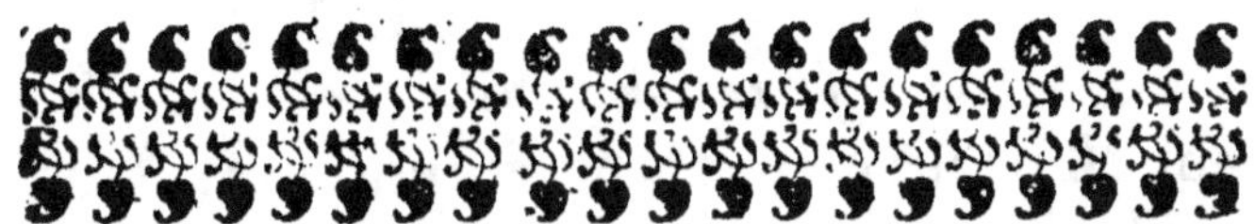

AVIS
AU LECTEUR.

Dans le Livre que je propose au Public, intitulé *Nouvelles Découvertes en Médecine*, mon intention est de prouver, par plusieurs Dissertations, que les Remédes, que l'on extrait des Métaux & des Minéraux, pour conserver la vie & la santé, doivent être préférez à ceux que l'on tire des Végétaux & des Animaux ; ce qui se prouve par des raisonnemens solides, confirmez par des expériences certaines, qui sont les preuves des arts & des sciences.

La premiére a pour tître, *Introduction à la parfaite connoissance de la vérité, par les voies naturelles*, dans laquelle est le précis de la Physique des Anciens & des Modernes.

La II. *Médicophysique, qui contient la véritable théorie & pratique de la Médecine*, où il est parlé de la vertu du Sel Sympathique ou de prompt secours, & des Teintures des Métaux, Minéraux & Coraux, & de l'Essence des Perles.

AVIS AU LECTEUR.

La III. *Differtation eft fur la Pleuréfie ,* qui eft prouvée par une hypothèfe, felon la Méchanique.

Et la IV. eft une *Differtation fur les trois différens effets du Vin, & des Liqueurs yvrantes dans l'homme.*

AVIS
DE L'ÉDITEUR.

UN de nos Médecins, qui s'est aquis le plus de réputation dans cette Ville, par les Cures surprenantes qu'il y a faites, en suivant les principes du Sieur de Marconnay, Docteur en Médecine de la Faculté de Montpellier, m'a conseillé d'ajoûter à la nouvelle Edition que je donne, des Oeuvres de ce Sçavant Médecin, quelques Fragmens du Livre du Sieur de Cusac, Médecin très-célébre, qui semble avoir suivi la Pratique du Sieur de Marconnay. Je fais donc cette Addition, afin que les amateurs de la Médecine, voyant la conformité des sentimens de ces deux grands Hommes sur cette Science, ne négligent pas, malgré la prévention pour le systême dominant, d'éxaminer leurs Principes, persuadé qu'ils pourront en tirer des conséquences propres à leur faire faire de nouvelles Découvertes dans leur Art, & à les rendre, par ce moyen, plus utiles au Public.

A

M^R. DE MARCONNAY.

Marconnay, ta Science eſt celle
d'Hippocrate ;
A ſes doctes Leçons s'égale ton ſçavoir ;
Rien ne peut réſiſter à ton divin
pouvoir ;
Contre toi vainement un Envieux
éclate.

O combien de mortels, à voix triſte
& plaintive ,
Nageant dans tout leur ſang, vont
voir la ſombre rive ?
Noir & lugubre effet d'un funeſte
poinçon, *
A la commune erreur tient nôtre
ame captive.
Il ne faut qu'en toi ſeul chercher
la guériſon.

* La Lancette.

tems de trois années consécutives, à compter du jour de
la date desdites presentes; Faisons défenses à tous Libraires,
Imprimeurs, & autres personnes, de quelque qualité & condition qu'elles soient, d'en introduire d'impression étrangére dans aucun lieu de notre obéïssance; A la Charge que
ces presentes seront enregistrées tout au long sur le Registre de la Communauté des Libraires & Imprimeurs de Paris, & ce dans trois mois de la date d'icelles; que l'impression de ce Livre sera faite dans notre Royaume, & non
ailleurs; & que l'Impétrant se conformera en tout aux Ré-
glemens de la Librairie, notamment a celui du 10. Avril
1725. & qu'avant que de l'exposer en vente, le Manuscrit
ou imprimé, qui aura servi de copie a l'impression dudit Livre, sera remis, dans le meme état ou l'Approbation y
aura été donnée, és mains de nôtre très-cher & féal Chevalier, Garde des Sceaux de France, le Sieur Fleuriau
d'Arménonville, Commandeur de nos Ordres, & qu'il en
sera ensuite remis d ux exemplaires dans notre Bibliothéque publique, un dans celle de notre Château du Louvre,
& un dans celle de notre très-cher & féal Chevalier, Garde
des Sceaux de France, le Sieur Fleuriau d'Arménonville,
Commandeur de nos Ordres, le tout à peine de nullité
des presentes; du contenu desquelles vous mandons & en-
joignons de faire joüir l'Exposant, ou ses ayans cause, pleinement & paisiblement, sans souffrir qu'il leur soit fait aucun trouble ou empéchement. Voulons qu'a la copie desdites presentes, qui sera imprimée tout au long au commencement ou a la fin dudit Livre, foi soit ajoutée comme à
l'Original; Commandons au premier notre Huissier ou Ser-
gent de faire, pour l'éxécution d'icelles, tous actes requis &
nécessaires, sans demander autre permission, & nonobstant
Clameur de Haro, Charte Normande & Lettres à ce contraires. Car tel est notre plaisir. Donné à Paris le trente-
uniéme jour du mois d'Octobre, l'an de grace mil sept
cens vingt-six & de notre Régne le douziéme. Par le Roi
en son Conseil.

*Regiftré sur le Registre VI: de la Chambre Royale & Syndicale
de la Librairie & Imprimerie de Paris, N. 519. fol. 413. conformément au Réglement de 1723. qui fait défenses, art. IV. à toutes personnes, de quelque qualité qu'elles soient, autres que les
Libraires & Imprimeurs, de vendre, débiter & faire afficher au-
cuns Livres pour les vendre en leurs noms, soit qu'ils s'en disent
les Auteurs ou autrement; & à la charge de fournir les Exemplaires prescrits par l'art. CVIII. du même Réglement. A Paris
le 6. Novembre mil sept cens vingt-six.*

D. MARIETTE, Syndic.

NOUVELLES

NOUVELLES DÉCOUVERTES EN MEDECINE,

Ou ancienne Médecine dévelopée.

Très-utiles pour le Service du Roy & du Public.

SYSTEME nouveau, qui prouve, par des expériences certaines & reïtérées, les vertus des Remédes qu'on extrait des Metaux & des Minéraux, & qu'ils doivent être préferez à tous ceux qu'on tire des Végétaux & des Animaux, qu'ils produisent des effets, qui tiennent du merveilleux, & qui guérissent en très-peu de tems, comme il est prouvé par des raisonnemens sans réplique.

E Sieur de Marconnay, Docteur Médecin, établi à Metz depuis quinze ans, en continuant ses observations pour conserver la vie & la santé, a fait une découverte qui produit des effets merveilleux : c'est un Sel

A   sym-

ſympathique , avec lequel il guérit en
vingt-quatre heures toutes ſortes de plaïes
& de bleſſûres récentes, ſans qu'il arrive
aucune inflammation , tant aux hommes
qu'aux animaux. Les expériences qu'il en
a faites & qu'il en fait tous les jours, ſont
des preuves inconteſtables du mérite de ce
Sel : elles ſont ſi ſurprenantes, que Mon-
ſeigneur l'Evêque de Metz , & Monſieur de
Saint-Conteſt , pour lors Intendant de la
Province , voulurent en être convaincus
par leurs propres yeux. Pour cet effet, le
premier fit aſſembler , dans la ſalle de ſon
Palais Epiſcopal , tous ceux qui étoient capables d'en juger : Meſſieurs de la Faculté
de Médecine , qui croyoient la propoſition
impoſſible , y étant aſſemblez, le Sieur de
Marconnay fit aporter du vin dans un verre , dans lequel il mit la quantité de ſon
Sel ſympathique : enſuite il demanda un
ſujet qui fut en état de reçevoir dix coups
d'épée au travers du corps ; ne s'en étant
point trouvé de plus près qu'un coq, qu'on
prit dans une cour voiſine, il commença
par lui couper une aîle qui tomba à terre,
il lui perça enſuite les deux cuiſſes de part
en part, en deux endroits différens, avec
une épée, laquelle il lui paſſa au travers du
ventre inférieur & de la capacité de la poitrine , enſorte que cet animal parût comme mort ; mais ayant pris le verre de vin
où

où il avoit mis la dose nécessaire de son Sel sympathique, il en fit avaler trois cüeillerées à ce coq; l'ayant envelopé dans une serviette pendant quelque-tems, cet animal se leva une heure après; & le lendemain il étoit parfaitement guéri de toutes ses blessûres, qui étoient très-dangereuses.

Cette expérience, quoique faite sur un animal, a fait faire réfléxion que si les Chirurgiens des Hôpitaux des Armées du Roy avoient un aussi prompt reméde pour secourir ceux qui y sont portez, ce seroit un grand soulagement pour le service du Roy & du Public, & par ce moyen on conserveroit bien de braves Officiers & de bons Soldats, qui succombent par les autres remédes.

Cette réfléxion du Sieur de Marconnay a été trouvée très-juste; car il a fait comprendre à ces Messieurs de l'Assemblée, qu'on fait plus de mal aux blessez, par les sondes dont on se sert pour connoître la profondeur des plaies, & par les incisions qu'on fait pour y porter les tentes & les plumaceaux, que les blessûres même. Il leur a dit la raison pour laquelle on est si long-tems à guérir une plaie; que c'est parce que plusieurs croient que les blessûres se guérissent par les onguens qu'on applique à la superficie, par les diétes qu'on ordonne, par les saignées, & par les remé-

A 2   des

des purgatifs qu'on fait prendre aux blef-
fez, qui au lieu de les fortifier, les affoibliffent ; & cela, parce qu'ils ne connoiffent pas d'où provient la vertu qui guérit,
& que c'eft le cœur qui eft le centre de l'a-
nimal, où eft le principe de vie d'où fort
cette vertu ; que ce Sel étant porté par un
véhicule convenable dans l'eftomac, & de
l'eftomac au cœur, auffi-tôt que le feu igné
qui y eft, a été fecouru & fortifié, il ren-
voïe aux parties affligées & divifées cette
vertu pour les rétablir, & que c'eft par ce
moyen que la nature répare très-prompte-
ment l'harmonie du corps qui y avoit été
interrompuë.

Mgr. l'Evêque de Metz, & M. de Harlay
Intendant, ont été fi furpris de cette expérience, qu'ils en ont fait la relation à toutes les perfonnes qui ont paffé par cette
ville ; ce qui a fait que plufieurs ont été curieux de la voir. Il en a fait plufieurs opérations à l'Intendance, en préfence de M.
le Prince de Guife, de M. le Comte de Ba-
viére, & de M. le Prince de Lambefq, qui
ont toutes réüffi comme la première. Mais
M. le Prince de Lambefq, & tous les Officiers de fon Régiment, ont été plus convaincus que les autres, parce que dans le
tems qu'ils étoient en cette ville, il y eut
un Capitaine de ce Régiment, nommé Len-
tillac, qui y étoit en garnifon, qui avoit
reçû

reçû cinq coups d'épée, un entr'autres au travers de la capacité de la poitrine, qui fut parfaitement guéri par le moyen de ce Sel, & lui en état de monter à cheval deux jours après.

En 1725. l'Auteur étant allé dans la ruë Vivienne, pour avoir l'honneur de voir M. le Marquis de Breteüil, Chancelier de la Reine, y ayant trouvé son Suisse qui avoit reçû un coup sur le visage, qui lui avoit fendu une partie du nez & de la jouë, il fut guéri en vingt-quatre heures par le moyen de ce Sel, sans qu'il y paroisse.

La derniére expérience qu'il en a faite, ce fut à Versailles, aux Fêtes de la Pentecôte derniére, chez M. le Comte de Saint Florentin, & en sa presence, qui réüssit comme les autres, & le sujet est encore vivant.

M. de Harlay, lors Intendant de la Province, & tout le Public, ont été témoins oculaires de quantité d'autres cures qu'il a faites avec ce Sel, qui ne se corrompt point, que tout le monde peut porter en sa poche pour s'en servir au besoin. Si les Officiers & les Soldats, qui vont pour le service du Roy à l'action avec tant de valeur, avoient de ce Sel quand ils sont blessez, ils s'éxempteroient d'aller aux Hôpitaux, où ils souffrent plus qu'à l'action même, & ils pourroient se panser eux-mêmes &

A 3

se

se guérir en très-peu de tems ; ils seroient bien plûtôt prêts à retourner au combat, & même avec plus d'assurance après avoir été guéris si promptement ; au lieu que, par les remédes ordinaires, on ne guérit pas le quart des blessez, qui encore ne sont pas en état de servir que long-tems après avoir été guéris, au lieu que ce Sel guérit en très-peu de tems.

Le Sieur de Marconnay communiqua à ces Messieurs de l'Assemblée, un raisonnement qu'il a fait de la préférence qu'on doit faire des vertus des remédes, qu'on extrait des Métaux & des Minéraux, à ceux qu'on tire des Végétaux & des Animaux.

TOus les anciens Médecins, & entre les Modernes, Basile Valentin, Paracelse, & Vanhelmont, ont publié, pour la santé, les effets merveilleux des remédes qu'ils ont extraits des teintures des Métaux & des Minéraux, préférablement à ceux des Végétaux & des Animaux. Ils ont dit, que la teinture extraite de Vénus, nommée vulgairement *Cuivre*, réduite en Sel, étoit un spécifique qui guérissoit les suffocations de matrice, autrement dites *vapeurs* l'épilepsie, l'hydropisie, qu'il préservoit le sang de la corruption, qu'il excitoit les digestions, &
qu'il

qu'il guériſſoit en peu de tems ces coliques venteuſes, & ſpécialement les néfrétiques.

Que la teinture, extraite de Mars, communément appellée *fer*, réduite en Sel, étoit un ſpécifique contre toutes les obſtructions, contre les maladies, qu'on nomme flux de ventre, diſſenteries, & toutes ſortes de diarrhées ; qu'il guériſſoit toutes eſpéces d'hémorrhoïdes, & en détruiſoit radicalement la cauſe.

Pour la teinture, extraite de la Lune, nommée *argent*, convertie auſſi en Sel, étoit un ſpécifique pour guérir les vertiges, & toutes les maladies ſérieuſes, flegmatiques & aqueuſes, produites par une trop grande diſſolution du principe ſalin, qui engendre cathares, appopléxies, eſquinancies, & tous ulcéres malins.

Enfin, ils nous ont apris par leurs Ecrits, que la teinture, extraite du Soleil, vulgairement nommée *or*, réduite en Sel, comme contenant les vertus des autres métaux, devoit guérir toutes les maladies ci-deſſus qui affligent le corps humain, & être une colle pour joindre l'ame, l'eſprit & le corps de l'homme, & le conduire ſans douleur juſqu'à la fin déterminée par ſon Créateur, & réparer en peu de tems les forces épuiſées, tant par les veilles, plaiſirs, travail, que par les autres excès, & réanimer la nature en la fortifiant, ſur-tout lorſqu'elle

A 4   étoit

étoit jointe avec les essences de perles & le
Sel des coraux, réduites aussi en un Sel doux
& agréable au goût : lesquelles teintures
étant volatilisées & spiritualisées, se mêlent
avec la quintessence des alimens, & sont
portez dans la masse du sang, & avec cel-
les-ci, détruisent & enlévent dans toutes les
parties du corps les obstructions contre nature qu'elles y trouvent, sans déranger l'é-
conomie des digestions, qui, au lieu de s'interrompre, se fortifient.

C'est ce qu'ils ont voulu expliquer, lorsqu'ils ont dit que les alkalis des métaux &
des minéraux, volatilisez & spiritualisez
par leurs feux acides, étoient les remédes
les plus excellens, après leur élixir, à cause
de leurs vertus résolutives & détersives,
parce qu'ils sont portez jusqu'aux parties
les plus éloignées, & qu'ils détruisent toutes
les obstructions contre nature qu'ils y rencontrent, & entraînent avec eux toutes les
résidences les plus obstinées, & dissipent par-
là la cause matérielle de toutes les maladies.

Ce systéme étant soutenu par l'expérience, en faisant la teinture de l'or, la rédui-
sant en un Sel doux & agréable au goût, qui
se mêle avec la quintessence des alimens, &
est porté avec elle dans toutes les parties du
corps de l'homme, quoiqu'il soit le corps
le plus compact de la nature : cela nous donne à penser qu'on peut faire la même chose
sur

sur les autres métaux & minéraux, sur lesquels la nature n'a employé qu'une partie de sa puissance, d'où ils sont restez imparfaits, ce qui nous oblige à croire que les anciens Médecins n'ont rien avancé que des véritez, en parlant des vertus qu'ils ont extraites des métaux & des minéraux, qui surpassent beaucoup celles des animaux & des végétaux, qui sont négligez par la paresse des Modernes, qui ne veulent pas se donner la peine de consulter ni la nature ni l'expérience sur la possibilité des Sciences : ils s'arrêtent à la pratique d'autrui, comme à une voie plus courte & plus facile, sur la ridicule croyance que les Anciens leur enseigneront en un jour ce qui leur a couté toute leur vie. Voilà l'abus qu'il y a chez les Modernes, qui cependant se pourroit surmonter, s'ils vouloient s'en donner la peine, & que ce fût pour la gloire de Dieu & la charité du prochain.

Dissertation sur les Eaux Minérales.

Comme le dessein du Sieur de Marconnay est de faire plaisir au Public, il veut bien lui faire connoître d'où vient la source & l'origine de toutes les maladies qui affligent le corps humain, & les moyens de les guérir promptement.

Il faut donc ſçavoir que tous les alimens que nous prenons ſont compoſez de bon & de mauvais, que le bon eſt renfermé dans le mauvais, & que ſouvent le mauvais ſe corrompt dans nôtre eſtomac, y fait un mauvais levain qui y reſte ; ce mauvais levain y fait une mauvaiſe diſſolution ; cette diſſolution y fait une mauvaiſe digeſtion ; cette digeſtion y fait un mauvais chyle ; ce mauvais chyle y fait un mauvais ſang ; ce mauvais ſang, étant porté par la circulation dans toutes les parties du corps, avec l'eſprit vital dont il eſt le véhicule, y fait des obſtructions plus ou moins, qui par la ſuite bouchent les paſſages à des matiéres cruës & indigeſtes, viſqueuſes, ſalines ou acides qui ont été produites par ce mauvais levain, qui s'y arrêtent & qui s'y fermentent ; c'eſt le ſujet des gouttes, des rhumatiſmes, des tumeurs, des inflammations, fluxions, fiévres ; enfin de toutes les maladies.

L'on peut juger, par ce raiſonnement, que la ſource & l'origine de toutes les maladies ne ſont cauſées que par ce mauvais levain, qui produit ces matiéres cruës & indigeſtes, viſqueuſes, ſalines & acides.

Il faut donc trouver des remédes pour détruire & enlever ce mauvais levain. Les meilleurs, & les plus certains, ſont de les prendre d'abord dans le régne minéral, ſans attendre que les ſujets ſoient trop foibles,

comme

comme nous le faisons , lors qu'après avoir épuisé tous nos remédes ordinaires pour guérir une maladie , fans le pouvoir faire , nous avons recours aux Eaux Minérales , parce que nous sçavons , par nôtre propre expérience , qu'elles guérissent les maladies les plus rebelles & les plus croniques , comme sont les paralysies , les desséchemens de membres , accourcissemens de nerfs , les vieilles plaies & blessûres ; en un mot , toutes les maladies que nous croyons incurables.

Toutes ces surprenantes cures & guérisons ne sont faites par les Eaux Minérales , que parce qu'elles sont teintes & imprégnées par les métaux & minéraux , qui sont les entrailles de la terre par où elles passent : desquelles il faut boire pendant bien du tems & une grande quantité pour être guéri , lesquelles souvent gâtent l'estomac de ceux qui sont d'une foible compléxion. Mais pour prévenir toutes ces difficultez , qui ne laissent pas de fatiguer les malades & ceux qui veulent les guérir , tant par les longs voyages qu'il faut faire pour aller les prendre , que par les autres dépenses ; depuis qu'on a trouvé le moyen d'extraire les teintures de tous les métaux & minéraux , & de les rendre spiritueuses , au lieu qu'on étoit obligé de prendre une grande quantité de ces Eaux Minérales , un seul verre par jour suffit

A 6

d'une

d'une liqueur qui leur fert de véhicule, foit d'eau diftilée de fimple, ou de vin, ou de quelqu'autre liqueur convenable à la maladie, & la plus gracieufe au malade. Mais à fon avis le vin eft la meilleure, lorfqu'il fera chargé, imprégné & teint par une de ces teintures métalliques, & propres à guérir les maladies, qui fe trouvent fi rebelles aux remédes ordinaires, pour lefquelles nous fommes obligez d'avoir recours aux Eaux Minérales : laquelle liqueur ne peut déranger l'économie de l'eftomac, comme font fouvent les Eaux Minérales, parce que ces teintures métalliques attaquent ce mauvais levain qui eft dans l'eftomac, paffent au travers des obftructions qui font dans le corps, & s'y font un chemin ; & comme elles ne peuvent fervir d'alimens ni de nourriture, ni être changées en la fubftance de l'homme, à caufe de la compaxité du régne minéral d'où elles font extraites ; cependant elles font portées par tout le corps, où en paffant elles débouchent, emportent & entraînent avec elles ces matiéres cruës & indigeftes, falines, vifqueufes & acides, qui font la caufe matérielle de toutes les maladies. Les expériences qu'on en a faites, & celles qu'on fait tous les jours, ne nous permettent pas de douter de ces véritez.

Ces Eaux étant teintes & imprégnées par différens minéraux, les unes par les
grands

grands & par les moindres, & les autres par les petits ; celles qui paſſent par des mines de plomb, ſont appellées *Satur-niennes* ; celles qui circulent par des mines de fer, s'appellent *Martiales* ; celles qui paſſent par des mines d'or, s'appellent *So-laires* ; celles qui viennent des mines de cuivre, ſe nomment *Vénériennes*; celles qui ſortent des mines d'où on tire de l'argent vif, ont le nom de *Mercurielles* ; enfin cel-les qu'on nomme *Lunaires*, ce ſont celles d'où ſort l'argent.

Celles à qui l'on donne le nom des moin-dres minéraux, ce ſont celles qui ſortent des mines où l'on trouve du vitriol, on les nomme *vitrioliques*; celles qui ſont chaudes, ſont nommées *ſulphurées* ; celles qui pro-viennent d'antimoine, ſont appellées *anti-moniales* ; celles qui ſont chargées & impré-gnées de petits minéraux, comme de Sel, on les nomme *nitreuſes*. Voilà la plus gran-de partie des Eaux Minérales.

C'eſt de la prudence du Médecin alors à déterminer ſes malades, ſuivant la qualité de leurs maladies, pour leur faire prendre ces Eaux : mais il arrive ſouvent que celles qui guériſſent les uns, font mourir les au-tres, à cauſe des différens tempéramens & des différentes eſpéces de maladies. Par éxemple, d'envoyer aux Eaux chargées de plomb, de vitriol & de nitre, un malade

qui

qui aura des vertiges , des douleurs de tête,
ou la paralyſie, qui eſt une ſuite de l'apopléxie, laquelle eſt produite par un déréglement des glandes du cerveau , où il s'eſt
trouvé des obſtructions, qui ont empêché la
ſéparation des matiéres cruës & indigeſtes
qui y ont été portées ; ce ſera l'envoyer
chercher la mort : mais ſi on l'envoyoit
aux Eaux, chargées & imprégnées d'argent,
il reviendroit aſſurément guéri. Ou ſi l'on
envoyoit un pulmonique aux Eaux martiales , qui lui ſont contraires , il ne guériroit
pas ; mais elles lui avanceroient la fin de ſes
jours ; ainſi des autres maladies. Il faut remarquer de plus , que les maladies arrivent
en tout tems & en toutes ſaiſons , & qu'il
faut attendre certaines ſaiſons pour prendre
les Eaux Minérales, afin qu'elles produiſent
de bons effets ; ce qui eſt la cauſe que les
malades languiſſent bien du tems pour attendre cette diſpoſition, & ſouvent meurent
ſans être ſecourus ; au lieu que ceux qui ont
trouvé le moyen de volatiliſer & d'extraire
les teintures des métaux & des minéraux ,
ils en diſpoſent ſuivant leurs tempéramens,
les goûts, & les eſpéces de maladies auxquelles elles conviennent.

Si les malades ſont d'un foible tempérament & délicats , ils en modérent les doſes,
& ne leur en donnent que ſuivant leur force ; comme il y a des eſtomacs qui ne peuvent

vent fouffrir l'eau à caufe de fa crudité, ils
en prennent un autre, & à fon avis le vin eft
le meilleur, parce qu'il fortifie l'eftomac &
fert d'aliment; étant donc porté par tout le
corps, ces teintures fpiritueufes fe mêlent
avec les parties les plus fubtiles du vin &
circulent avec elles; elles débouchent en
paffant, & entraînent avec elles toutes les
matiéres qui font les obftructions qui font
les caufes de toutes les maladies, comme
nous avons déja dit : c'eft ce qui en rend
l'ufage plus utile, plus facile & plus gra-
cieux, d'autant plus qu'on applique aux
différentes efpéces de maladies la teinture
du métal qui lui convient.

Perfonne ne doute de la fympathie qu'il
y a entre les Planétes fupérieures, qui font
les aftres, & les inférieures, qui font es métaux, & de la correfpondance qui eft entr'eux, & les principaux membres qui com-
pofent l'homme; comme le cœur, qui eft
la principale partie, a de la convenance
avec le Soleil, qui eft la principale Planéte
fupérieure, & avec l'or, qui eft le plus parfait des métaux; de même le cerveau a de
la convenance avec la lune du Ciel, qui eft
l'argent de la terre; le foie, avec le Mars du
Ciel & le fer de la terre; le poumon, avec le
Jupiter du Ciel & l'étaim de la terre; le
fang, avec le Mercure du Ciel & l'argent vif
de la terre; la rate, avec le Saturne du Ciel
&

& le plomb de la terre; les reins, avec la Vénus du Ciel & le cuivre de la terre.

Ceux qui sçavent appliquer les teintures de ces métaux, qui sont les Planétes inférieures, & qui sont imprégnées des influences & des vertus des Planétes supérieures, qui sont les astres, aux maladies qui affligent les parties du corps qui ont de la convenance avec elles; elles font des guérisons qui surprennent ceux qui les voyent. Il faut remarquer qu'un pot de bon vin, chargé & imprégné d'une de ces teintures métalliques, & appliqué à une maladie qui lui convient, fera plus d'effet que vingt pots de ces Eaux Minérales, quelle vertu qu'elles puissent avoir.

Cet article est pour servir de réponses à toutes les objections de ce Livre.

LEs personnes qui sont d'un parfait discernement, pourront juger s'il y a de la vrai-semblance dans ce raisonnement, d'autant que le Sieur de Marconnay est toûjours prêt de faire voir ces véritez à ceux qui en voudroient douter, tant par des raisonnemens incontestables que par des expériences certaines & réïtérées, qui sont les preuves de toutes les Sciences.

ces. Il vient de donner au Public quatre petits Traitez. Le premier a pour tître, *l'In-*
troduction à la parfaite connoissance de la
vérité par les voies naturelles, dans lequel
est le précis de la Physique des Anciens &
des Modernes. Le second a pour tître,
Medico-Physique, qui contient les véritables Théorie & Pratique de la Médecine,
où il parle des vertus de son Sel sympathique, & d'extraire les teintures de tous
les métaux, coraux, & les essences des perles. Le troisiéme a pour tître, *Dissertation*
sur la Pleuresie, qu'il prouve par une hypo-
thèse, selon la mécanique. Le quatriéme
est une *Dissertation sur les trois effets différens*
que produisent dans les hommes le vin &
les liqueurs yvrantes. Ces Traitez ont été
imprimez chez la veuve d'Hourry, ruë de
la Harpe, au Saint-Esprit.

Il a fait la dissolution de tous les métaux
& minéraux, & principalement de l'or, de
l'essence des perles, & de la teinture des
coraux, en la presence de Monsieur de Harlay, lors Intendant de la Province, de Messieurs les Gens du Roi, du Parlement &
autres Jurisdictions, de M. le Lieutenant-
Général de Police, & d'une assemblée des
plus considérables des trois ordres.

Il l'a faite à Paris *novissimè* dans l'Apo-
ticairerie des RR. PP. Capucins de la ruë
St. Honoré, en la presence de M. Bou-
land

land leur Médecin, du Fr. Antoine Apoticaire, & de tous ceux qui ont voulu la
voir.

Les vertus de ces Panacées sont si utiles,
que ce seroit faire tort au public de ne pas
lui en donner avis, afin qu'il puisse se conserver la vie & la santé. Elles se prennent
par précaution ; & la maniére de les prendre, est d'en verser dans un demi verre
de vin, de thé, de caffé, de boüillon,
ou autre liqueur tous les jours, & ensuite
manger un peu de pain, ou autre aliment,
afin qu'ils se mêlent ensemble, & qu'ensuite il soit porté par tout le corps pour entretenir la circulation du sang libre, ce qui
produit la santé.

Il a aussi un Sel sympathique, qui guérit
toutes sortes de plaies récentes en vingt-
quatre heures, sans qu'il y arrive aucune
inflammation, fermentation, ni supura-
tion, tant aux hommes qu'aux animaux.

Il a encore un autre Sel sympathique,
qui étant pendu au col & tombant dans le
creux de l'estomac, dissipe toutes sortes de
rhumatismes.

En continuant ses opérations, il a trouvé
le secret de distiler un vinaigre, qui a la vertu de guérir en un instant tous les ulcéres,
tant scorbutiques qu'autres, qui viennent
d'ordinaire aux gencives & aux autres parties de la bouche, qui rendent l'haleine
mau-

mauvaife & font tomber les dents : mais
par la vertu de ce vinaigre , qui guérit tous
ces ulcéres , en affermiffant les gencives &
les dents , il en prévient les douleurs , &
guérit celles qui en font actuellement atta-
quées , en confervant leur émail & leur premiére blancheur. La maniére de fe fervir
de ce vinaigre eft de s'en arrofer les dents
avec un petit plumaceau tous les huit jours.

Ne voulant rien oublier de ce qui peut
être utile pour le fervice du Roi & le bien
public, il veut bien donner avis de la vertu de
fes Panacées, & des effets furprenans qu'elles
produifent pour conferver la vie & la fanté:
outre les remédes qu'il tire des métaux , les
Elixirs qu'il tire des minéraux font fi merveilleux , qu'il faut les voir pour le croire.

Il y en a un qui fe prend intérieurement,
& l'autre qu'on applique extérieurement.
Voici de quelle maniére on en doit faire
ugafe.

1º. De celui qui fe prend intérieurement,
tant pour les fiévres intermittantes , qu'autres.

Il en faut mettre dix gouttes dans fix onces d'eau de chardon-beni , ou dans un petit verre de bon vin, & le prendre un quart-
d'heure avant l'accès , & huit gouttes au
commencement du chaud ; le malade en
peut prendre quelques gouttes dans fes
boüillons & dans fon boire ordinaire.

2º. Pour

2o. Pour les douleurs de tête, il en faut prendre huit gouttes dans six onces d'eau de bétoine, ou de petite sauge, ou de marjolaine, soir & matin.

3o. Pour les maux & palpitations de cœur, il en faut prendre dix gouttes dans de l'eau de bourache & de buglose, soir & matin.

4o. Pour les coliques, ou venteuses ou billieuses, il en faut prendre depuis dix gouttes jusqu'à douze dans un petit verre de vin blanc, de demi-heure en demi-heure, & continuër jusqu'à ce qu'elles soient passées, ce qui sera en peu de tems.

5o. Pour ceux qui sont tourmentez par les restes & les mauvais effets de l'onction mercurielle, il en faut prendre dix gouttes dans trois onces d'eau de *Maria*, dite *Reyne des Prez*, ou de chardon-beni, ou de scabieuse, quatre fois le jour.

6o. Pour toutes sortes de maux vénériens, il en faut prendre six fois le jour, cinq à six gouttes dans un verre de décoction faite avec de la salsépareille, prenant avec cela un petit verre de vin le soir & le matin, avec quatre gouttes d'Elixir pendant les premiers jours, après diminuër à quatre fois par jour, en continuant toûjours l'usage de la décoction de salsépareille, seulement le soir & le matin, & il faudra se faire tirer deux verres de sang, par lesquels on pourra voir

&

& juger si tout le virus vénérien est dissipé,
ce qui sera une marque de guérison.

7°. Pour la paralysie, il faut prendre six
fois le jour six gouttes de l'Elixir dans un petit verre de bon vin pendant les quatre premiers jours, après il faut diminuër d'une
goutte par prise chaque jour pendant dix
jours ; & à mesure que le mal diminuëra ,
diminuër à même-tems la quantité desdites gouttes, n'en boire que cinq , ensuite
quatre, ensuite trois, & à la fin seulement
soir & matin.

8°. Pour toutes sortes de fluxions sur la
poitrine, il faut prendre de la tisanne , faite
avec trois pintes d'eau de pluie mesure de
Paris, où l'on mettra trois onces de men-
the nouvelle, une once de suc candie, &
quatre onces d'orge mondé, avec un peu
de réglisse, le tout dans un coquemart de
terre, & le faire boüillir à feu lent, jusqu'à
ce que cela soit réduit à deux pintes, & ensuite le passer dans un gros linge ; il en faut
prendre quatre fois le jour un verre, dans
lesquels on mettra quatre gouttes de l'Elixir
pendant les trois premiers jours , après lesquels on prendra pendant six jours, & on
y mettra six gouttes de l'Elixir, jusques à
l'entiére guérison.

9°. Pour les rhumatismes, agir comme
pour la paralisie.

Pour les femmes & filles qui n'ont pas
leurs

leurs régles , & pour celles qui ont des per-
tes rouges ou blanches , l'Elixir fympatife
avec toutes ces incommoditez. Il en faut
prendre huit gouttes dans du boüillon, &
enfuite dans un verre de vin quatre fois par
jour, & continuër jufqu'à parfaite guérifon,
& pareillement a celles à qui les régles veulent quitter.

10°. Pour les femmes en travail d'enfant,
il leur en faut donner huit gouttes dans du
vin blanc ou dans du boüillon, de quart-
d'heure en quart-d'heure.

11°. Pour l'arriére-faix , il en faut donner
fix gouttes dans du boüillon, & continuër
deux fois le jour pour empêcher les tranchées, ce qui a été fouvent expérimenté ,
jufqu'à faire fortir les enfans morts depuis
plufieurs jours

12°. Pour les femmes replettes, qui ont des
humeurs fuperfluës dans la matrice , il faut
qu'elles en prennent quatre fois le jour fix
gouttes dans un verre d'eau cordiale, comme bourache, buglofe, ou de fcabieufe ,
pour les deffécher & les confumer, de maniére que la femence puiffe y être mieux re-
fervée & caufer la fécondité.

13°. Pour la gravelle, & autres difficul-
tés d'uriner, il faut prendre de cet Elixir ,
fix fois le jour, huit gouttes dans trois onces de tifanne faite avec l'orge & le *tribulus*
terreftre ; ou bien il faudra prendre un oignon

gnon blanc & le faire cuire dans les cendres chaudes, le couper en quatre quand il sera cuit, le mettre dans un plat avec deux cuëillerées d'huile d'olive qu'on fera boüillir dans un boüillon, ensuite on y mettra six gouttes de l'Elixir ; on mettra le tout ensemble, & boire & manger le tout, ce qu'il faut faire trois fois le jour pendant huit jours, & l'on sera parfaitement guéri.

14°. Pour soulager & guérir promptement l'apopléxie, il en faut prendre dix gouttes dans un verre de vin, ce qu'il faut réïtérer d'heure en heure, & l'augmenter de deux gouttes, jusqu'à ce que le malade ait du soulagement.

15°. Il fait mourir les vers, dans le corps des personnes âgées & des enfans, & en détruit la semence : pour les enfans six gouttes dans huit onces d'eau de pourpier, & pour les grandes personnes, dix gouttes.

Pour le flux de ventre, le flux de sang hépatique, il en faut prendre six gouttes quatre fois le jour dans un verre de vin, qu'il faut prendre après dîné & après soupé. J'avertis que le malade, pendant les trois premiers jours, ne trouvera point de soulagement ; au contraire, il sera plus fatigué ; mais après il commencera à sentir la bonté du reméde.

Pour les cancers, écroüelles, mal caduc & hydropisie, il faut s'adresser à l'Auteur,

qui

qui en fera les cures lui-même. Comme il ne suffit pas d'avoir dit les vertus & les effets merveilleux de cet Elixir en le prenant intérieurement.

1°. Il est aussi à propos de dire ceux que produit l'eau composée avec le Sel sympatique du sieur de Marconnay, que l'on applique extérieurement, avec laquelle on guérit toutes sortes de plaies, soit qu'elles soient faites par des fers, qui pénétrent dans les parties du corps, ou qu'elles ne fassent que les ouvrir par le tranchant.

2°. Pour ceux qui pénétrent dans le corps, comme les coups d'épée, de quelque maniére que ce soit, pourvû que le cœur n'en soit point endommagé.

On les pense & guérit de cette façon ; c'est d'abord de donner six gouttes de l'Elixir dans un verre de vin ou de la même eau. Ensuite moüiller un linge ou compresse, & l'appliquer dessus, sans aucun bandage. Si le coup est en quelque partie qu'il ne puisse pas tenir, il faut bander tout doucement, & donner à boire d'heure en heure six gouttes de l'Elixir.

3°. Pour les coups de feu, comme de mousquets & autres.

Il faut insinuër quelques gouttes de ladite eau dans la plaie, pendant les quatre premiers jours, moüiller une compresse & l'apliquer par tout où il y aura l'inflammation

flammation, jusqu'à parfaite guérison, en donner à boire aux malades, comme aux coups de fer, & laissant toûjours ladite compresse dessus la plaie ; & quand elle est séche, la remoüiller.

4°. Pour toutes sortes de brûlures, il faut moüiller un linge dans ladite eau, incontinent après avoir été brûlé, si cela se peut, & l'appliquer sur la brûlure, & en peu de tams l'on sera guéri, quelque dangereuse qu'elle soit.

5°. Pour toutes sortes de maux aux yeux, il faut moüiller un linge & le mettre sur l'œil & sur la temple, renouveller toutes les fois qu'il sera sec, & continuër jusqu'à guérison, pourvû que ce soit une fluxion.

6°. Pour les entorses, & toutes sortes de tumeurs, il faut mêler autant d'esprit de vin que ladite eau, avec un blanc & jaune d'œuf, en faire une cataplasme avec de la filasse, le mettre sur le mal, & le changer de douze en douze heures.

7°. Pour les vieux ulcéres & loupes aux jambes, il faut panser la plaie quatre fois le jour, pendant huit ou dix jours, en faisant boire au malade quatre fois le jour, six gouttes de l'Elixir dans un verre de la même eau.

8°. Pour les érésipelles, il faut moüiller un linge dans ladite eau, de demi-heure en demi-heure, le mettre sur le mal, & boire

B

quatre

quatre fois le jour six gouttes de l'Elixir, dans l'eau de chicorée pour les femmes, & huit gouttes dans l'eau de rose pour les hommes.

9°. Pour ceux à qui on fait des opérations, tant pour la pierre qu'autres, on n'a qu'à approcher les lévres de la plaie, & mettre une compresse moüillée dans ladite eau, & quand elle est séche, la remoüiller ; elle empêche la putréfaction, les inflammations & douleurs, & les excroissances de chair, qu'on est obligé de faire consommer par des caustiques.

10°. Pour la chaudepisse & gonorée, il faut mettre une partie de cette eau avec de l'eau commune, & se seringuer quatre fois le jour. Notez qu'avant de seringuer, il faut boire pendant huit jours six gouttes de l'Elixir dans un verre de la même eau, quelquefois avec un verre de vin.

11°. On peut se servir de ce reméde pour toutes sortes de contusions, maux d'avanture au doigt, & autres parties du corps, qu'on guérit sans grande peine, quand ils sont nouveaux, en moüillant un linge dans ladite eau, & le remoüillant quand il est sec, & en bûvant de l'Elixir modérément. Ces remédes peuvent passer, pour ainsi dire, pour universels, parce qu'ils sont extraits des métaux & des minéraux, d'où les Sçavans tirent leur Médecine, qu'on dit universelle.

12°. Pour

120. Pour les fistules, de telle nature qu'elles soient, & pour les hémorroïdes.

On n'a qu'à faire entrer quelques gouttes de ladite eau dans le mal six fois par jour, en moüillant un linge de la largeur d'un demi-écu, qu'il faut tenir dessus; quand il est sec, le remoüiller, & boire trois fois le jour de l'Elixir dans la tisanne.

MEMOIRE

D'une partie des Cures que le Sieur de Marconnay a faites a Metz, pendant plus de quinze ans, qu'il y a exercé la Médecine avec ses remédes, qui sont si surprenantes, qu'on les a publiées comme presque merveilleuses.

Monseigneur l'Evêque, M. Saint-Contest, pour lors Intendant, ensuite M. de Harlay, & M. Robin Comte de Castille, ont été témoins oculaires de la guérison de Mademoiselle de Chandion, laquelle avoit épuisé toutes les Facultez des Provinces voisines & de Paris : elle étoit attaquée d'une espéce d'épilépsie ; & s'étant confiée à lui, elle fut guérie en fort peu de tems, ce qui surprit tous ceux qui la connoissoient.

Madame de Bionville, épouse de M. de Bionville, Maire-Echevin, & Lieutenant

 Géné-

Général de Police, qui étoit affligé d'une maladie, qui l'obligeoit à rire & pleurer continuellement, a eu le même fort.

Le beau-pere du Sieur Bechamps, Officier de l'Hôtel-de-Ville de Metz, auquel, par les remédes ordinaires, on avoit fait tomber toutes les phalanges des doigts de la main droite, d'un mal d'avanture qui lui étoit venu, la gangréne ayant gagné le poignet, tous les fermens étant préparez pour lui couper le bras, il le guérit en très-peu de tems.

Le pere Vicaire des Récollets de Metz, n'ofant fe prefenter à l'Autel pour dire la Mefse, à caufe des vapeurs qui le faifoient tomber en défaillance continuellement, a été pareillement guéri. Sans parler de tous les Officiers & Soldats qu'il a guéris, tant de bleffûres, fiévres, qu'autres maladies, pendant tout le tems qu'il a éxercé la Médecine, avec honneur & réputation dans cette Ville, où il s'étoit attiré l'envie de tous fes Confréres.

MEMOIRE

Des Cures que le Sieur de Marconnay a faites à Paris depuis qu'il y eft, qui font fort furprenantes.

CElle de M. Allard, ancien Officier & Lieutenant d'Artillerie, fort eftimé
dans

dans son Corps, & très-connu de Monseigneur le Duc du Maine, qui avoit l'incommodité de ne pouvoir aller ni à cheval, ni en chaise, ni en carrosse, sans qu'il fût obligé de descendre continuellement pour uriner, & souvent, au lieu d'eau, urinoit du sang, qu'il a, par ses remédes, parfaitement guéri.

L'épouse de M. André, de la Place de Vendôme, ayant eu, après une couche, son lait répandu dans toutes les parties de son corps, comme il arrive quelquefois, & qui s'y étant coagulé, par une peur qu'elle eut, ce qui a duré pendant l'espace de huit ans, & qui lui a causé des douleurs indicibles & des coliques d'estomac semblables ; & après avoir épuisé tous les remédes ordinaires, a eu recours à lui, & elle a été guérie par ses remédes.

Celle de Mr. de Laubiniaire, Avocat en Parlement, qui demeure à present ruë des Prouvaires, vis-à-vis M. Busselin le fils, qui étoit malade depuis plus d'un an, sans pouvoir trouver de secours, d'une maladie extraordinaire, a été guéri en très-peu de tems, par le moyen de ses remédes.

La derniére, depuis Pâques & la plus surprenante, est celle de Madame Holterman, qui demeure à present sur le Quay de la Mégisserie, au Bien Conduit, laquelle étant tombée en apopléxie & en paralysie en même-tems, ayant perdu l'usage de la parole, & de la raison, & de tous ses membres du côté droit, a été guérie en moins de trois semaines, n'ayant été saignée qu'une seule fois dans un verre, & sans avoir été purgée.

Celle du Pere Fabien de Milly, Capucin du Couvent de la ruë St. Honoré, qui étoit affligé depuis long-tems d'une cruelle rétention d'urine ; le Frere Antoine Apoticaire, avoit tout préparé pour lui faire l'opération de la pierre, qu'on croyoit en être la cause, lequel a été guéri par le moyen de ses Panacées, sans aucune opération.

Celle du Frere François d'Arras, Capucin dudit Couvent, auquel on avoit fait quatre cruelles opérations sous la mamelle droite, pour un abscès qui s'étoit formé dans sa poitrine, auquel on devoit en faire une cinquième pour lui scier trois côtes qu'on prétendoit être cariées, afin d'en exfolier la carie, lequel voulant éviter cette cruelle opération, a eu recours à lui, & a été guéri, sans emplâtres ni onguens, par le moyen de son Eau, de son Sel sympathique, & de ses Panacées.

Celle de M. de l'Epine, interressé dans les affaires du Roi, qui demeure ruë du Colombier proche l'Hôtel Nôtre-Dame, lequel étoit cruellement tourmenté des hémorroïdes, & qui avoit éprouvé les remédes les plus spécifiques de la Médecine ordinaire,

dinaire, sans avoir été guéri , l'a été parfaitement par ses Panacées,

Le sieur Gillier , Suisse de Mgr. le Duc de Villeroi , qui étoit incommodé depuis long-tems d'un érésipelle aux deux jambes , qui étoient enflées & supuroient de tous côtez, ce qui l'empêchoit de marcher ; après avoir épuisé tous les remédes ordinaires sans soulagement , a été guéri en peu de tems , par ses Panacées & son Eau sympathique.

Celle de M. Pidou , Procureur au Châtelet , qui demeure rue des Prouvaires , ayant été incommodé pendant neuf ans, par des douleurs d'estomac , de tête , insomnies , & ayant les jambes enflées, qui supuroient de tous côtez, après avoir été épuisé par les remédes ordinaires , a été guéri par ses Panacées.

Celle du Cocher de M. de Talonné , Officier des Grenadiers aux Gardes Françoises , qui demeure rue Jacob ; lequel ayant monté un cheval fougueux , qui le renversa par terre si rudement , qu'étant tombé sur la tête , il fut porté comme mort chez lui , & on auroit été obligé de lui faire l'opération du trépan , à cause d'une blessûre très-considérable qu'il avoit à la tête ; mais ayant été secouru par les mêmes remédes , il fut en état de monter sur son siége trois jours après.

Celle de l'Epouse de M. Bonneau, Caisfier de la Diligence de Lyon, à l'Hôtel de Sens, qui a profité de la bonté de ſes remédes, étoit incommodée depuis long-tems.

Le ſieur de Marconnay en citeroit quantité d'autres ; mais comme ce ſont des perſonnes qui ne ſont pas connuës, & à qui ſon inclination à faire du bien lui a fait donner ſes remédes, cela eſt inutile.

Pendant le mois de Mai 1729. il a guéri Mademoiſelle Madelaine Jau, nouvelle convertie, qui demeure ruë Percée, à l'Image St. Martin, à qui il étoit arrivé au pouce droit un mal d'avanture, qu'on nomme panarie ; comme elle n'eſt pas des plus fortunées, elle fut chez Meſſieurs de la Charité, leſquels après l'avoir panſée pendant quelque-tems, ils crûrent que la gangréne s'y étoit miſe, ils firent l'imputation de ſon pouce ; mais comme ils craignoient que cette prétenduë gangréne ne gagnât le bras & que ſa main étoit beaucoup enflamée ; pour empêcher cette prétenduë gangréne, ils réſolurent de lui couper la main ; mais elle voulût éviter cette cruelle opération, & eſt venuë chez Mr. de Marconnay qui l'a guérie, ſans fermens & ſans emplâtre, par le moyen de ſon Sel, de ſon Eau & de ſes Elixirs ſympatiques.

De plus, ayant au genou une loupe, plus groſſe qu'un pain d'un ſol, dont ces Meſſieurs

fieurs de la Charité vouloient encore lui faire l'imputation, n'ayant point d'autre moyen pour la guérir, Mr. de Marconnay l'a guérie, fans faire cette cruelle opération, par les mêmes remédes.

L'une des dernieres, eft celle du fils du fieur Prufard, Maître Tailleur, qui demeure rue Bailleul chez M. de la Chefnaice; il étoit malade depuis trois ans de cette maladie, que Meffieurs les Chirurgiens nomment fchrofuleufe, mais plus communément écroüelles, au genou, à qui on avoit fait trois cruelles opérations; une au côté du genou, une au-deffous du jarret, & l'autre au gros de la jambe, qui l'ont pour ainfi dire eftropié, a été guéri en l'efpace de deux mois, fans ferment ni onguens, par le moyen de fes Panacées, de fon Sel & de fon Eau fympatique.

La derniere eft celle du fieur de Varenne, jeune garçon, qui demeure chez M. Dechanteloup, au grand Monarque, fur le Quay de la Megifferie, qui ayant un pareil mal fur la joüe & la machoire droite, depuis huit mois, a été pareillement guéri, par les mêmes remédes.

Il eft vrai qu'il fait toutes fes cures & guérifons fans purgatifs, parce que fes remédes ne font que fortifier la nature, & étant forte, elle chaffe tout ce qu'il y a de mauvais, qui empêche qu'elle ne faffe

fon devoir dans le corps ; & la raifon pourquoi il fait faigner dans des verres , c'eft
que par la tranfparence du verre , il voit
& diftingue aifément la caufe des maladies.
Le fang étant le véhicule & le principe de
toutes les autres liqueurs , qui contribuënt
à entretenir la vie , fa circulation fait vivre , & fa coagulation caufe la mort ; &
il eft bien plus facile de connoître , par le
moyen du fang , laquelle des quatre qualitez péche & excéde les autres , afin de la
corriger & de la mettre en équilibre ; ou fi
un des principes veut abandonner les deux
autres , afin de le corriger , de le réünir , &
de le fortifier par des remédes qui conviennent ; & cela fe fait bien plus fûrement que
par les fymptômes qu'on tire du mouvement du poulx & de l'infpection des urines,
qui font tous erronez & trompeurs , les urines étant feulement des excrémens du fang.
Voilà pourquoi il ordonne de faigner dans
un verre , pour éxaminer le fang & en tirer
des pronoftics fûrs & certains , & de déterminer fes remédes , pour fortifier ceux
qui font foibles , & pour diminuër ceux
qui péchent par excès , & déboucher tous
les éviers que la nature a mis dans le corps
humain, pour évacuër toutes les matiéres
fuperfluës qui y font , & y entretenir l'harmonie & une parfaite circulation. Voilà le
fyftême qu'il fuit ; s'il n'eft pas bon , qu'on
lui

lui en indique un autre, il le suivra. Il est vrai qu'il a contre lui la coûtume, la mode & l'usage ; mais en revanche, il a dans son parti le bon sens, la raison, & l'expérience, ausquels certainement il faut s'en rapporter, plûtôt qu'à tous ces grands raisonnemens.

Au mois de Mai 1728. il arriva une affaire, entre des Mousquetaires & des Gardes-Ports, sur le Pont Royal, un des Gardes-Ports eut un coup d'épée au travers du corps, de part en part. Il eut recours à Mr. de Marconnay, il fut guéri en l'espace de vingt quatre heures, sans onguens ni emplâtres, par le moyen de son Sel & de son Eau sympatique.

M. le Comte de Pierre-Court, qui demeure ruë des Mathurins, vis à vis la ruë des Massons, en sortant de l'Opéra, n'ayant pas trouvé son équipage, & en le cherchant, ayant par malheur trouvé la boutique d'un Paveur ouverte, tomba de sa hauteur dedans sur des pavez, & s'étant fait une blessûre considérable au front, une au nez, une à la main, & l'autre à la jambe, vint en cet équipage chez le Sieur de Marconnay, étant tout couvert de sang, implorer son secours, & ayant pris un verre de vin où il mit une dose ordinaire de son Sel sympathique, le lendemain au matin il se trouva parfaitement guéri.

B 6   Le

Le 7. Avril 1729. il a fait une expérience de son Sel sympatique à l'Hôtel de Mgr. le Premier Président, en la presence de M. Jolly de Fleury Procureur Général, de Mr. Talon Avocat Général, de M. Lambert Prevôt des Marchands, & de Mr. Hérault Lieutenant de Police, qui y étoient tous assemblez, & ils virent & éxaminérent le sujet, qui se trouva guéri en sortant ; ce qui surprit, ce fut de voir un effet si surprenant & si prompt.

EXTRAIT

Des Nouvelles à la main, de Paris, du 8. Août 1730.

LE *Sieur* DE MARCONNAY, *Docteur-Médecin, vient de découvrir une nouvelle vertu de son Sel sympatique, par lequel il provoque la sueur d'une maniére singuliére. Il fait tirer du sang du bras du malade dans un verre, dans lequel il met une dose de son Sel sympatique, & le malade se met au lit, & il commence à suër quatre heures après ; & il sue tant qu'on veut, sans altérer les forces du malade. Il a guéri par cette maniére plusieurs personnes de maladies secrettes (& d'autres maladies qu'il ne lui est pas permis de nommer) mais a pour témoins de ces guérisons, plusieurs*
Chirur-

Chirurgiens établis à Paris ; qui font Meſſieurs Coſſart, demeurant ruë Saint Germain l'Auxerrois, de Luc, ruë Jean-Robert ; Duſoux, Butte St. Roch ; Callé, ruë & fauxbourg Saint Denis ; de Gaſtaignalde, ruë St. Nicaiſe, qui rendront juſtice à la vérité. Le deſſein de ce Médecin eſt de donner ſes Remédes au Roi, pour enrichir la Médecine, après qu'il en aura fait voir les vertus, par les guériſons des malades qui lui ſeront donnez, par les ordres de M. le Lieutenant Général de Police.

EXTRAIT

Des Nouvelles à la main, de Paris, du premier Septembre 1730.

LE Sieur DE MARCONNAY, Docteur-Médecin, dont nous avons annoncé les vertus de ſon Sel ſympatique, le 8. du mois dernier, pour guérir les bleſſûres & les maladies ſecrettes, en a encore fait des expériences plus conſidérables ; qui ſont, que lorſqu'il y a dans la maſſe du ſang de mauvais levains, qui ont de la diſpoſition à produire la Rougeole, la petite Vérole, & d'autres maladies, en en mettant une doſe dans deux onces de ſang nouvellement tiré du bras du malade, & en lui faiſant boire dans trois cüeillerées d'eau ſucrée.

ou de vin, depuis deux gouttes jusqu'à six de
son Elixir de vie, suivant l'âge du malade.

Il fait sortir, par transpiration, tous les
mauvais levains qui causent la Rougeole, la
petite Vérole, & toutes les autres maladies;
& si ces mauvais levains ne sont pas dans la
masse du sang de la personne qu'on a saignée,
elle ne suë pas, c'est une marque que les mauvais levains sont dans l'Estomac; & ce Médecin les exclut & les détruit par le moyen de
ses autres Remédes, qui sont décrits dans ses
Livres, qui se distribuent chez la Veuve Pis-
sot, Quai Conti, à la descente du Pont-
Neuf.

MEMOIRE

Des Cures extraordinaires qu'a faites M. DE
MARCONNAY, depuis le premier
Janvier 1730. jusqu'à ce jour à Paris, avec
le nom des Personnes guéries, & leurs demeures; outre les autres Cures rapportées
dans son Livre, qui se distribue au Public, avec Approbation & Privilége du
Roy, au Palais, vis-à-vis la Grande
Chambre, à l'Ange Gardien.

MOnsieur DE BERSON, ruë de Tou-
raine, proche les Cordeliers, malade depuis très-long-tems.

M.

M. DE SERIGNY, ruë des Cordeliers, à l'Hôtel du Havre.

Madame la Comtesse DE VAUDERAY, malade depuis dix-huit ans, ruë Hautefeüille, vis-à-vis la ruë des Poitevins.

M. le Chevalier DE BERNAPRE', Officier de Marine, ruë de la Parcheminerie, chez un Vitrier.

M. PELLETIER, Sécretaire de Mgr. le Procureur Général, a été témoin oculaire de plusieurs guérisons, & rend justice à la vérité & à tous les curieux.

Mlle DUCLOS l'aînée, malade depuis un tems considérable, Butte. S. Roch, au coin de la ruë des Moineaux, chez M. THEROND. Marchand Epicier, son beau pere.

M. SAUVAGE, Marchand Fripier, Place des Trois-Maries, au bout du Pont-Neuf.

M. DUCHART, Perruquier, & son garçon, ruë S. Germain l'Auxerrois.

M. DE MARCE', Madame DE S. VAL, & sa femme-de-chambre, Quay Pelletier, aux trois Chandeliers.

M. le Comte DU BLOZEL, à l'Arsenal, Cour du Salpêtre.

Madame PINGRET, ruë du Bac, vis-à-vis la Grille des Jacobins, chez un Epicier.

Mlle BOUILLOT, Marchande Lingére, ruë S. Denis au Soleil d'or, près S. Chaumont.

Madame

Madame LE BEGUE, ruë & Fauxbourg
S. Denis, proche la Croix.

M. DE BIGNY, ruë de Grenelle St. Honoré, vis-à-vis un Boulanger.

M. ROUSSEL, ruë de l'Arbresec, chez
un Chapelier.

M. & Madame SILVESTRE, ruë S. Denis, vis-à-vis la ruë du petit Lion.

Madame TOURTON, ruë S. Denis, chez
M. Cazanobe, Chirurgien.

Un Porteur-d'eau ayant reçû un coup
de couteau dans la capacité de la poitrine,
bien profond, Madame la Marquise DE
COULOMBIERE, qui demeure ruë neu-
ve S. Martin, la troisiéme porte cochére
du côté du Temple, envoya, par charité,
quérir de son Eau sympatique & de son
Elixir, qu'elle lui fit prendre : il fut guéri en deux fois vingt-quatre heures ; ce qui
la surprit, aussi-bien que Mrs les Chrirur-
giens, qui vouloient le guérir à la maniére
ordinaire.

Depuis le 9. Janvier 1731. il a guéri Mad.
LA FOSSE, du Fauxbourg St. Antoine,
fameuse par la guérison miraculeuse qu'elle
a eu il y a quelques années.

Pareillement celle de M. DE LA GIAR-
DE, artiste du Laboratoire de Mgr. le Ma-
réchal d'Estrées, ruë & fauxbourg St. Denis, au-delà de la Croix.

M. DE MARCONNAY a fait toutes ces
guéri-

guérifons, par le moyen de fon Sel & de fon Eau fympatique, de fon Elixir, & de fes Panancées. C'eft ce qui fait qu'il n'a pas befoin de l'approbaion de Mrs de l'Ecole, puifqu'il a mis dans fon Livre, page 18. la réponfe à toutes les objections qu'on pourroit lui faire.

LOUIS XIV. de glorieufe mémoire, a donné une Déclaration en 1663. par laquelle il ordonnoit que les Remédes & Secrets ne feroient point fujets à approbation, mais feulement à être prouvez par des Expériences réitérées, qui font les véritables preuves des Arts & des Sciences ; car il vaut mieux s'en rapporter à fes yeux qu'à fes oreilles ; ces derniers font l'origine de l'ignorance & de toutes les erreurs. Si on avoit fuivi & obfervé cette Ordonnance de Loüis XIV. il y auroit à préfent de bons Remédes, qui font péris par l'avarice de certains Particuliers.

Tout ce qui a manqué à cette jufte & prudente Déclaration de 1663. c'eft l'établiffement d'un Bureau d'Examen, de Révifion & de Vérification des Expériences de ces bons remédes : & fi on en établiffoit un, on verroit fleurir la Médecine, & les bons Remédes feroient remis en ufage.

IL a fait l'expérience de fon Sel fympatique, en la préfence de Mgr. le Comte

de St. Florentin , Secrétaire & Ministre
d'Etat , de Mgr. le Premier Président, de
Mgr. le Procureur Général , & de M. Hérault , Lieutenant Général de Police ; elle a
réüffi , comme il l'a propofé dans la pag. 4.
& fuivantes de fon Livre.

Il a fait encore la guérifon du Révérend
Pere Pierre , Capucin du Couvent de la
ruë S. Honoré , compagnon du Révérend
Pere Provincial.

Il a fait la diffolution de tous les Métaux , & leurs Panacées , à l'Hôtel de Mgr.
le Comte de St. Florentin en fa préfence ,
& de tous ceux qui ont voulu la voir , qui a
réüffi , comme il le dit dans le cours de
fon Livre.

Son Eminence , Mgr. le Cardinal de
Fleury , à qui il avoit préfenté un Mémoire , du deffein qu'il a de donner fes remédes au Roi pour enrichir la Médecine , l'envoya à Mr. le premier Médecin , avec une
Lettre , par laquelle il le prioit d'en faire
faire les expériences ; Mr. le premier Médecin l'envoya , avec la Lettre , à Mr. Morand , Chirurgien Major de la Charité ; &
lui ayant préfenté , il lui dit qu'il fe feroit
un plaifir de lui donner des fujets pour faire faire des expériences. Mais fes grandes
occupations ne lui en ayant pas donné les
occafions , & lui l'ayant trouvé en différens
tems , il a employé fes remédes fur plufieurs

fieurs particuliers qui ont opéré, ainfi qu'il l'avoit propofé à Son Eminence, dans fon Livre & dans fon Mémoire. Ayant guéri plufieurs perfonnes, de maladies très - invétérées, il en a fait faire des imprimez qu'il a fait mettre fur des écrans, qu'il a donné au Public, où il a mis les noms, les ruës & leurs demeures ; il ne dépendra que des curieux, ou de ceux qui pourroient en douter, de les vérifier.

Depuis ce tems - là, les Sœurs de la Communauté de Madame de Miramion, auxquelles s'étoit prefentée la Delle Marie-Marguerite Henry, qui demeure chez M. Lanniel, Marchand Drapier, au coin de la ruë de la Huchette, à qui on avoit coupé, par accident, le pouce de la main gauche d'un coup de canne, les Sœurs defefpérant de la guérir, à caufe de l'inflammation qui s'étoit emparée de toute l'étenduë de fon bras, le priérent, par charité, d'employer fes remédes pour la guérir ; ce qu'il a fait, après l'avoir prefenté à M. Morand & à tous ceux de la Charité, qui, après l'avoir vifité & éxaminé, & l'état violent où elle étoit, lui dit qu'il lui rendroit juftice & à la vérité ; & l'ayant guérie parfaitement, il l'a lui a prefentée, & lui en a donné fon Certificat le 29. Août 1731.

Il a fait ces Cures fans faignée, contre les régles ordinaires, avec fon Eau, fon
Sel

Sel sympatique, son Elixir & ses Panacées, sans le secours caustique, de ferment, d'onguens, ni d'emplâtres, ainsi qu'il est spécifié dans les pag. 4. 20. & vers la fin de son Livre.

COPIE DU CERTIFICAT.
de M. MORAND, Chirurgien.

Je soussigné, certifie que M. DE MAR-CONNAY, *Docteur en Médecine, m'a présenté au mois de Juillet* 1731. *par les Ordres de Son Eminence, Monseigneur le Cardinal* DE FLEURY, *& de Monsieur le premier Médecin, Marie-Marguerite Henry, qui avoit la deuxiéme phalange du pouce de la main gauche coupée, & qu'il m'a présenté la même personne à la fin d'Août parfaitement guérie. A Paris le* 29. *Août* 1731. Signé MORAND, *Chirurgien.*

MEMOIRE.

LE Sieur DE MARCONNAY, Docteur en Médecine, a eu l'honneur, dès l'année 1729. de presenter à Monseigneur le Cardinal de Fleury, son Livre des *Nouvelles Découvertes* qu'il a faites en Médecine, avec un Mémoire contenant sa proposition de donner au Roy ses Remédes pour enrichir la Médecine, & en même-
tems

tems dissiper les ténèbres qui envelopent le genre humain depuis plus de 5000. ans ; & ce, après avoir fait un grand nombre d'expériences, en présence de plusieurs personnes de la première distinction du Royaume. Monseigneur le Cardinal eut la bonté de renvoyer ce Mémoire à M. le premier Médecin, qui le renvoya, avec la Lettre de S. E. au sieur Morand, Chirurgien Major de l'Hôpital de la Charité de Paris, avec ordre de produire au sieur de Marconnay des sujets, & d'être lui-même témoin de la bonté & efficacité de ses remédes.

Depuis ce tems-là le sieur Morand ne lui en a produit aucun ; mais en ayant trouvé dans le Public, le sieur de Marconnay les a guéris, des maladies invétérées & même abandonnées, & a indiqué leurs noms & leurs demeures sur des écrans, répandus dans Paris, afin que les curieux, ou ceux qui douteroient de ces guérisons, pûssent les vérifier, s'ils le jugeoient à propos.

Entr'autres sujets, il a traité une femme qui avoit eu le pouce coupé par accident, & qui se trouvoit en si mauvais état, qu'elle étoit en danger de perdre le bras. Avant que d'entreprendre de la guérir, il la presenta au sieur Morand, qui, après l'avoir éxaminée, dit au sieur de Marconnay

que

que s'il guérissoit cette femme, il rendroit témoignage de la vérité. En effet, un mois après, la lui ayant encore représentée parfaitement guérie, il lui en donna son Certificat, dont la copie est ci-jointe.

Outre ces Cures, il a guéri, autant qu'il peut l'être par l'art, M. Pecquot de S. Maurice, Président de la Chambre des Comptes, lequel avoit épuisé, pendant plus de cinq années, les remédes de toutes les Facultez, qui enfin l'avoient abandonné.

Il a pareillement guéri le fils du sieur Richard âgé de huit ans, logé ruë de la Vannerie chez un Boulanger, auquel on vouloit couper le bras & la jambe droite, à cause des écroüelles, prétenduës incurables, qui le rongeoient depuis plusieurs années.

Il a guéri encore le nommé Lallemand, Postillon de M. le Comte de S. Florentin Secrétaire d'Etat, & autres.

Le 8. Juin 1733. M. le Vacher, demeurant à Paris, ruë des Boucheries, Fauxbourg S. Germain, à l'enseigne des trois Perdreaux, reçût un coup d'épée au-dessous de l'aisselle droite. Un Chirurgien fut apellé pour le panser; ayant éxaminé la playe, il jugea par l'ouverture qu'elle avoit environ un pied de profondeur. Il fit saigner trois fois le blessé, pour arrêter l'hémorragie qui étoit très-abondante; & ayant
rempli

rempli la playe de charpie, il y mit fon appareil. Le bleffé fe mit au lit, & fouffrit de violentes douleurs, jufqu'au furlendemain. Alors on eut recours au fieur de Marconnay; l'oncle du bleffé le conduifit chez lui, & la mere le pria de guérir fon fils; dans fon empreffément, elle leva elle même l'appareil, & tira la charpie de la bleffûre. Le fieur de Marconnay l'ayant éxaminée, fe fit apporter un verre de vin où il mit une dofe de fon Sel fympatique; il le fit boire au bleffé, prit une compreffe qu'il trempa dans fon Eau fympatique, & la mit fur la playe. Le bleffé paffa tranquillement le refte de la journée & toute la nuit; le lendemain au matin il fe trouva guéri, & en état de vâquer à fes affaires, comme il a fait depuis.

Le fieur de Marconnay a fait ces Cures furprenantes par le moyen de fon Sel & de fon Eau fympatique, de fon Elixir, & de fes Panacées.

Comme après ces diverfes Cures merveilleufes, on néglige encore de donner au Sieur de Marconnay des fujets, conformément aux ordres de S. E. il a été confeillé de s'adreffer à Noffeigneurs les Supérieurs, pour les fupplier d'ordonner au Sieur Morand, ou à tel autre qu'ils jugeront à propos de choifir, de fournir au Sieur de Marconnay des fujets pour continuër les expériences

ces de ses remédes, même des sujets attaquez de maladies secrettes au dernier degré; & il offre de les traiter sous les yeux de ceux qu'on voudra bien commettre pour observer ses opérations, pourvû néanmoins qu'on veüille ordonner aussi en même tems qu'on fournira à ces Malades les alimens & les choses nécessaires pour leur guérison, aux frais des Hôpitaux, qui seroient naturellement chargez de les faire médicamenter.

Le Sieur de Marconnay n'est plus d'un âge à vouloir jetter les fondemens d'une réputation, ordinairement ambitionnée par un jeune Médecin, sur les expériences qu'il a l'honneur de proposer: il est âgé de plus de 80. ans; la fortune n'est pas un objet qui puisse raisonnablement le hâter: aussi n'a-t'il en vûë, dans sa proposition, que de faire connoître la bonté & l'efficacité de ses remédes, & de ne pas sortir de ce monde sans en avoir auparavant démontré l'excellence, pour l'utilité du Public.

COPIE DU CERTIFICAT
de M. Morand, Chirurgien.

JE soussigné, certifie que M. de Marconnay, Docteur en Médecine, m'a presenté, au mois de Juillet 1731. par les Ordres de

M.

M. le Cardinal de Fleury, & de M. le premier Médecin, Marie Marguerite Henry, qui avoit la deuxiéme phalange du pouce de la main gauche coupée, & qu'il m'a presenté la même personne à la fin d'Aouſt parfaitement guérie. A Paris le 29. Aouſt 1731.
Signé, MORAND.

AU ROY,

ET NOSSEIGNEURS DE SON CONSEIL.

SIRE,

LES Chirurgiens ont porté leurs découvertes ſur le corps-humain, & les différentes Maladies de leur diſtrict dont il eſt affligé, a un ſi haut point de perfection, qu'il ſemble qu'il n'y ait rien a deſirer audeſſus des belles opérations dont ils ont enrichi cette partie de la Médecine.

Celle qui a pour objet la découverte & la compoſition des remédes, par le ſecours deſquels on pourroit éviter une bonne partie de ſes opérations douloureuſes, au contraire, eſt reſtée dans une létargie entiére & ſans aucun nouveau progrès ; & la cauſe de cette létargie eſt, que le debit des bons Remédes étant en averſion aux Médecins & aux Apotiquaires, ils s'éforcent de tout

C

leur

leur pouvoir de l'empêcher. Leur crédit a entiérement arrêté toute émulation, & par conséquent toute nouvelle découverte sur cette science.

Le feu Roy, L o u i s XIV. connoissant cet abus, voulant y remédier, & empêcher en même-tems le debit des mauvais Remédes, qui servoit de prétexte aux Médecins (pour s'oposer à toute nouveauté) rendit en 1663. une Déclaration, par laquelle il défendit la distribution de tous nouveaux Remédes, si la bonté & la vertu n'en avoient été éprouvez auparavant, & sans obliger les Auteurs à découvrir leurs compositions de Remédes. Il les assujétit seulement à des expériences qui pûssent en constater l'efficacité.

Cette sage précaution a eu l'éfet que sa Majesté desiroit. Les mauvais Remédes ayant été rejettez, les Auteurs des bons ont été autorisez à perfectionner leurs travaux, & ont, par diverses expériences, enrichi cette partie de la Médecine de plusieurs Remédes, par le moyen desquels il étoit opéré des Cures surprenantes, des maladies les plus invétérées & même des plus desespérées.

Heureux si on en fût resté dans des bornes si sages ! mais les envieux ayant voulu obliger ces Auteurs de déclarer la composition de leurs Remédes, sans les récom-

penser

penfer de leurs travaux, l'ufage en a été interdit. Ils font morts, fans vouloir les donner ; enforte que, d'un côté, le Public a été privé du fruit qu'il en retiroit ; & de l'autre, l'émulation étant rebutée, l'ignorance a repris le deffus.

L'émulation n'a cependant pas entiérement ceffé. Il en eft encore qui ont pouffé leurs découvertes affez loin, pour conduire ceux qui viendront après eux à une plus grande perfection, & enfin à rendre parfaite une connoiffance fi interreffante pour les Rois, les Princes, les Grands Seigneurs, & le Public même ; mais on n'en doit attendre aucune utilité, tant qu'on voudra les obliger à donner gratuitement le fruit de leurs veilles.

L'unique moyen de conferver ces découvertes & d'engager à les pouffer plus loin, eft de faire revivre cette Déclaration, & de ne pas donner, pour Cenfeurs de ces Remédes, ceux qui ont tant d'intérêt d'en empêcher le debit.

En effet, quel poids & quelle autorité pourroit donner leur aprobation à ce qu'ils ne connoiffent pas ? Mais fi les expériences en conftatent la vertu, il y a tout lieu de fe flâter qu'enfin une fcience, fi néceffaire à la confervation du genre humain, deviendra plus parfaite, dans fon efpéce, que la Chirurgie même,

C 2

Et

Et pour lors il ne sera pas nécessaire de cette quantité de Médecins.

Un seul, à la faveur de ses Remédes, constatez par des expériences réïtérées, guérira sûrement de toutes les maladies les plus opiniâtres & les plus desespérées.

Le sieur de Marconnay a, entr'autres, cet heureux avantage. Les Livres qu'il a donnez au Public, & les expériences journaliéres de ses Remédes, en constatent irrévocablement la vertu & l'utilité.

Il offre encore, afin que rien ne manque à la preuve de la bonté de ses Remédes, & que vôtre Majesté, & son Peuple soient en état d'en profiter, de redoubler ses expériences, sous les ordres & la protection de vôtre Majesté.

Il pousse son zèle, & son dévouëment pour vôtre Majesté, de même que son amour pour sa patrie, bien plus loin ; il consent de rendre publique la composition de ses Remédes, après ses expériences réïtérées, persuadé que les Médecins, convaincus par des expériences si heureuses & en si grand nombre, les feront éxécuter par les Apotiquaires, & que vôtre Majesté, elle-même, les soutiendra de son autorité, dans une entreprise si salutaire à son Peuple.

Et il ose se flâter, qu'atendu qu'il sera privé du fruit de ses Remédes, en les rendants publics, vôtre Majesté aura la bonté

de

de lui donner, dans l'âge de plus de 80.
ans, où ces mêmes Remédes l'on conduit,
sans infirmité, une récompense Royale,
du pénible travail de plus de 60. années,
& de découvertes si utiles.

Multa renascentur quæ jam cecidere.

LEs découvertes que j'ai fait en Médecine, ne paroîtront nouvelles qu'à
ces gens de l'Ecole, infatuez des opinions
modernes. Elles sont vraiment fondées sur
les principes de l'ancienne Médecine; mais
les hommes sont presque tous si aveugles
sur ce qui les regarde, qu'il faut qu'ils
aprennent par d'autres des nouvelles de
ce qui se passe en eux. Ils se piquent de
bon goût ; ils jugent des vins & des viandes avec la derniere finesse, & ils ignorent
qui leur fait du bien ou du mal. Ils ne
sçavent ni comment se forment leurs maladies, ni comment elles finissent. Ils ra-
portent tout à la volupté, ne s'abstiennent
d'aucune des choses qu'ils desirent, & s'a-
bandonnent à tout, venant comme dans
un corps d'emprunt, qu'ils outrent par
toutes sortes d'excès & de débauches, sans
aucun ménagement ; desorte qu'on peut
fort bien leur appliquer ce que disoit autrefois Démocrite ; que si leur corps ap-

C 3   pellois

pelloit leur ame en juſtice, pour lui demander de grands dommages & intérêts,
elle ne pourroit éviter d'être condamnée.
Il n'y a pourtant rien de ſi précieux que la
ſanté, ſans elle il n'y a ni biens ni plaiſirs, & elle eſt encore plus néceſſaire aux vo-
luptueux qu'aux autres hommes, puiſque
rien ne demande un ſi grand fond de ſanté
que la volupté.

En conſidérant que les hommes ſont
ainſi faits, il ne faut plus chercher la raiſon de ce qu'ils n'ont fait juſqu'ici aucune
attention ſur les découvertes que l'on peut
faire en Médecine. Ils veulent être trompez & ſont trop pareſſeux pour vouloir
être éclairez. Les meilleurs remédes, les
plus ſalutaires, les plus ſimples, & qui
guériſſent promptement, ne ſeront jamais
de leur goût ; étant accoûtumez à être
payez ſuivant la longueur des maladies,
ſuivies des grandes opérations qu'ils ne
manquent pas de faire, avec le nombre de
ſaignées.

Pour moi, quoiqu'aſſez heureux pour
pouvoir guérir en très-peu de tems les maladies les plus opiniâtres, les plus dangereuſes, celles-mêmes qui ont ſouvent épui-
ſé toute la ſcience des nouveaux Docteurs,
je n'aquérerai ni la réputation ni la fortune de ces Meſſieurs, qui ſuivent l'uſage
& qui n'ont garde de détromper les hommes.

mes. En effet, leurs intérêts feroient blef-
fez ; l'on ne croiroit plus leur être fi fort
obligé, s'ils ne fçavoient pas entretenir les
maladies, les traîner en longueur, faire
faire de grandes opérations, fouvent auffi
peu néceffaires qu'elles font dangereufes.
Ces Meffieurs font encore payez bien plus
gracieufement par les héritiers de celui
dont ils ont avancé les jours affez fouvent,
que s'ils avoient employé des remédes propres pour les guérir promptement. Cela
leur eft d'autant plus aifé, que, pour fe
juftifier, il leur fuffit de dire que la maladie étoit incurable, que la perfonne avoit
depuis long-tems une maladie de jeuneffe,
dont elle ne pouvoit abfolument être guérie ; ils font même ouvrir le corps & per-
fuadent que les parties nobles en étoient
offenfées. Par-là ils fe mettent à couvert
de toutes recherches ; c'eft ce qu'ils ont fi
bien fçû faire valoir à l'occafion de ce digne Miniftre, Mr. le Blanc, dernier mort,
qui après avoir été cruellement mutilé
mourut en leurs mains : au moins l'ont-ils
voulu ainfi infinuër au Public.

Que les hommes ne font-ils en état de
ne pas croire témérairement tous ceux qui
fe difent Médecins. De tous les menfon-
ges, c'eft fans doute le plus dangereux, &
celui qui coûte le plus cher à fes duppes.
Pline faifoit autrefois cette plainte, que

nous pourrions faire avec autant de juſtice
aujourd'hui ; pour juger de la monnoye,
on fait venir des hommes de Cadix & des
Colomnes d'Hercule, & perſonne n'eſt appellé pour nous aider à juger d'un Médecin, qui va bien-tôt nous envoyer en l'autre monde. Cela nous eſt bien dû, puiſque
nous avons ſi peu de ſoin de nous inſtruire
de ce qui eſt néceſſaire pour nôtre ſanté,
& que nous ſommes aſſez imprudents pour
ne vivre que par le miniſtére des autres.

Platon, dans ſa République, ne pouvoit ſouffrir qu'on exerçât un art, qui ne
fait que pâlier les maladies & les traîner
en longueur, & cela trouble vraiment toute la politique, en empêchant chaque particulier de vâquer aux fonctions auxquelles la nature & les loix de ſon Païs & de
ſon état l'ont deſtiné. Ce qui n'arriveroit
point, ſi les hommes revenoient de leurs
préjugez, & ſi les Médecins devenoient
honnêtes-gens ; mais qui pourroit cauſer
ce changement ?

NOUVELLES DÉCOUVERTES EN MÉDECINE,

OU

L'ANCIENNE MÉDECINE.

C 5

PRÉFACE.

LEs expériences sans nombre, des effets aussi heureux que surprenans de mes Panacées, depuis plus de cinquante ans que j'en fais usage, sont un témoignage assez convaincant de leurs vertus, pour engager les Lecteurs à y donner une atention aussi interressante, que le doit être à l'homme celle de sa vie & de sa santé.

Mais comme il n'est pas possible de donner à ces remédes, dans l'esprit de ceux-mêmes qui y ont le plus d'intérêt, la confiance qu'ils méritent, sans détruire les préjugez, dont l'ignorance a imbu toute la terre, & qu'il est utile d'en transmettre la croyance & les effets à la postérité ; je me suis persuadé, que pour pouvoir opérer un si grand bien, il étoit nécessaire d'appuyer mes découvertes d'une autorité respectable.

Cette autorité est la sçavante Antiquité, où j'ai moi-même puisé ces magnifiques secrets, par d'infatigables veilles & une étude des plus profondes.

C'est donc pour ramener les hommes ; mais principalement les Maîtres de l'Art, à ce point essentiel, dont ils ne se sont écartez que

PRE'FACE.

par les Sophismes, si réprouvez par les Philosophes Hermétiques, que je crois devoir faire précéder ce discours sur les Panacées, du TRAITE' DE L'ANCIENNE ME'DECINE & d'un AVIS très-interressant de VANHELMONT, afin que l'autorité de ces grands hommes soit un plus puissant motif pour engager Messieurs les Médecins à quitter les routes erronnées des Novateurs, & revenir aux grands & solides principes de la Médecine ancienne.

Je fais voir ensuite les vertus de ces Panacées ; & enfin, je donne la maniére de les faire.

Je ne m'explique pas de façon à être entendu des ignorans, de crainte qu'une mauvaise composition de leur part ne décrie des remédes si salutaires.

Mais je parle assez clairement, pour être entendu des Maîtres, & réveiller leur atention, dans la composition de ces remédes, qui ne peuvent manquer d'être excellens, quand ils seront faits dans l'ordre simple & merveilleux de la Nature.

NOU-

NOUVELLES
DÉCOUVERTES
EN MÉDECINE.

TRAITÉ DES ABUS

Qui se commettent dans les Remédes ordinaires.

LA nature guérit les maladies, comme l'enseigne HIPPOCRATE; au lieu d'aider à la nature, par les remédes qui la fortifient, on l'affoiblit par de grandes *saignées*, par des *purgations*, par des *lavemens purgatifs*, par *l'émétique*, par des *scarifications*, par des *vésicatoires*, par des *refroidissans*, par une *diéte* importune, & toute contraire aux inclinations & à la guérison du malade; ce qui augmente ordinairement la cause des maladies, dans lesquelles il se commet tous les jours des abus considérables; ce que je vais démontrer clairement.

CHA-

CHAPITRE PREMIER.

De la Saignée.

L'Ignorance de la nature du sang, de la cause des maladies & des véritables remédes, a produit *l'abus des saignées* ; le sang étant destiné pour la nourriture des parties & pour l'entretien des esprits qui donnent la vie, est en ce sens la vie des animaux & le siége de l'ame sensitive, comme l'enseigne WILLIS ; le sang est purifié de toutes sortes d'excrémens, & perfectionné par deux coctions précédentes, avant qu'il entre dans les artéres & dans les veines ; ce qui fait voir que la premiere cause des maladies n'est jamais dans le sang ; d'ailleurs la *saignée* ne remédie pas à l'impureté du sang ; celui qu'on tire est toûjours meilleur que celui qu'on laisse ; les *saignées*, excessives & fréquentes, épuisent les esprits & mortifient si fort le sang, qu'il n'est plus propre à entretenir la vie ; les artéres & les veines étant épuisées, par de grandes *saignées*, se remplissent de mauvais sucs, qui ne sont pas de la nature du sang, & qui ne sont pas propres à réparer les esprits. GALIEN ordonne mal-à-propos la *saignée*, jusqu'à la
défail-

défaillance, en quelques fiévres continuës ;
& VESAL, suivant cette régle, ayant tué
sur le champ son malade, s'excusa, disant (*a*) qu'il étoit mort dans les formes.

Les grandes & fréquentes *saignées* corrompent la nature du sang ; & bien loin
de diminuër la cause des maladies, elles
ne font que l'empirer. La cause des maladies est l'aigre, l'amer, le salé, l'âpre &
l'insipide. Les artéres & les veines étant
épuisées, par la *saignée*, atirent de l'estomac, de la rate, du pancras, des reins,
de la vessie, du fiel, & des autres intestins,
des sucs aigres, amers, salez, âpres & insi-
pides, qui infectent le sang & deviennent la
cause des maladies ; c'est pourquoi il n'y
a point de maladies si difficiles à guérir, que
celles qui procédent des grandes *saignées*.
Le soulagement, qui semble arriver des
grandes *saignées*, est pire que les maladies ;
les *saignées* abondantes diminuant les esprits & la chaleur naturelle, semblent rafraîchir, & en ôtant les forces de la nature, elles semblent la calmer ; ceux qui guérissent, malgré les grandes *saignées*, ont
beaucoup de peine à se remettre ; ils sont
sujets à de fréquentes rechûtes, à l'hydropisie, à l'étisie ; & autres maladies, pires
que

______

(*a*) Moriatur ergo secundum Canonem.

que la premiere ; les grandes *saignées* détruifent les forces de la nature, empêchent
les crifes, & ôtent fouvent la vie ; c'eft
pourquoi VANHELMONT, parlant de la
faignée, a eu jufte fujet de dire, qu'un démon meurtrier préfidoit dans les Chaires de
la Médecine.

Le fiége des maladies eft dans la fubftance même des parties, qui font la fource & l'origine des mauvais fucs, qui s'engendrent dans nos corps ; deforte que la
faignée ne peut pas ôter la caufe des maladies ; au contraire, les *faignées* étant abondantes, en augmentent la caufe, en atti-
rant les mauvais fucs du fiége de la maladie dans les artéres, dans les veines &
dans le cœur. Si toutes fortes d'évacuations
font dangereufes, lorfqu'elles font excef-
fives, celle du fang, qui eft le tréfor de la
vie, ne peut être que très-pernicieufe.

On *faigne* abondamment, pour diminuër
la violence des fiévres & pour empêcher
les inflammations; mais les fiévres & les inflammations n'arrivant ordinairement que
par le défaut de tranfpiration, (comme
l'enfeignent tous les Médecins) on n'y fçauroit remédier plus efficacement que par les
remédes *Diaphorétiques*, qui ouvrant les
portes du corps, diffipent heureufement
& fans danger, par l'infenfible tranfpiration, la caufe des fiévres & des inflammations ;

mations ; au contraire, les grandes *saignées*, rendant le sang moins vif & moins spirituelx, font qu'il eſt moins propre à s'exhaler par l'inſenſible tranſpiration, & empêchant la coction des humeurs, retardent la guériſon des maladies, & conduiſent ſouvent à la mort.

Le peuple expérimente tous les jours cette vérité, guériſſant heureuſement des pleuréſies & des inflammations de poulmons, par des *diaphorétiques* & par des *ſudorifiques familiers*, ſans aucune *ſaignée*.

Les *ſaignées* exceſſives ſont toûjours funeſtes, principalement dans les maladies malignes, parce qu'elles ôtent les forces & augmentent la malignité ; la *ſaignée* donc doit être fort médiocre, & on ne doit pas *ſaigner* dans la vigueur du mal, de peur de troubler la nature & d'arrêter le cours de ſon action ; on ne doit pas auſſi *ſaigner* une perſonne aſſoupie par un *reméde narcotique*, puiſque l'éxpérience fait voir journellement qu'on meurt le même jour ; mais la *ſaignée* étant faite à propos & modérée, diminuë l'ébolution exceſſive du ſang ; & étant faite des vaiſſeaux les plus proches du ſiége de la maladie, elle ſoulage la partie affligée.

CHA-

CHAPITRE II.

De la Purgation.

LA *purgation* signifie la séparation du pur d'avec l'impur ; les remédes purgatifs sont ceux qui nétoïent le corps de toute sorte d'impureté ; les Médecins, qui ont ignoré les véritables purgatifs, ont donné ce tître spécieux, non-seulement à des simples laxatifs, mais aussi à des poisons ; ils ont supposé que la cause des maladies consistoit dans le déréglement des quatre humeurs ; ils ont enseigné que les remédes purgatifs vuidoient, par élection, la bile, la mélancolie, la pituite, les sérositez, & que la *saignée* remédioit promptement à l'abondance du sang ; desorte que, sur ce fondement, il n'y a point de maladies que les Médecins ne puissent guérir promptement & facilement ; néanmoins les Médecins, qui tiennent ces fausses-maximes, ne guérissent aucune des maladies que la nature seule ne peut pas guérir ; & ils n'osent promettre la guérison d'aucune, non pas même d'une fiévre tierce, que la nature seule guérit dans peu de jours, ce qui dévroit leur avoir appris la fausseté de leurs régles, tant à l'égard de la cause des maladies, que des remédes dont ils se servent.   On

On enseigne dans l'Ecole qu'il y a trois sortes de purgatifs, les doux, les médiocres, & les violens ; on mêle ordinairement les uns avec les autres dans les médecines.

Les purgatifs, qui ne sont pas violens, comme le *séné*, la *rhubarbe*, le *polipode*, & la *mâne*, vuident les excrémens grossiers, & quelque portion du sang des artéres & des veines méfantériques ; car ayant corrompu quelque partie du sang & des humeurs, la nature les vuide ensuite, & par cette irritation, elle se décharge de quelque matiére inutile.

Cette vérité paroîtra dans son jour, si l'on considére que ces remédes purgatifs vuident autant d'ordures dans les personnes faines que dans les malades ; si ces ordures eussent été dans le corps des personnes faines, auparavant la *purgation*, il est évident qu'ils n'eussent pas joüi d'une parfaite santé; d'où il faut conclure nécessairement que la plûpart des matiéres corrompuës, qu'on vuide par une douce médecine, n'étoient point dans le corps avant qu'on eût pris le reméde, & que les humeurs que l'on rend ont été ainsi corrompuës par le reméde purgatif. HIPPOCRATE enseigne que toute sortes de purgatifs diminuë les forces & la substance du corps ; si les remédes doux & benins corrompent quelque partie des sucs & de la substance du corps, il faut avoüer

que

que les purgatifs violens, comme le *Turbit,*
le *Jalap,* l'*Escammonée* & la *Coloquinte,* introduisent une forte corruption dans toutes
les humeurs, & même dans la substance des
parties ; d'où vient qu'ils affoiblissent extrêmement, qu'ils empirent les maladies,
& qu'ils ôtent quelquefois la vie; cependant
lorsqu'on vuide les choses, qui doivent être
vuidées, on est soulagé, & la nature sup-
porte cette vuidange sans aucun travail.

C'est par le soulagement, & par le réta-
blissement des forces, qu'on doit connoître
les véritables purgatifs ; ils donnent apétit,
ils ne reprochent pas, ils ne sont pas desa-
gréables, ils ne vuident rien d'une personne saine, ils ne vuident rien qui ne soit superflu, ils ôtent la mauvaise disposition &
réparent la foiblesse des intestins ; c'est pour
quoi ils mettent la joye dans le cœur & la
vivacité dans les yeux.

Les Médecins, qui s'attachent aux vaines traditions de l'Ecole, & qui ne s'appli-
quent pas à la préparation des remédes, ne
sçauroient connoître les véritables purgatifs, ni la maniére de purifier le corps ; au
contraire, par leurs médecines, ils diminuënt les forces; & d'un malade imaginaire,
ils en font un effectif.

CHA-

CHAPITRE III.

Des Lavemens.

LE terme de *lavement* est spécieux ; il semble qu'on doive reçevoir un grand secours de cette sorte de reméde, qui promet de nettoyer les ordures du corps ; néanmoins, si l'on considére la chose de près, on verra qu'il y a bien de l'abus ; les excrémens étans naturels aux intestins, ils ne les incommodent point du tout, jusqu'à ce qu'ils soient arrivez aux muscles du fondement qui les poussent dehors ; ainsi quand le corps est bien disposé, on n'a pas besoin de *lavemens* pour laver les intestins ; la nature s'aquite alors suffisamment de son devoir.

Il semble à la vérité que les *lavemens* soient fort nécessaires aux personnes qui n'ont pas la liberté du ventre ; mais l'usage des *lavemens* rendant la nature paresseuse, augmente la constipation ; les *lavemens* purgatifs ne donnent qu'une guérison apparente ; ils vuident diverses matiéres, qui sont l'effet de la maladie ; mais ils empirent la cause, ils corrompent souvent des parties du sang des artéres & des veines mésantériques, ils blessent les boyaux & donnent des tranchées ; les *lavemens,* qui sont composez

d'une

d'une simple décoction de *son*, & de *mauves*, avec le *miel*, ou une décoction de *casse*, ou bien avec de *l'urine* pure d malade, ne sont pas malfaisans, & ne laissent pas le ventre si constipé que les *lavemens* purgatifs, qui ordinairement sont composez de mauvaises drogues.

Les *panacées* purgatifs, dont il sera parlé au Chapitre IV. lâchent le ventre, & après en avoir usé quelque-tems, ils laissent le ventre libre fort long-tems, desorte qu'on n'a pas besoin de *lavemens*.

CHAPITRE IV.

De l'Emétique.

ON appelle, par excellence, *émétique*, les préparations *d'antimoine* qui font vômir, parce qu'elles ne manquent jamais de produire cet effet à toutes sortes de personnes, avec beaucoup de violence; on hazarde *l'émétique* en bien des maladies, même dans les fiévres d'accès; & dans la consulte, il y a des Médecins qui passent facilement *l'émétique*, pourvû que dans une autre occasion on leur passe la *saignée*; néanmoins *l'antimoine* est un poison, qui, comme le prouve VANHELMONT, excite le vômissent, par un soufre arsénical; en effet,

effet, *l'antimoine* & *l'arfenic* ont une odeur
femblable, lorfqu'on les met fur le feu ;
l'antimoine émétique fait vômir, avec tant
de véhémence, qu'il met le malade dans le
danger de fa vie, & il laiffe ordinairement
des impreffions fi funeftes, dans l'eftomac
& dans les inteftins, qu'on a bien de la peine à s'en remettre ; il arrive même quelquefois qu'on en eft incommodé tout le
refte de fa vie ; il faut que les remédes ap-
paifent la nature au lieu de l'irriter. C'eft
inutilement que les Médecins tâchent de
guérir leurs malades par de fortes évacuations ; la caufe des maladies opiniâtres eft
dans la fubftance des parties, d'où les *pur-*
gatifs, & les *émétiques* les plus violens, ne
peuvent prefque rien tirer ; & ils ne peuvent point du tout ôter la mauvaife impreffion qui eft dans les inteftins, où eft le germe de la maladie.

On doit exciter le vômiffement aux malades par des *panacées*, qui ne font aucune
violence à la nature, qui ôtent la mauvaife
impreffion des parties, & qui ne font vômir
que lorfqu'on en a befoin.

CHA-

CHAPITRE V.

Des Ventouses découpées.

ON fait sortir, par les *ventouses décou-pées*, le sang le plus pur de la superficie du corps, tandis que la cause du mal est dans le fond des intestins ; on se sert ordinairement des *ventouses découpées* dans les fiévres malignes ; on dit que les scarifications atirent la malignité du dedans au-dehors, du centre à la circonférence ; mais si on éxamine la chose de près, & qu'on observe les événemens, on verra que les scarifications, lorsqu'elles sont profondes, portent le venin au cœur, & le poison dans les artéres & dans les veines, principalement après les saignées réïtérées.

Les fiévres malignes sont accompagnées d'un extrême foiblesse, qui procéde de la corruption du sang ; d'où vient que lorsqu'on aplique des *ventouses découpées* en cette occasion, la nature étant foible & le sang corrompu, il coule fort abondamment dans la *ventouse*, & par ces épuisemens d'esprits & de sang, on affoiblit encore plus la nature, & on fait passer le venin du fond des intestins dans le cœur, dans les artéres & dans les veines.

On

On se sert aussi des *ventouses découpées* dans les assoupissements, pour éveiller les malades ; mais on ne fait que les inquiéter & les affoiblir assez inutilement; on ne considére pas que les léthargiques ne sont pas malades, parce qu'ils dorment ; mais qu'ils dorment, parce qu'ils sont malades; il n'est donc pas nécessaire d'empêcher le sommeil, mais d'ôter la cause de l'assoupissement.

CHAPITRE VI.

Des Véficatoires.

ON fait les *véficatoires* avec les *cantarides*, qui sont un poison ; lors même qu'elles sont apliquées extérieurement, elles font beaucoup de douleurs ; elles causent de violentes ardeurs d'urine ; elles corrompent le sang de la partie où on les applique, qui se fond en eau par ce poison. Si l'on eût considéré que l'abondance des eaux que les hydropiques vuident, par le moyen des *véficatoires* & par la ponction qu'on leur fait au ventre, ne les guérit point, on eût connu sans doute qu'on ne guérit point ces maladies par les évacuations ; & quoiqu'elles semblent ôter l'effet de la maladie, elles n'en diminuënt pas néanmoins la cause.

CHA-

CHAPITRE VII.

Des Cautéres & des Setons.

HIPPOCRATE n'employe le fer & le feu que pour les maladies qui ne guériffent pas par les remédes ordinaires ; deforte qu'on abufe des *cautéres* & des *fetons*, lorfqu'on les employe pour des maladies qui peuvent guérir fans le fer & fans le feu, & pour lefquelles ils font fouvent inutiles.

L'abus des *cautéres* vient de ce qu'on ne connoît pas les *panacées*, qui font propres à purifier le fang, & qui délivrent les malades de la néceffité de cet importun reméde; en effet, puifque la nature a affez de voyes pour fe décharger de fes excrémens, il n'eft pas néceffaire de faire un ulcére fur le corps pour le nettoyer de fes impuretez ; l'ulcére que le *cautére* produit change le fang de la partie en pus, d'où on connoît qu'il ne vuide rien de la caufe de la maladie ; fi les *cautéres* fervent à renouveller le fang, c'eft en confumant celui qui eft fuperflu ; on doit rarement ouvrir des *cautéres*; il faut donner des remédes plus efficaces & plus commodes, pour ouvrir & déboucher les *éviers* que la nature a mis en nous, pour vuider les ma-

tiéres

tiéres groffiéres & fuperfluës que les alimens y produifent continuellement.

CHAPITRE VIII.

Des Remédes cordiaux.

IL y a beaucoup de maladies, qui font fi
violentes, qu'elles abattent dès leur
commencement les forces des plus vigoureux & des plus robuftes ; ce qui fait voir
que les véritables *cordiaux* font les remédes, qui étant amis de la nature, ôtent la
caufe du mal ; en ce fens les *panacées antidotes*, dont nous parlerons au Chapitre X.
qui nettoyent le fang & les inteftins de leurs
impuretez & qui rétabliffent les forces du
cœur, font des véritables *cordiaux.*

On doit auffi appeller *remédes cordiaux*,
ceux qui animent le fang & les efprits comme le vin & la poudre de vipére, & les *panacées orifiques.*

On affoiblit ordinairement le cœur, par
des *faignées* réïtérées & par des *purgations*, qui diminuënt les forces & qui le
plus fouvent n'ôtent rien de la caufe du
mal ; on défend même le vin, & on ordonne des *cordiaux*, qui n'en ont que le
nom ; on broüille enfemble des confeƈtions
de peu de vertu, avec des eaux mal dftil-

lées, qu'on appelle portion cordiale, qui
bien loin de réjoüir le cœur des malades,
les font souvent vômir ; mais on donne la
poudre de vipére en si petite quantité & si
rarement , qu'elle devient un reméde
inutile.

On donne aussi , pour des remédes *cordiaux* , du *bézoard falsifié* , des *perles mal-
préparées* , & on applique des épithétes
inutiles , plûtôt pour augmenter la partie
de l'Apoticaire , que pour secourir les malades.

CHAPITRE IX.

Des Rafraîchissants.

L'Abus des *rafraîchissants* est extrêmement grand, & refroidissant, ils éteignent la chaleur naturelle, en empêchant
la transpiration ; ils allument une chaleur
étrangére, & en empêchant la coction
des humeurs, ils augmentent la cause des
maladies ; c'est pourquoi FERNEL a dit,
*qu'il étoit plus sûr d'échauffer que de rafraî-
chir* ; néanmoins il ne s'agit ni de l'un ni
de l'autre, puisque le chaud & le froid ne
font point la cause des maladies, comme
l'enseigne HIPPOCRATE,

CHA-

CHAPITRE X.

Des Remédes somniféres & anodins.

VILLIS considére les *remédes somniféres*, comme s'ils avoient la figure d'un ange d'un côté, & celle d'un démon de l'autre ; en effet, les *remédes somniféres*, donnez à propos, font une divine *panacée* ; ils excitent un sommeil doux & paisible, ils apaisent toutes sortes de douleurs, ils arrêtent toutes sortes de fluxions & d'évacuations excessives ; ils guérissent souvent les rêveries ; en un mot, ils donnent le calme à la nature, dans les troubles & dans les inquiétudes les plus violentes, sans danger & sans incommoditez ; au contraire, les *remédes somniféres*, étant donnez malà-propos, font des poisons & font mourir promptement. Pour éviter les mauvais succès des *somniféres*, il ne faut jamais les donner aux personnes foibles, de peur d'éteindre ou d'étouffer la chaleur naturelle, il ne faut pas aussi les donner à ceux qui ont les intestins engagez, & principalement les poulmons, de peur de les suffoquer & d'arrêter les matiéres qui se doivent vuider ; si l'on observe ces deux conditions, les *remédes somniféres* seront toû

jours très-utiles ; ils ne font devenus fuf-
pects que par le mauvais ufage qu'on en
fait.

CHAPITRE XI.

Du Régime de vivre.

IL ne fe commet pas moins d'abus dans
le *régime de vivre*, que dans les remédes, pour ne pas fuivre les régles d'HIP-
POCRATE, qui ne font pas moins utiles que
commodes ; la plûpart des Médecins ré-
glent leurs malades fuivant leur fantaifie,
& n'ont aucun égard au befoin & à l'inclination de la nature ; ils défendent, avec
un air impérieux, ce qui feroit du bien &
du plaifir au malade, & lui ordonnent étroi-
tement ce qui lui fait du chagrin & du mal ;
il arrive fouvent qu'après avoir affoibli un
malade par des *faignées*, par des *médecines*,
par des *lavemens purgatifs*, par des *ventou-
fes*, par des *véficatoires*, par *l'émétique*, on
acheve de détruire fes forces par une *diéte
importune* ; on n'éxamine pas affez les inclinations des malades, foit pour les contenter, lorfqu'elles font abfolument néceffaires, foit pour y remédier, lorfqu'elles ne font pas bien réglées.

Le régime de vivre, dépend fi fort de
l'in-

l'inclination des malades, qu'il eft impoffible à un Médecin, quelque fçavant qu'il
puiffe être, de le régler juftement, s'il n'a
égard au fentiment du corps & à l'inclination de la nature, comme l'enfeigne HIP-
POCRATE; il dit auffi, *dans fes Aphorifmes,* que les alimens qui font agréables,
quoiqu'ils foient moins fains de leur nature, doivent être préférez aux alimens
qui font défagréables, quoiqu'ils fuffent
plus fains de leur nature; il dit que ce que
nous avons accoûtumé, quoique pire,
nous incommode moins que ce que nous
n'avons pas accoûtumé, quoiqu'il foit meilleur; en effet, la coûtume eft une feconde
nature.

Si à ces maximes, que l'expérience ju-
ftifie : on joint celle de fuïr toute forte
d'excès; comme HIPPOCRATE le recom-
mande, on aura fans doute une régle fort
commode & fort jufte pour le *régime de
vivre,* tant des fains que des malades; les
inclinations des perfonnes, faines & fobres,
font fi réglées pour le boire, pour le manger, & pour les autres néceffitez de la vie,
qu'il fuffit, pour fe bien gouverner, de
fuivre les apétits de la nature, quoique les
inclinations de la nature ne foient pas réglées aux perfonnes malades, comme aux
perfonnes faines; il faut avouër néanmoins
que la nature n'a jamais d'inclinations inu-

 les,

tiles, & que les Médecins, qui fçavent leur profeſſion, ne puiſſent légitimement contenter.

CHAPITRE XII.

De la ſoif exceſſive, des envies de femmes groſſes, & des apétits ſinguliers des filles, qui mangent du plâtre, du ſel, du charbon, du gip, &c.

LOrſqu'un malade eſt travaillé d'une ſoif violente, qui procéde de quelque excrément ſalé, qui ſéjourne dans l'éſtomac, on éteint cette ſoif par quelque goute d'eſprit de ſouffre qui eſt aigre, lorſque la ſoif vient de la diſſipation des eſprits, ainſi qu'il arrive dans les éxercices violens, & dans les fiévres malignes, on ſe deſaltére heureuſement en bûvant du vin.

Lorſque les filles, de même que les oyſeaux, mangent du *gip*, du *ſel*, du *charbon*, ou du *plâtre*, pour appaiſer l'aigreur dévorante qu'elles ont dans l'eſtomac, on leur donne des *ſels fixes*, qui adouciſſant cette aigreur, les guériſſent ; deſorte que les habiles Médecins ôtent les mauvaiſes inclinations des malades, par des remédes & par des alimens commodes, & ne les tourmentent pas, par des régles inutiles & importunes.   D'ail-

D'ailleurs , les choses les plus mauvaises & les plus opposées à la nature, deviennent néceffaires , lorsqu'une violente inclination nous y excite, comme il arrive fouvent aux femmes enceintes, ou lorfque la coûtume nous y porte, comme l'on voit dans certains peuples , qui fe nourriffent d'alimens qui nous feroient pernicieux, & qui leur font très-utiles ; au contraire, les meilleures chofes deviennent poifon, lorfqu'une violente averfion nous les fait avoir en horreur, ce qui fe remarque en ceux qui haïffent naturellement le vin, le fromage, &c.

Il ne faut donc pas confidérer les alimens tels qu'ils font en eux-mêmes, mais fuivant le rapport qu'ils ont avec la nature. Si les Médecins euffent pris garde aux heureux fuccès qu'ont eu les malades en bûvant du vin, & en ne fuivant pas leurs ordonnances , ils euffent fans doute connu que leurs régles n'étoient pas juftes ; les Médecins qui défendent beaucoup de chofes , même des plus utiles à leurs malades, trouvent facilement le moyen d'excufer leurs fautes dans les contraventions qu'on fait à leurs ordres , puifqu'il eft prefqu'impoffible de les obferver ; c'eft pourquoi on a dit, avec jufte fujet, qu'un mauvais Médecin eft une feconde maladie, pire que la premiére.

D 5   CHA

CHAPITRE XIII.

Du Vin, & de l'usage qu'on en doit faire, dans les fiévres & autres maladies.

LE *vin* est non-seulement un aliment nécessaire, il est encore un excellent reméde ; il réjoüit le cœur ; il répare les esprits ; il est agréable au goût, à la vûë, à l'odorat ; il est accoûtumé & souhaité ardemment de beaucoup de malades ; c'est pourquoi il est absolument nécessaire dans la plûpart des maladies, où l'on a accoûtumé de le défendre, après avoir affoibli les malades, par des *saignées*, par des *purgations*, & par des *rafraîchissans* ; on leur ordonne quelquefois des *potions cordiales*, qui bien loin de les réjoüir, leur font mal au cœur ; tandis qu'on leur défend le *vin* qui les réjoüiroit, & qui, étant mêlé avec des véritables *cordiaux*, porteroit promptement leur effet dans les artéres, dans les veines & dans le cœur.

Les Médecins ayant crû que le chaud & le froid étoient la cause des maladies, ont défendu le *vin* dans celles où la chaleur sembloit être trop forte ; mais puisque la chaleur, qui paroît dans les maladies procéde de la nature, qui redouble ses

forces

forces pour furmonter le mal ; au lieu d'é-
teindre cette chaleur , par des *refroidiffans* ,
on doit l'animer par l'ufage modéré du *vin* ;
la nature de la fiévre ne confifte pas dans
une chaleur exceffive, ainfi qu'on l'enfei-
ne dans l'Ecole , puifque les fiévres les plus
mortelles ont le moins de chaleur , comme les fiévres des vieillards & les fiévres
peftilentielles ; au contraire , les fiévres des
jeunes gens , qui font chaudes , font moins
dangereufes ; & fi l'on éxamine les pronoftics d'HIPPOCRATE , & l'expérience, on
verra que c'eft le froid qui eft dangereux
dans les fiévres , & non pas la chaleur.

On ne doit donc pas craindre un ufage
modéré du *vin* , dans les fiévres & dans les
autres maladies ; le *vin* n'échauffe que parce qu'il augmente les forces ; & c'eft auffi
en augmentant la chaleur , que la nature
guérit les maux. Le *vin* étant mêlé avec
l'eau , rafraîchit en la faifant pénétrer ,
comme l'enfeigne GALIEN ; & je fçais ,
par une longue & heureufe expérience ,
que le *vin* réparant les efprits , rend les
malades plus frais & plus guais , & qu'en
confervant les forces , meuriffant la caufe des maladies , faifant tranfpirer tout
le corps , réfiftant à la pourriture , à la
malignité & aux vers , il contribuë mer-
veilleufement à la guérifon des malades.

 CHA-

CHAPITRE XIV.

Des Remédes de précaution.

L'Expérience justifie que ceux qui se servent de la *saignée*, de la *purgation* & des *lavemens*, pour des *remédes de précaution*, sont plus sujets aux maladies & sont moins robustes que ceux qui ne se servent point de cette sorte de reméde ; la *saignée* affoiblissant, avance la vieillesse, & rend même les personnes les plus saines sujettes à beaucoup de maladies ; c'est pourquoi, en Italie, on ne permet pas aux Chirurgiens de *saigner* sans l'avis du Médecin ; les *purgatifs* dissipent la substance du corps, ils diminuent les forces, & ils sont plus dangereux aux sains qu'aux malades, comme l'enseigne HIPPOCRATE ; l'usage fréquent des *lavemens* rend les personnes extrêmement constipées ; on abuse aussi de ces remédes, lorsqu'on les ordonne aux personnes parfaitement saines, puisque les sains n'ont besoin ni de Médecins ni de remédes.

Il n'y a que les seules *panacées* qui soient des véritables *remédes de précaution* ; elles purifient le corps de toutes sortes de soüillures ; elles n'émeuvent point ; elles n'affoiblissent pas les personnes saines ; cependant

dant

dant elles vuident les malades, par les voyes
que la nature choisit elle-même , & leur
rend la force & la santé.

On commet aussi plusieurs abus, dans
l'usage des *apozêmes*, des *juleps*, des *syrops*,
des *confections*, & des *remédes chimiques*,
mal-préparez & mal apliquez ; mais puisque VANHELMONT les explique ci-après,
on n'en dira pas davantage en cet endroit.

REMARQUES

Sur le sentiment de VANHELMONT *, au suiet
des Médecins, & de la composition des
remédes.*

VANHELMONT traite, dans ce discours,
des abus qui se commettent dans la
préparation & dans la composition des rémédes, par les Apoticaires ; il prouve que
leurs *décoctions*, leurs *sirops*, & leurs *confections*, sont de peu de vertu ; il fait voir que
leurs *électuaires purgatifs* sont pernicieux ;
enfin, il montre qu'entre leurs *remédes chimiques*, les uns sont des *poisons*, comme le
verre, le *safran*, le *régule d'antimoine*, & le
précipité de mercure ; les autres sont falsifiez,
comme les *esprits de vitriol*, de *souffre*, &
des *aromatiques* ; l'origine de cet abus,
vient de ce que les Médecins suivent des
tradi-

traditions vaines & ridicules, & ne s'apli-
quant pas a la préparation des remédes,
n'en ſçauroient aquérir une connoiſſance
aſſurée & parfaite; ſi tous les artiſans doivent néceſſairement être les maîtres des inſtrumens de leur art, & les connoître, pour
s'en pouvoir ſervir utilement dans l'éxercice de leur profeſſion, il faut ſans doute que
les Médecins ſoient les diſpenſateurs de
leurs remédes, & qu'ils les connoiſſent,
pour ſecourir les malades, avec d'autant
plus de juſtice, qu'ils ne travaillent pas ſur
le cuir ou ſur le bois, comme les artiſans,
mais ſur le corps humain, dont il n'eſt pas
permis de ſe joüer impunément; & comme
l'erreur eſt venuë ſi avant, qu'on s'imagi-
ne que c'eſt une choſe indigne d'un Médecin
de s'attacher lui-même à la préparation des
remédes; il eſt néceſſaire, dit-il, de remédier à cet abus, puiſque tout ce qui ſe
fait pour le bien de la ſanté, & pour ſe
perfectionner dans une profeſſion, eſt
toûjours glorieux.

Ceux qui ſéparent la médecine de la pharmacie & de la chymie, reſſemblent à cette fauſſe-mere, qui vouloit partager l'enfant de ſa voiſine; en effet, il y a une
liaiſon ſi étroite, entre les Médecins & les
remédes, qu'il eſt impoſſible de les ſéparer ſans les détruire; la réünion des Mé-
cins, avec les remédes, eſt le but de l'Auteur;

teur : il propose même son éxemple sur ce
sujet ; il dit qu'après avoir perdu beaucoup de tems dans la lecture des livres
de médecine, il les abandonna tous,
pour s'apliquer uniquement à la recherche
& à la préparation des bons remédes ; &
que pour réüssir dans une chose, si nécessaire & si glorieuse, il fit de grandes dépenses & se donna beaucoup de peines.

VANHELMONT n'a pas voulu communiquer les secrets qu'il a trouvé dans la
médecine, parce que les Médecins ne font
pas leurs remédes & qu'ils en confient l'é-
xécution aux Apoticaires ; en effet, il arrive souvent que les Apoticaires n'éxécu-
tent pas fidellement les avis des Médecins,
soit par la bonne opinion qu'ils ont d'eux-
mêmes, soit par négligence, soit par avarice, soit aussi par l'équivoque ; c'est pourquoi il est difficile que ces Médecins sça-
chent l'effet des remédes & qu'ils connoissent leurs vertus, puisque le plus souvent
ils ne les connoissent pas, même de vûë.

Sentimens de VANHELMONT *, extraits des
ouvrages de ce fameux Médecin.*

ON jouë par tout la médecine, & par
tout elle fait le sujet de la raillerie du
peuple ; les Médecins ne veulent sçavoir ni
con-

connoître autre chofe que ce qu'on enfeigne dans l'Ecole ; ils croyent ce qu'ils li-
fent, & ils donnent à éxécuter ce qu'ils
croyent ; ils en confient même l'éxécution
à un Apoticaire, à fa femme ou à fes fer-
viteurs ; c'eft pourquoi des vendeurs de
mitridate, même des vieilles femmes,
s'ingé ent dans la médecine & fe moquent
des Médecins, parce qu'il arrive fouvent
qu'ils excellent en plufieurs chofes fur les
Médecins : les vendeurs de baûme, & plufieurs vieilles femmes, fe réfervent depuis
long-tems des fecrets, comme des gages
de leur travail, ou comme un bien de leur
famille ; ainfi la négligence & l'avarice
ayant fait confidérer la médecine comme
un patrimoine, toutes chofes font allées
en empirant dans cette profeffion, par un
jufte jugement de Dieu.

En entrant dans la boutique d'un Apoticaire, je ne fçaurois m'empêcher de té-
moigner ma colére contre les hiftoriens
des *fimples* ; car bien qu'il n'y ait pas une
matére plus riche, plus aboi dante & plus
agréable que *les plantes*, à peine y a-t'il
rien où l'on ait fait moins de progrès ; les
Barbares, les Sauvages, & les Indiens, ont
obfervé *leurs fimples* avec plus de foin que
les peuples de l'europe. Et depuis Dioscoride *foldat*, qui vivoit du tems de Platon,
on n'a prefque rien découvert touchant la
vertu

vertu des *plantes* ; au contraire, on en a beaucoup perdu. GALIEN, par un larcin odieux, a copié DIOSCORIDE, sans le nommer. PLINE est rempli de bagatelles, qu'il a entassées sans jugement ; & ne sçachant pas distinguer, entre l'aparence & la vérité, il a pillé tous les Auteurs pour en faire un volume.

Les plus habiles Médecins disputent encore aujourd'hui, avec beaucoup de chaleur, du nom & de la figure des *plantes*, comme si connoissant les *plantes* de vûë, on en connoissoit les vertus. Ils ne donnent point aussi d'autres vertus aux *plantes*, que celles qui ont été décrites par DIOSCORIDE, comme si le premier Auteur des *plantes* les avoit connuës parfaitement ; & on a négligé jusqu'ici les choses qui étoient les plus importantes, pour s'attacher à des choses de néant.

Les Auteurs modernes ont commencé de distinguer les *plantes*, en divers séxes ; & croyant avoir fait une grande découverte, ils se sont plaints que ces choses avoient été cachées jusqu'à eux ; comme si la nature, se contentant dans les *plantes* d'un séxe mêlé & hermaphrodite, se joüoit & n'agissoit pas sérieusement ; la diversité des séxes n'a pour but que la génération & non pas l'opération, ou le raport qui se rencontre parmi les objets semblables ;

c'est

c'eſt pourquoi la nature, agiſſant ſuivant les fins auxquelles elle eſt deſtinée par ſon Créateur, & ne faiſant rien inutilement, n'a pas diverſifié les ſéxes pour les opérations, lorſque la diverſité de ſéxe n'a pas été néceſſaire pour la génération; ſi parmi deux *plantes* de même eſpéce, il y en a une plus efficace & plus âpre que l'autre, cette différence ne marque pas la diverſité de ſéxe, mais de degré.

Il y a d'autres Auteurs qui ont obſervé les marques extérieures des *plantes* pour connoître leur vertu, comme les *Chiromanciens*, qui devinent, en regardant les lignes de la main; la figure de la racine de *ſatyrion* a donné lieu à cette penſée; c'eſt pourquoi ces Auteurs ont nommé la connoiſſance des *plantes*, une *ſcience marquée par des ſignes naturels*, ou une *anatomie ſenſible*, ainſi ils ont introduit des nouveaux noms & des tîtres ſpécieux, pour couvrir leur entrepriſe hardie; mais l'homme n'étant pas l'image de la nature, la nature auſſi n'eſt pas l'image de l'homme; & PARACELSE a été ridicule d'introduire, dans la médecine, des rêveries pour des principes.

Il y a d'autres Auteurs qui ont raporté les vertus des *plantes* aux *ſignes du Zodiaque*, ce qui ne convient nullement, puiſque la propriété des *plantes* procéde de leur ſemence, & que la vertu de la ſemence ce provient de la terre ; la terre a de foi-même la vertu de produire les *plantes.*

MATHIOLE, BRASAVOLE, RÜEL, FUCHIUS, TRAGUS, DALECHAMP, & les autres hiftoriens des *plantes*, fe font feulement apliquez à faire connoître de vûë leur forme extérieure, & ils ont tous co-pié, de DIOSCORIDE, la vertu des *fimples*; ils ont auffi raporté toutes les vertus des *plantes* aux divers degrez de chaleur & de froideur, comme fi ces qualitez étoient l'origine des vertus qui font dans les *plan-tes.*

DODON, TABERNA, MONTANUS, & quelqu'autres, ont ajoûté quelques expé-riences ; mais qui font confufes & incer-taines. Dieu a créé les *fimples*, & les a doüées de toutes les vertus néceffaires aux ufages de l'homme ; elles font même fuf-fifantes, de leur nature, pour la guérifon de toutes les maladies ; c'eft pourquoi le mélange des *fimples* détruit fouvent leurs vertus ; & il importe plus de rechercher leurs vertus, que d'agiter des queftions inu-tiles & indifférentes.

C'eft auffi une chofe déplorable, qu'on n'ait pas confidéré que les *plantes* ont beau-coup d'excrément, auffi-bien que les ani-maux, dont elles ne peuvent pas fe puri-fier ; c'eft pourquoi il eft néceffaire de nettoyer les *plantes* de leurs impuretez,

avec

avec plus de foin que les animaux, qu'on aprête pour nôtre nourriture.

Enfin, comme il y a une plus grande différence entre le fang des veines & celui des artéres, il faut avouër auffi qu'il y a des fucs fort différens dans les *plantes*: quand on pique la tête du pavot, elle diftile *l'opium* ; quand on fend la *chélidoine,* elle jette des larmes dorées ; quand on coupe le *tithymale,* il rend un fuc femblable au lait ; quand on découpe le *pétafie,* il diftile de la gomme ; fi l'on preffe ces *plantes,* on en tirera un fuc qui n'aura pas la vertu du premier, & qui fera moins fpiritueux, parce qu'il eft mêlé avec un autre fuc plus groffier & avec les excrémens de la *plante*: deforte que quelque foin qu'on prenne de clarifier ce fuc, on ne pourra jamais le purifier & le féparer de fes excrémens & de fon fuc groffier: les Médecins fe font contentez de dire, qu'il y a des propriétez différentes & même opofées dans un même fujet, fans s'en informer plus particuliérement, que par des faveurs générales & par des événemens incertains.

Il faut que les jeunes Médecins aprennent à féparer les divers fucs des *plantes,* s'ils veulent s'en fervir utilement & glorieufement: une dragme d'extrait de *rhubarbe,* faite de la maniére ordinaire, produit moins d'effet qu'une dragme de *rhubarbe*

barbe en poudre, parce que le levain de l'eſtomac diſſout mieux la *rhubarbe*, que l'artifice des Médecins, qui n'en ſçavent pas ſéparer les excrémens ni le ſuc ſubtil.

Nous ne connoiſſons pas la nature des choſes, ni leurs propriétez eſſentielles par leur cauſe, mais par les effets : & quoi qu'on ait écrit bien des choſes de la vertu des *ſimples*, la plûpart des vertus qu'on leur attribuë ſont ſupoſées & ne leur convient point : la lecture des livres ne nous donne aucune connoiſſance des propriétez des *ſimples* que par l'expérience ; & comme un enfant qui entend un concert de muſique, ne ſçait pas la raiſon de la ſimphonie & de la proportion des tons , de même on ne connoît pas la vertu des *ſimples* que par leur cauſe ; ſi l'on ne connoît pas la cauſe des choſes ſenſibles & de l'harmonie des tons, on ignore à plus forte raiſon la cauſe de la vertu des *ſimples*, qu'on n'aperçoit par aucun des ſens : tous les remédes, que tiennent les Apoticaires, ſont compoſez de *ſimples*, dont on ne connoît ni la vertu ni la ſympathie.

L'Ecole promet de donner quelque connoiſſance de la vertu des *ſimples*, par le moyen des ſaveurs & des goûts ; elle promet de faire connoître ſes divers degrez de chaleur & de froideur, par l'âcre, par l'amer,

l'amer, le falé, par le doux, par l'âpre &
par l'infipide, comme fi la chaleur & la froideur étoient la caufe de toutes les propriétez : cependant on a vû, par expérience,
que toutes ces belles promeffes étoient fans
effet. L'Ecole enfeigne que l'âcre & l'a-
mer font chauds, néanmoins elle foûtient,
contre fes propres régles, que l'*opium*, qui
eft amer, & le *camfre*, qui eft âcre, font extrêmement froids.

Suivant la doctrine de l'Ecole, il faudroit conclure que les *eaux-fortes*, *l'huile
de vitriol*, de *fouffre* & de *nitre* étant fort
aigres, font d'un tempéramment extrêmement froid ; néanmoins ces efprits font
brûlans & cauftics : il paroît que l'Ecole
a ignoré les vertus des chofes, même dans
leur fuperficie : c'eft pourquoi elle n'a rien
dit de la caufe des diverfes propriétez des
femences.

Enfin, il y a en toutes chofes une faveur particuliére, qui dévroit mieux nous
enfeigner la propriété des *fimples* que tous
les autres fignes extérieurs : la *canelle* a
non-feulement un goût piquant ; elle a
auffi une certaine faveur agréable, qu'on
ne fçauroit trouver en aucune autre plante.

On voit auffi que la *gentiane*, *l'aunée*,
& plufieurs autres *plantes* améres, outre
l'amertume, ont un goût particulier, qu'on
ne fçauroit mettre fous les régles générales

ra'es de l'amertume : c'est ce goût particulier de chaque *plante* qui nous peut donner
quelque connoissance de leur vertu & de
leur propriété spécifique.

Comme on a négligé, dans la recherche des *simples*, ce qui étoit le plus nécessaire, on n'y a fait aucun progrès ; on
n'a pas connu les propriétez des *simples*,
& l'on a ignoré quel est le siége prochain
de leurs vertus.

Il ne suffit pas de connoître clairement
la vertu des *simples*, il faut aussi les bien
préparer & s'en servir avec jugement ; il
faut avoir du sçavoir pour cela, & ne pas
s'attacher aux remédes qu'on a apris par de
vaines traditions.

La préparation des remédes ne consiste
pas seulement à faire boüillir ou à piler
les *simples*, elle comprend aussi tous les
préceptes & toutes les opérations de la chi-
mie : enfin, pour se servir à propos des
remédes, il faut avoir une parfaite connoissance de la nature de l'homme, de la
diversité des maladies, de leurs dépendan-
ces & de leurs changemens, & il faut que
cette connoissance soit fondée sur la lumiére
naturelle

Je ne m'étonne plus, que parmi tant d'a-
bus qui se sont glissez dans la médecine, on
ait négligé la connoissance des *simples*.

Dans cet aveuglement général des hommes,

mes, il a plû à Dieu de fusciter des Médecins chimistes qui se sont heureusement
apliquez, avec juste sujet, au changement
& à la perfection des remédes, comme à
des choses extrêmement nécessaires, & de
cette maniére, eux & ceux qui les ont imité,
ont élevé la médecine au plus haut point de
sa perfection.

Les Médecins chimistes n'ont pas voulu
flâter le mal, en cherchant des remédes au
déréglement de certaines humeurs suposées
ni à l'effet de la maladie, ils se sont apliquez
à en détruire la cause ; ils sçavent que cette
cause est ordinairement dans les esprits animaux, qui sont les principes de tous les
mouvemens & de toutes les actions de la
vie ; c'est pourquoi ils ont tâché de rendre
leurs remédes si purs, si subtils & si amis
de la nature, qu'ils pûssent pénétrer dans les
principes de la vie & les purifier ; que s'il y
a quelques-uns de leurs remédes qui ne fassent pas un si grand effet, du moins ils réparent les forces de la nature.

Il y a des remédes qui fortifient la nature,
qui la réjoüissent par leur bonne odeur, &
qui réparent les esprits, comme *l'essence de
canelle* ; il y a d'autres remédes plus excellens que la nature ne change pas, mais qui
changent eux-mêmes la nature & qui en
corrigent les défauts, comme sont *l'or* & les
pierres précieuses, qui étant préparez & sub-
tilisez

tilifez, pénétrent les principes de la vie, &
en banniffent le trouble & l'impureté ; ces
remédes rétabliffent la fanté, avec autant
d'efficace, que les poifons la détruifent ;
néanmoins il n'y a point de remède qui puiffe rétablir les forces du corps, lorfqu'elles
font entiérement diffipées & détruites.

L'Ecole a entiérement ignoré qu'il falut
fermenter, par des levains, les *plantes* avec
leurs fucs, pour en réparer les parties les
plus excellentes ; on n'a pas recherché le
moyen des conferver le fuc des *plantes*, fans
fucre, & fans autre addition, ce qui fe fait
par la feule odeur d'un certain feu de fouffre, qui les conferve incorruptibles & qui
augmente leur vertu.

Voyons à prefent quelles font les occupations des Apoticaires ; quoique les extraits des *plantes* femblent être faciles à
digérer, ils font néanmoins de peu de vertu, parce qu'en faifant les extraits, on ne
fépare pas les excrémens de la *plante* ni le
fuc inutile ; je ferois d'avis qu'on mit les
magiftéres à la place des extraits, puifque
le *magiftére* fépare vifiblement les divers
fucs, & réduit toute la fubftance du reméde en un fuc effentiel, qui contient toute la
vertu de la *plante* : les Médecins vulgaires
ignoreront toûjours cette préparation.

J'ai pitié, dit VANHELMONT, de voir
dans la boutique des Apoticaires tant de

E

com-

compositions ridicules, qui font faites du mélange confus de plusieurs *simples*, qui marquent l'ignorance & l'incertitude de ceux qui les préparent & qui les ordonnent; les Médecins mêlent enfemble plusieurs *simples*, qu'ils croyent de femblable vertu, efpérant que, dans cette diverfité, il y en aura quelqu'un qui pourra profiter; toutes leurs compofitions font un amas confus de *fimples*, crûs & mal préparez, dont l'effet eft incertain; ils cuifinent leurs remédes en les faifant boüillir, & ils les affaifonnent de *miel* & de *fucre*; ainfi le Médecin & l'Apoticaire, fous la foi de la maîtrife & du doctorat, trompent le malade pour fon argent; le malade s'imaginant que les perfonnes de ce caractére ne peuvent tromper ni être trompez, il feroit à fouhaiter que les Magiftrats fe ferviffent de leur autorité, pour empêcher les tromperies des uns & des autres.

J'admire, en premier lieu, dans les *fimples*, cette pure compofition que Dieu luimême a faite; je trouve que la *confoulde* eft un reméde parfait pour réünir les os rompus; que fi on y ajoûte du *bol*, du *vinaigre*, & d'autres chofes étrangéres, on corrompt ce mélange naturel, qui étant *fimple*, auroit plûtôt confolidé les os rompus, qu'étant compofé, ainfi que le remarque Paracelse.

Néan-

Néanmoins, comme les *simples* ne peuvent pas satisfaire à nos intentions, on peut les mêler ensemble, pourvû que par ce mélange ils aquiérent une nouvelle vertu, qui produise efficacement l'effet qu'on se propose ; on voit un éxemple de la nécessité du mélange des *simples* dans la composition de l'encre & des teintures.

Considérant, dit ce grand homme, avec un juste repentir le tems que j'ai perdu dans la lecture des livres de médecine, j'observai que comme il y a certaine proportion d'une matiére avec une autre matiére, & d'une forme avec une autre forme, il y a aussi une même proportion des propriétez avec les propriétez, & des effets avec les effets.

Je remarquai les fautes qu'on commet contre les régles dans la composition des remédes, en mêlant ensemble plusieurs choses, qui se contrarient souvent & qui détruisent réciproquement leurs vertus ; j'ai pris ensuite, avec beaucoup de travail & de dépense, que les remédes ne deviennent parfaits que par des préparations qui les élévent dans un souverain dégré de perfection, de subtilité & de pureté ; ces remédes sont infiniment meilleurs que les *décoctions*, les *sirops* & les *confections* des Apoticaires ; il n'est personne versé dans la chymie qui ne convienne avec moi qu'il n'y a pas une

 com-

compofition chez les Apoticaires qui ne contienne plus de chofes nuifibles que d'utiles.

Hippocrate a dit que l'aigre, l'amer, l'âcre & le falé, font la caufe des maladies; c'eft pourquoi l'Ecole, qui fait profeffion de fuivre Hippocrate, affaifonne fes compofitions avec le miel & le fucre, comme fi le doux étoit l'unique reméde des maladies; néanmoins le *miel* & le *fucre* pervertiffent & diminuënt la vertu des remédes.

On répond à cela, que les remédes purgatifs, étant mêlez avec le *miel* & le *fucre*, n'agiffent pas moins efficacement; que le *miel* & le *fucre* rendent les remédes agréables, & enfin qu'ils les préfervent de corruption.

Je conviens que les *poifons* font autant d'effets, étant mêlez avec le *fucre*, que fans le *fucre*; leurs purgatifs étant des poifons, qui fondent & corrompent la fubftance du corps, le *fucre* n'empêche point leur effet; c'eft pourquoi la réponfe de l'Ecole eft ridicule, puifqu'il s'agit ici de remédes, & non pas de *poifons*; le *fucre* & le *miel* ne rendent pas non plus les remédes agréables; en voulant flâter le goût, on nuit à l'eftomac, qui a de l'horreur pour les remédes, déguifez avec le *miel* & le *fucre*, & qui n'en peut fouffrir la vûë; il y a même plufieurs perfonnes qui préférent, dans les remé-

remédes, le goût de *l'aloës* à celui du *sucre*
& du *miel.*

Quoique le *sucre* soit agréable aux personnes saines, il est néanmoins dégoûtant
aux malades, qui ont de l'horreur, pour
les remédes mêlez avec le *sucre* ; le *sucre*
étant contraire aux maux d'estomac & de
la matrice, rend souvent les remédes mauvais & inutiles ; le *sucre* étant directement
oposé au levain de l'estomac, qui est aigre,
il empêche aussi la digestion.

Si l'on eût pris garde à *l'acrimonie de l'esprit de miel* ; à la crasse, à l'écume puante
du *sucre*, qu'on clarifie avec un lécif de
chaux-vive & de l'argile, on eût sans doute moins employé le *sucre* & le *miel* dans les
remédes.

Un malade prend facilement quelque
goutes d'un reméde efficace dans un peu
de liqueur ; ce reméde étant pris en petite
quantité se digére mieux, s'unit plus étroi-
tement, & pénétre plus avant, que lorsqu'on prend un reméde mal - préparé, en
grande quantité, & mêlé avec beaucoup
de *sucre.*

Enfin, l'Ecole ne sçachant pas conserver
les remédes, sans affoiblir leur vertu, en
les confisans, avouë son ignorance.

On voit donc l'abus qui se commet dans
la préparation des *sirops*, qu'on fait de la
décoction des *simples*, en y ajoûtant le *miel*

E 3 &

& le *sucre* ; puisque les *plantes*, en boüillant dans l'eau, ne laissent que leur suc &
leur *mucilage*, qui, étant crûs & impurs,
blessent l'estomac, avant qu'ils soient digérez & qu'ils nous ayent communiqué
leurs vertus ; d'ailleurs le *mucilage* des *plantes*, se desséchant dans le *miel* & dans le
sucre, il devient desagréable & fâcheux à
l'estomac, & perd, en boüillant, beaucoup de sa vertu.

On fait boüillir les *plantes*, dans l'eau ou
dans le vin, ou dans quelque liqueur disti-
lée, quelquefois même au *Bain-Marie*,
jusqu'à la diminution du tiers ou de la moi-
tié ; & quoique par ce moyen on ne laisse
pas exhaler les principales vertus des *simples*, néanmoins on ne retire des *plantes*
qu'un *mucilage* desagréable & difficile à
digérer, quelque soin que l'on prenne de
le clarifier avec un blanc d'œuf & de le
cuire avec le *sucre* ; ainsi on donne à boire
des *décoctions*, qui ne sont pas imbuës dans
la vertu des *simples*, qui ne sont pas puri-
fiées des excrémens des *plantes*, qui ne sont
pas corrigées de leurs cruditez & de leurs
facultez violentes, que la nature ne peut
pas souffrir, sans en reçevoir un grand pré-
judice, non plus que le suc des *plantes*, qui
cause aussi les mêmes incommoditez.

Je rends graces à Dieu, ce sont les propres paroles de Vanhelmont, de ce qu'il
m'a

m'a séparé de la lie des autres professions,
pour m'apeller à la chymie ; elle a des
principes sensibles, qui ne sont pas fondez
sur de vains raisonnemens, mais sur la nature même des choses.

La chymie aprofondit la nature & la
fait mieux connoître que toutes les autres
sciences ; elle prépare l'entendement, pour
lui faire pénétrer les choses les plus cachées ; elle fait connoître à l'Artiste les
premiers principes des choses ; elle lui enfeigne l'ordre que la nature & l'art gardent
dans leurs opérations, & le moyen de perfectionner la vertu des semences. Dieu a
permis que ces choses soient demeurées cachées à ceux qui se croyent sages & en-
tendus.

J'ai apris, par le moyen de la chymie,
celui de préparer une liqueur, qui, en petite quantité, conserve la vertu des *simples*
incorruptibles, sans aucun assaisonnement
étranger.

Je me serts rarement des remédes qu'on
aporte des païs éloignez, étant persuadé
que Dieu a pourvû chaque territoire des remédes nécessaires pour les maladies du païs.

Enfin les *électuaires,* les *confections* & les
pilules, soit pour fortifier, soit pour purger, valent encore moins que les *sirops ;*
ces remédes sont composez des *simples,*
pilez & mis en poudre, mêlez ridicule-

E 4 ment

ment & sans connoissance, qui se contrarient le plus souvent, & qui s'empêchent
respectivement de nous communiquer leurs
vertus.

Il n'en est pas dans la nature, comme
dans les nombres, qui augmentent leurs
vertus par la pluralité, parce qu'ils conviennent dans les unitez ; dans la nature,
chaque chose est singuliére ; elle subsiste par
sa propre économie, & ne veut pas être mêlée ; si le mélange confus des remédes ne
détruit pas tout-à-fait leur vertu, du moins
il l'affoiblit beaucoup.

Le peu de succès du mélange de tant de
simples différens, dévroit obliger l'Ecole à
s'abstenir de cette confusion, outre que
dans le mélange d'un grand nombre de remédes, il s'en rencontre plusieurs qui sont
suposez, plusieurs oposez, plusieurs inutiles, plusieurs surannez, plusieurs mauvais, ou du moins qui le deviennent, étant
mêlez mal-à-propos ; cependant, c'est une
chose certaine, qu'on mêle le plus souvent
des *simples* qui sont crûs, impurs, vénéneux, qui ne sont nullement propres à
nous communiquer leurs vertus, & qui
deviennent pires étant mêlez ensemble ;
l'estomac ressentant le premier effet des remédes, il en est offensé le premier ; & étant
foible, il ne peut pas tirer la vertu des remédes crûs & mal-préparez ; quand on
veut

veut rétablir la santé, il faut sur-tout préparer les remédes, suivant la portée d'un
estomac foible & languissant ; c'est pourquoi toutes les confections sont si dégoû-
tantes & si fâcheuses, qu'elles ont donné
lieu à ce proverbe : *fy, cela sent l'Apoticaire.*

Si l'on retranche, des *purgatifs*, *l'escamonée*, & la *coloquinte*, on ôtera la baze
& le fondement des *purgatifs* des Apoticaires ; cependant *l'escamonée* & la *coloquinte* sont reconnus pour *poisons* ; & outre cela, ils sont fraudez & impurs ; *l'éuphorbe*,
l'élaterium, & *l'ésule*, sont aussi des *poisons*, dont on se sert pour *purger* ; on adoucit la malignité de ces *poisons*, en les mêlant avec *l'aloës*, la *rhubarbe*, le *siné*, *l'a-
garic*, ou la *mâne*, pour tromper plus facilement ; on y mêle aussi quelque grain
de *canelle*, pour les corriger, comme si on
pouvoit dompter la violence furieuse de
ces *purgatifs*, par quelques *aromatiques* ; ce
n'est donc pas sans raison que j'ai horreur
de la plûpart des *électuaires purgatifs*.

Je ne puis souffrir la préparation des *simples*, qui diminuë leur vertu ; on les lave,
on les fait boüillir, on les brûle, on les
mêle, & on les calcine mal-à propos.

On perd le suc de *l'aloës*, en la lavant ;
il n'en demeure qu'une simple *résine*, qui
s'attachant aux intestins, donne des tran-

E 5

chées,

chées, & irrite les *hémorrhoïdes* ; on diminuë la vertu des *aromatiques*, en les laif-
fant boüillir ou en les brûlant, parce que
leur vertu confifte dans l'odeur, qui fe diffipe par le feu, comme la diftilation des
aromatiques le fait voir.

Enfin, on ne peut rien s'imaginer de
plus extravagant que de brûler la corne
de cerf ; en la réduifant en cendres, on lui
ôte fa vertu.

L'éxpérience m'a fait connoître que la
plûpart des remédes nous guériffent, par
leur odeur & par leur faveur ; d'où vient
que le mélange de plufieurs remédes, chan-
geant l'odeur & la faveur du *fimple*, qui
guérit, en détruit auffi la vertu.

Il n'y a perfonne, qui ayant la connoiffance de la chymie, n'aperçoive la faute
qu'on commet dans la diverfité de beaucoup de *fimples* inutiles, crûs & mal préparés, dont on compofe les *confections aromatiques* ; par éxemple, qu'eft ce qu'il y a
dans la compofition, qu'on apelle (a) *bri-
fe pierre*, qui réponde à l'étimologie de
fon nom ? Eft ce que tous les *fimples*, qui
entrent dans cette compofition, confpirent
à l'effet de rompre la *pierre*, ou bien proviendra t'il une nouvelle vertu de mélange de tous ces fimples qui puiffe brifer
la

____

(a) L'ithontribon.

la pierre des reins & de la veſſie, & guérir toutes les difficultez d'urine ? Bien loin de-là, le *baûme* perd ſa vertu, étant mêlé avec tant d'ordures, & de choſes inutiles qui entrent dans cette compoſition ; on trouve la même abſurdité dans les *opiâtes* & dans les *confeḂions aromatiques* : à quoi bon cette confuſion de ſoixante-cinq drogues, qui entrent dans *l'opiâte doré de* Ni-colas Alexandrine, puiſque toutes ces *ſimples* n'ont aucun raport avec *l'opium* & la *mandragore*, qui ſont la baſe de cette *confeḂion* ? Le mélange confus de tant de *ſimples*, faits ſuivant le caprice d'un ignorant, a infatué l'Ecole, a tué les malades, a rendu leurs eſpérances vaines, & a fait manquer l'occaſion des remédes par des conjeḂures incertaines ; c'eſt pourquoi, ſi l'on éxamine ſans préoccupation les compoſitions que tiennent dans leurs boutiques les Apoticaires, on ſera ſurpris que la préſomption, la rêverie de l'Ecole, & le babil des Médecins ayent trompé tant de gens, par leurs *ſirops*, leurs *éleḂuaires*, leurs *pilules*, leurs *trochiques*, & leurs autres compoſitions.

Le monde a été créé pour l'uſage de l'homme, & Dieu dit que *tout ce qu'il avoit fait étoit bon* ; c'eſt pourquoi Dieu n'a pas fait les *poiſons*, afin qu'ils nous fuſſent *poiſons* ; mais il a créé ces mêmes *poiſons*, afin

E 6 que

que nôtre induſtrie les changeât en des remédes ſouverains, contre la rigueur des
maladies ; c'eſt dans les *poiſons* qu'on trouve de puiſſans ſecours, qu'on ne ſçauroit
rencontrer dans les *ſimples*, qui ſont benins & amis de la nature.

Ces épouventables *poiſons* ſont deſtinez
aux plus nobles uſages de la médecine ; la
racine de cabaret, étant cruë, fait vômir
avec beaucoup de violence, & elle eſt le
poiſon de l'eſtomac ; mais cette vertu maligne ſe perd facilement en boüillant dans
l'eau, & ſe change en un reméde *apéritif
& diurétique*, qui eſt propre aux fiévres
longues & opiniâtres, ce que ſon goût
aromatique témoigne ; de même la racine
d'*arum*, étant boüillie dans le vinaigre,
s'adoucit & devient propre à guérir de
grands maux ; c'eſt pourquoi l'Ecole a ordonné des *correctifs* ; plût à Dieu qu'ils ne
fuſſent pas ridicules ; qu'ils ne diminuaſ-
ſent pas la vertu des remédes, ou plûtôt
qu'ils ne la détruiſiſſent pas entiérement ;
on fait cuire de *l'eſcamonée* dans des choſes
aigres, afin de l'adoucir ; mais tous les Médecins ſçavent à preſent qu'on diminuë ſi
fort la vertu de *l'eſcamonée*, par l'aigreur,
que ſi on expoſe long-tems *l'eſcamonée* à
la vapeur aigre du *ſouphre*, on la prive entiérement de ſa vertu, & elle perd autant
de ſa force qu'elle a pris d'aigreur.

Ayant

'Ayant eu deſſein de corriger la furieuſe violence des remédes, j'ai jugé qu'il étoit néceſſaire de leur laiſſer leur ancienne vertu & de leur ôter leur malignité, ou qu'il falloit convertir ces vertus en d'autres propriétez, qui étoient auparavant cachées ſous le *poiſon*, ou bien qu'on devoit donner de nouvelles vertus à ces remédes en les perfectionnant ; c'eſt ainſi qu'on change la qualité purgative & vénéneuſe de la *coloquinte* en une vertu réſolutive, qui eſt un reméde efficace pour les longues maladies ; c'eſt ainſi que PARACELSE a préparé, avec tant de ſuccès, la *teinture d'anti-moine* ; mais il ne nous a pas apris, ou peut-être il a ignoré qu'on pouvoit préparer auſſi, par ſon circulé, tous les *poiſons* des végétaux & des animaux ; car réduiſant ces *poiſons* en leur principe, on détruit toute leur malignité ; il n'y a que les véritables Médecins qui connoiſſent cette préparation ; l'Ecole n'y ſçauroit rien comprendre.

Il ne faut donc pas diminuër ni détruire les vertus excellentes des *ſimples* ; mais il les faut perfectionner par le moyen de l'art, en excitant leurs propriétez, qui étoient cachées, ou en détruiſant leurs malignitez, ou en introduiſant une nouvelle vertu, par des remédes efficaces & ſpécifiques ; ce que je dis, pour ceux qui ne connoîtront pas le *ſel circulé* de PARACELSE.

Il

Il y a des remédes violens, qui s'adoucissent ou qui changent de nature, étant
mêlez avez des *correctifs* ; mais on ne doit
pas chercher les *correctifs* dans les *dispen-
saires* des Apoticaires, qui n'enseignent pas
de rendre les remédes meilleurs & de les
corriger, mais de les détruire, en donnant des
correctifs ridicules ; par exemple, le *Marquis Spinelli*, *Prince des Génois*, ayant fait
la nuit la ronde de la ville, fut incommodé d'un tournoiement de tête ; il apella plusieurs Médecins, & les fit consulter ensemble ; il leur dit que je l'avois guéri de *l'é-
pilepsie* ; mais que néanmoins traversant la
mer, depuis la Guienne jusqu'aux Estats de
Génes, il avoit ressenti encore quelques
vertiges dans son voyage ; les Médecins,
d'un commun accord, lui firent prendre le
lendemain un *scrupule d'hellébore blanc* ; &
pour *correctif*, ils y ajoûtérent autant d'*a-
nis* ; dans demi-heure il vômit, & im-
plorant inutilement mon secours, il accusa
ses meurtriers, en s'écriant ; (*a*) *Mon cher*
Vanhelmont *vous me l'aviez bien dit,
que les Médecins me tuëroient* ; puis il per-
dit la parole, & mourut deux heures après,
dans des convulsions. Les Médecins cher-
chérent des excuses, & la terre couvrit
leurs

(*a*) Helmonte mio me lo dicesti ; gli medici
m'ucciderano.

leurs fautes. C'eſt ainſi que l'Ecole corrige les remédes dans ſes *confections*, en les augmentant de pluſieurs choſes ridicules & inutiles. On prétend de corriger les *opiâts ſomniféres* avec des choſes chaudes; l'on mêle, avec des *purgatifs*, le *gingembre*, la *fleur de muſcade*, l'*anis*, & les autres choſes, qui ſemblent être propres aux tranchées, mais qui n'en ôtent pas la cauſe. Avec combien d'impunité l'ignorance n'éxerce-t'elle pas ſa fureur contre les hommes? Eh que l'Ecole entend mal ſon HIPPOCRATE! » Si l'on vuide, dit-il, les cho-
» ſes qui doivent être vuidées; le malade
» en eſt ſoulagé & les ſuporte facilement;
» ſouvent la cauſe de la maladie ne peſe
» pas une dragme; c'eſt pourquoi il faut
» que toute ſorte de purgation ſalutaire ſe
» faſſe par une évacuation inſenſible, ou
» du moins fort modérée & qui répare les
» forces. Pour réüſſir en cette partie de la
» Médecine, qui enſeigne la véritable pro-
» portion des remédes, il faut être habile
» & pénétrer dans les ſecrets de la nature;
» c'eſt de cette connoiſſance que j'ai puiſé
» le treſor des grands remédes.

L'Ecole avoit appris des anciens Philoſophes, qu'il y avoit des grandes vertus cachées dans les *poiſons*; ce qui les a rendus ſi téméraires, que de mêler des *poiſons corroſifs* dans leurs *antidotes*, comme le *calcite*

ou

ou le *vitriol brûlé* dans la *thériaque* ; ils ont
crû mal-à-propos que la bonté & la quantité des autres remédes furmonteroient la
malignité des poifons ; ainfi l'Ecole employe des *correctifs*, fans la connoiffance
des Parties, des propriétez, des remédes,
& du rapport qu'ils ont entr'eux ; il n'y
a nulle proportion de l'épicerie avec le *poifon* ; le *napel* n'empoifonne pas moins, lorfqu'il eft mêlé avec le *géroffle* ; la *coloquinte*
ne corrompt pas moins la fubftance de nôtre corps, & ne donne pas moins de tranchées, quand on y ajoûte la *gomme d'a-
gragan* ; il s'enfuit donc que les *correctifs*
des compofitions font inutiles & ridicules,
qu'ils ne diminuënt pas la malignité des remédes ; au contraire, ils affoibliffent leur
vertu ; il falloit conferver la force & l'a-
ctivité des remédes, dompter leur malignité & leur violence, pour les rendre propres aux maladies longues & opiniâtres ;
néanmoins tous les poifons ne peuvent pas
être changez en des remédes intérieurs ;
on ne doit jamais prendre intérieurement
l'*arfenic* ni l'*orpiment*, de quelle maniére
qu'ils foient préparez ; ces *poifons* étant
bien préparez & apliquez fur les *ulcéres*, en
éteignent la malignité & les guériffent.

Quoiqu'en général, dit VANHELMONT,
je defaprouve les *compofitions* & *correctifs*
des Apoticaires ; je puis encore moins fu-
porter

porter leurs *préparations chimiques*, leur *précipité de mercure*, leur *verre d'antimoine*, les *sophistications*, qu'ils font des esprits des *aromatiques*, de *vitriol* & de *souphre*, ce qui ne procéde que de leur peu d'aplication & d'une trop grande avidité pour le gain, dont cependant le public est la victime.

TRAITÉ DES PANACÉES.

LEs remédes, qui sont extraits des métaux & des minéraux, doivent être préférez à ceux extraits des animaux & végétaux, parce qu'ils ont la vertu de guérir toute sorte de maladies ; les anciens Philosophes Médecins, & même HIPPOCRATE, ont appellé ces remédes *Panacées*, qui veut dire *remédes universels*, parce qu'ils circulent par tout le corps humain, sans perdre leurs vertus, & en débouchant les passages, donnent une circulation libre, qui est le principe de la vie.

La médecine promet la conservation de la santé aux personnes saines, & la guérison aux malades ; mais l'effet ne répond pas toûjours à ces promesses ; les Médecins ayant divisé la médecine en *pharmacie*, en *chirurgie* & en *diéte* ; ils ont abandonné la

phar-

pharmacie aux Apoticaires, la *chirurgie* aux Chirurgiens, & se sont réduits volontaire-ment à la *diéte* ; à la bonne heure, que les Médecins ressentissent seuls les mauvais effets de cet injuste partage, puisque leur paresse & leur négligence en sont l'unique cause ; le mal est que le public en souffre.

La médecine ayant été séparée en trois parties, & ayant été donnée à éxercer à trois personnes différentes, je ne pense pas qu'on puisse apeller aucun de ces trois, *Médecins* ; la Médecine étant composée de ces trois parties, jointes ensemble, il est né-cessaire qu'un Médecin les posséde toutes trois pour mériter cette qualité ; je ne par-le pas des opérations de la Chirurgie, qu'on peut sans danger séparer de la médecine, mais des maladies extérieures, que les Mé-decins ont abandonnées aux Chirurgiens. Les Médecins avoient autrefois chez eux des personnes, pour leur aider dans les fon-ctions de la *pharmacie,* qu'ils apelloient *ser-viteurs* ; mais les sciences s'étant presque toutes perduës dans les siécles précédens ; il se trouva entr'autres si peu de personnes entenduës dans la médecine, que pour en-gager un chacun à embrasser une profession si utile, on leur donna des titres de noblesse, & ceux qui l'éxerçoient alors ne pou-vant y suffire, furent obligez d'établir leurs serviteurs en divers endroits. Dans la suite,

ces

ces serviteurs sont devenus maîtres ; & dans le dernier siécle on a érigé la *pharmacie* en maîtrise. L'Ecriture déplore les troubles d'un état où les serviteurs dominent. La médecine est tombée dans le même desordre ; les serviteurs y sont devenus maîtres ; ils ont passé les bornes de leur profession ; mais au grand malheur du public. Pour empêcher ces abus, il est nécessaire que les Médecins s'apliquent à toutes les parties de leur profession, qu'ils en aquiérent une connoissance parfaite, & qu'ils ne se servent du ministére d'autrui, que lorsque le bien du malade, ou l'honneur de leur profession le demandera nécessairement.

CHAPITRE PREMIER.

Des Panacées, ou des remédes universels.

LE terme de *panacée* est fort ancien, HIPPOCRATE jure par la *panacée*, les Médecins chymistes nomment aussi leurs plus excellens remédes, *panacées.*

Ce mot signifie un reméde propre à toute sorte de personnes, & qui étant pris en petite quantité, guérit les maladies les plus opiniâtres, sans émotion & sans évacuation sensible.

Je dirai ici le nom des *panacées*, qui me servent

servent pour la guérison des maladies les plus fâcheuses ; ainsi l'on verra que ces remédes sont très propres à produire l'effet que j'en fais espérer.

Par le terme de *panacée*, les Médecins chymistes n'entendent pas la médecine universelle, dont parlent les Alchymistes, & dont ils disent beaucoup de choses ; mais par les *panacées*, ils entendent les grands remédes, & les plus universels de la médecine, qu'ils ont appellé *secrets*, parce qu'ils ne les ont pas voulu communiquer.

Les Médecins, qui ont ignoré ces remédes, ont dit, que la *saignée* & la *purgation* étoient les grands remédes de la médecine, ce qui les a rendus le sujet de la raillerie & des comédies ; la *saignée* & la *purgation* affoiblissent le malade, & ne diminuent la cause de maladie que par accident, en ôtant confusément le bon & le mauvais.

S'il faut juger de la cause par l'effet, on verra que la *saignée* & la *purgation* sont de très-petits remédes pour la guérison des maladies, & qu'ils sont très-dangereux lorsqu'on en abuse, comme on fait ordinairement ; ni la *saignée*, ni la *purgation*, ni les *lavemens* n'ont jamais soulagé les malades, que la nature seule ne guérit pas ; l'Ecriture nomme le sang, *la vie des animaux* ; l'expérience nous fait voir, qu'en

ôtant

ôtant le sang, on ôte la vie ; il y a beaucoup plus de nations, même des plus robustes, qui ne se servent point du tout de la *saignée*, qu'il y en a qui l'employent.

Cela fait voir que la *saignée* n'est pas un reméde si grand & si nécessaire qu'on le veut faire croire ; je ne prétens pas néanmoins blâmer absolument la *saignée*, mais seulement les abus qui s'y commettent ; pour ce qui est de la *purgation*, elle n'en a que le nom ; car les remédes purgatifs qu'on employe d'ordinaire infectent les humeurs, & bien loin de purifier la substance du corps, ils la corrompent.

L'abus des *lavemens* consiste dans leur méchante composition, en ce qu'ils rendent la nature paresseuse ; & que quand on s'y accoûtume, on devient si constipé, qu'on ne sçauroit s'en passer.

L'on voit donc combien il est nécessaire de s'appliquer à la recherche des meilleurs remédes, que la *saignée*, la *purgation* & les *lavemens* ; mais les grands remédes étant inconnus à la plûpart des Médecins, ils blâment injustement ce qu'ils ne connoissent pas.

CHA-

CHAPITRE II.

Des Panacées en général.

LEs remédes se tirent des *animaux*, des *plantes*, ou des *métaux*, & *minéraux*; les remédes qui proviennent des *plantes*, & des *animaux*, semblent être donnez de Dieu, pour déraciner quelque maladie particuliére; ils sont de moindre efficace que les *métaux* & *minéraux*, dans les maladies opiniâtres; parce que les remédes, qui se tirent des *plantes* & des *animaux*, sont changez en alimens, avant qu'ils ayent pénétré jusqu'au siége de la maladie; les remédes, tirez des *métaux* & *minéraux*, sont si efficaces; qu'ils ne peuvent jamais devenir alimens; ils conservent leur vertu toute entiére dans toutes les coctions naturelles.

Il n'y a donc que les remédes, qu'on tire des *métaux* & des *minéraux*, qui puissent devenir des *panacées*, ou des remédes universels; ces remédes étant d'une substance incorruptible, ont de grandes vertus, qui ne s'épuisent jamais; & l'on doit rechercher, avec beaucoup de soin, la maniére de les bien préparer, pour les rendre innocens & propres à la guérison de toute sorte de maladies.

GALIEN.

GALIEN, qui ne connoiſſoit point les *panacées*, a crû qu'il n'y avoit point de remédes, quelqu'excellent qu'il fût, qui ne nuiſit en quelque maniére ; c'eſt pourquoi les Médecins *Galéniques* peuvent bien ſçavoir quelque choſe de l'art GALIEN ; mais ils ne connoiſſent pas les *panacées* ni la vraie médecine. GALIEN enſeignant que les intempéries chaudes ou froides, humides ou ſéches, étoient la cauſe générale de toutes les maladies, ou plûtôt les maladies mêmes, a renverſé, par ce faux-principe, le fondement de la vraie & de l'ancienne médecine, & des *panacées* ; donc toutes les concluſions, tirées de ce faux-principe, qui font le corps de la Médecine *Galénique*, ne peuvent être que fauſſes.

CHAPITRE III.

Des Panacées rafraîchiſſantes.

LA plûpart des Médecins ne parlent ordinairement que de rafraîchir les malades ; néanmoins, comme le remarquent VANHELMONT & POTE'RIUS, ils n'en ſçavent pas les moyens ; le froid nous échauffe, & le chaud nous rafraîchit, par accident ; l'eau froide allume une fiévre violente & dangereuſe, lorſqu'on s'y baigne

ou

ou qu'on la boit, après quelqu'éxercice violent ; il y a des remédes chauds & corro-
fifs qui rafraîchiffent, comme les *huiles de
vitriol* & de *fouffre*; il fe tire un fel agréable
de *l'huile de vitriol*, qui rafraîchit efficacement, qui diffipe les vapeurs & qui calme promptement le trouble de la nature ;
ce *fel de vitriol* réparant le levain aigre,
qui fert à la premiére digeftion , & adouciffant les *levains* étrangers & amers, qui
font tranfportez , quelquefois dans l'e-
ftomac, defaltére, donne apétit & étab it
la bonne difpofition du corps.

CHAPITRE IV.

De *Panacées purgatives*.

LEs *panacées purgatives* purgent bien
les malades, & ne font aucun effet
fenfible aux perfonnes faines : elles guériffent les malades fans les affoiblir, parce
qu'elles vuident la caufe de la maladie,
& ne vuident rien qui ne foit inutile &
fuperflu.

Il y a plufieurs préparations *d'antimoine*,
de *mercure* & de *mars*, qui purgent de cette maniére, & qui purifient tout le corps,
jufques dans fon centre ; mais les Médecins, qui font imbus de fauffes maximes,

&

& qui ne cherchent pas la vraie préparation de ces remédes, ne le ſçauroient connoître.

L'ignorance des véritables *purgatifs* a
introduit, dans la médecine, l'uſage ordinaire de *l'eſcamonée* & de la *coloquinte*,
qui ſont des *poiſons*, qui tuént, ſi on en
prend ſeulement le poids d'un écu d'or ;
l'eſcamonée eſt la baze de preſque tous les
électuaires purgatifs ; la *coloquinte* & *l'eſca-*
monée ſont le fondement de la plûpart des
pilules purgatives ; on change le nom de
ces mauvais remédes, afin de les pouvoir
diſtribuër aux malades, qui ne les pren-
droient pas, s'ils entendoient ſeulement
nommer ces remédes odieux.

CHAPITRE V.

Des Panacées Emétiques.

LEs Médecins doivent ſuivre les mouvemens de la nature dans la guériſon
des maladies ; la nature guériſſant beaucoup de maladies par le vômiſſement, il
eſt néceſſaire que les Médecins ayent des
remédes émétiques ; mais ſi les Médecins
euſſent connu les *panacées émétiques*, ils
ne ſe feroient pas ſervis de *verre*, de *ré-*
gule, du *ſafran d'antimoine*, du *mercure de*

vie, & d'autres semblables *poisons*, pour exciter le vômissement ; & au lieu de purifier *l'antimoine sur la sellete*, on l'eût purifié par de légitimes préparations.

Les *panacées émétiques* ne reprochent point aux personnes saines, & ne font vômir que ceux qui ont besoin de cette évacuation ; elles ôtent en même-tems la mauvaise disposition & la foiblesse des parties, qui est le germe de la maladie.

CHAPITRE VI.

Des Panacées apéritives.

COmme les obstructions sont la cause générale de la plûpart des maladies, les remédes apéritifs sont universels ; tous les Médecins conviennent que le *mars* est le plus efficace de tous les remédes apéritifs ; mais ils ont si mal réüssi dans cette préparation, que *Madame Fouquet* a eu juste sujet de préférer la simple poudre du *mars* à toutes les préparations de ce métal ; ceux qui calcinent le *mars* se privent de son *souffre*, dans lequel consiste sa principale vertu, comme le remarque SENNET ; ceux qui préparent le *mars* avec *l'huile de vitriol*, le rendent si corrosif & si pernicieux, que l'estomac le plus robuste ne le sçauroit suporter.   Je

Je me sers d'un *sel de mars préparé*, sans corrosif & sans feu, pour les maladies qui proviennent des obstructions ; ce reméde ne dissout pas seulement les matiéres les plus endurcies, il adoucit aussi les divers sucs qui sont dans le corps, il ôte la mauvaise impression & la foiblesse des intestins ; ainsi il guérit heureusement la plûpart des longues maladies ; *le mars a un souffre doré*, comme l'enseignent les Chymistes ; desorte qu'étant mis en liqueurs, sans corrosif, il produit des effets semblables à ceux de *l'or potable*, qui est si précieux & si recherché des Chymistes.

CHAPITRE VII.

Des Panacées Diaphorétiques.

L'Evacuation qui se fait dans nos corps, par la transpiration insensible, est si considérable, qu'elle excéde sept fois toutes les autres vuidanges ensemble, comme l'expérience de SANCTORIUS le justifie ; l'observation curieuse de cet Auteur devoit avoir apris aux Médecins que les remédes, qui rendent la transpiration libre, & qui vuident par cette voie la cause des maladies, imitant de plus près la nature, sont les grands remédes de la médecine ;

F 2

les

les *remédes diaphorétiques* vuident auſſi par le ventre, par le vômiſſement & par les urines, la cauſe des maladies; quand le corps a beſoin d'être purgé de la ſorte, & ſuivant les mouvemens de la nature, ils profitent toûjours & ne nuiſent jamais. Les Médecins vulgaires ne connoiſſant point les *remédes diaphorétiques* ni leur efficace dans toute ſorte de maladies, ne s'en ſervent point ; il leur ſuffit de *ſaigner*, de *purger*, de donner des *lavemens* & de faire vômir ; en un mot, de détruire les forces de la nature, en empéchant de cette maniére la guériſon des maladies.

Il y a pluſieurs préparations *d'antimoine* qui ſont *diaphorétiques* ; il y en a même qui ſont excellentes ; mais il n'y a que *l'antimoine vômitif* qui ait la vogue, quoiqu'il ſoit un véritable *poiſon*, à cauſe de ſon ſoufre arſénical.

Il y a auſſi pluſieurs préparations de *mercure*, qui ſont *diaphorétiques*, qui guériſſent beaucoup de maladies qu'on croit incurables ; mais il y a très-peu de Médecins qui connoiſſent ces remédes ; ils ſe ſervent ordinairement du *ſublimé doux*, que Van-helmont aſſure être un demi-*poiſon*.

Il n'y a pas ſujet de s'étonner de cet abus déplorable, puiſqu'il y a ſi peu de Médecins qui s'attachent à la préparation des remédes, & que la plûpart ne s'apliquent
qu'à

qu'à surprendre le peuple, par des discours recherchez & par des aparences trompeuses.

***

CHAPITRE VIII.

Des Panacées pour la fiévre.

LEs Médecins, qui achevent d'affoiblir les forces abattuës des fiévreux, par de fréquentes *saignées*, qui les fatiguent incessamment ; par des *apozêmes* ; par des *juleps* ; par des *sirops* ; par des *fomentations* ; par des *lavemens*, qui les tourmentent ; par des *purgations* réïtérées ; par *l'émétique*, qui diminuë la chaleur naturelle ; par des refroidissans ; & qui enfin ne connoissent point de meilleur reméde que le *quinquina* ; ces Médecins, dis-je, font assez connoître, par leur procédé pitoyable, qu'ils ne connoissent point du tout les *panacées*, & qu'ils sçavent beaucoup mieux faire le profit de l'Apoticaire que du malade.

HIPPOCRATE enseigne que la cause de la fiévre, est l'aigre, l'amer, le salé, mêlez avec le chaud, & plusieurs autres choses de cette nature ; mais bien loin que les fréquentes *saignées* adoucissent l'aigre, l'amer, le salé, & qu'elles rafraîchissent ; elles augmentent l'acrimonie & la crudité des sucs ; c'est la pensée D'AVICENNES, fa-

F 3   meux

meux Arabe, qui défend les grandes *faignées*, parce qu'elles enflamment la bile,
& qu'elles rendent la pituite plus cruë ;
ajoûtez à cela qu'elles attirent de mauvais
sucs dans les veines.

Les grandes & fréquentes *saignées* sont
bien plus dangereuses que les fiévres & que
les autres maladies ; elles corrompent les
humeurs ; elles affoiblissent la nature ; elles
ne vuident rien de la cause des maladies,
& ne rafraîchissent qu'en diminuant la chaleur naturelle.

Les *apozémes*, les *juleps* & les *sirops* ne
peuvent pas guérir les fiévres opiniâtres,
le siége de ces fiévres est dans la substance
même des parties, où la vertu des remédes, pris des *plantes*, ne peut pas pénétrer,
parce qu'ils ont perdu leur vertu & qu'ils
sont changez en alimens, avant qu'ils soient
arrivez dans le foyer des fiévres opiniâtres ;
les *fomentations* & les *lavemens* ne peuvent
pas non plus porter leurs effets jusques dans
le centre des intestins pour ôter le germe de
la maladie ; d'ailleurs ces remédes étant ordinairement destinez pour refroidir, éloi-
gnent la chaleur naturelle, causent des obstructions, empêchent la transpiration & la
coction des humeurs ; c'est pourquoi ils
diminuënt les forces & augmentent la maladie.

Les remédes *purgatifs* benins, ne peuvent
pas

pas auſſi pénétrer juſques dans la ſubſtance même des parties pour ôter la mauvaiſe impreſſion ; le levain & la ſoüillûre, qui ſont dans les inteſtins, les *purgatifs* malins & vénéneux, comme *l'eſcamonée,* le *turbit* & la *coloquinte,* infectent les humeurs, & corrompent la ſubſtance des inteſtins, bien loin de les purifier.

L'antimoine émétique a un *ſouffre arſénical,* qui trouble ſi fort toute la nature, qu'il eſt bien plus dangereux que la fiévre.

Il eſt vrai que le *quinquina* ſuſpend pour quelques jours les fiévres d'accès & qu'il les guérit auſſi quelquefois ; mais lorſque les fiévres ſont accompagnées de fortes obſtructions ou de quelques diſpoſitions à l'hydropiſie ou à l'étiſie, le *quinquina* ne guérit pas la fiévre, & il produit d'autres maladies plus dangereuſes que la fiévre, comme l'expérience, & l'hiſtorien du *quinquina* le témoignent.

Le *quinquina,* qui eſt chaud, réüſſiſſant en quelques fiévres d'accès, fait voir que l'eſſence de la fiévre ne conſiſte pas dans la chaleur, & que les fiévres ne ſe guériſſent pas par les rafraîchiſſans, comme on l'enſeigne dans l'Ecole.

Il n'y a de véritables remédes, pour les fiévres opiniâtres, que les *panacées* ; je fais diverſes préparations *d'antimoine,* de *mercure,* de *mars,* qui chaſſent la cauſe des

 fiévres,

fievres, par l'infenfible tranfpiration, ou
par les fueurs, & qui vuident auffi par les
urines, par le ventre & par le vômiffement,
quand la nature a befoin de ces évacuations;
ces remédes ôtent en même-tems fa foüil-
lû e & l'impreffion maligne qui eft dans la
fubftance des inteftins, & ils rétabliffent la
nature dans fa premiere vigueur & dans
fon jufte tempérament.

Les remédes, que je donne pour la
fiévre, font tempérez; il eft néanmoins in-
différent qu'ils foient chauds ou froids; il
fuffit qu'ils ôtent la caufe de la fiévre &
qu'ils la faffent ceffer.

CHAPITRE IX.

Des Panacées fudorifiques.

LA caufe des maladies eft fouvent dans
les férofitez, qui font moins vives
que le fang; c'eft pourquoi la nature guérit beaucoup de maladies par les fueurs.

Il n'y a point de remédes fi excellens,
pour la guérifon de la plûpart des maladies, que les *fudorifiques*; il y a plufieurs
remédes, qu'on nomme *fudorifiques*; mais
il n'y a que les *panacées,* qui produifent
évidemment cet effet; parmi les *panacées,*
il n'y en a aucune qui faffe fuër auffi efficacement

ment que le *mercure*, lorsqu'on l'a mis en
essence ou qu'on l'a rendu fixe ; ceux qui
ont connu ces remédes précieux les ont te-
nus secrets.

Je me sers de diverses préparations
de *mercure & d'antimoine*, qui sont sudorifiques, & qui font des effets merveilleux, en guérisant les maladies les
plus opiniâtres, sans trouble & sans agitation.

CHAPITRE X.

Des Panacées antidotes.

On apelle *antidotes*, tous les remédes
qui guérissent les maladies malignes,
comme font la lépre, la teigne, la vérole invétérée, les écroüelles, qui ne se peuvent guérir que par les *panacées*.

Le *mercure & l'antimoine*, étant réduits en essence, peuvent guérir ces maladies malignes ; c'est pourquoi on doit
mettre ces *panacées* dans le rang des plus excellens *antidotes*.

CHAPITRE XI.

Des Poisons.

LEs Grecs & les Latins se servent d'un même terme, pour signifier les remédes (a) & les poisons ; en effet, l'ignorance des véritables remédes, & des justes maximes de la médecine, a introduit l'usage de plusieurs remédes pernicieux & qui sont de la nature des *poisons*.

Le peuple, & la plûpart des Médecins, s'imaginent qu'on ne peut guérir les maladies, que par des vuidanges fort abondantes ; le peuple se sert souvent de *l'épurge* & du *jalap* ; & la plûpart des Médecins employent *l'escamonée*, la *coloquinte*, la *gomme gutte*, *l'ésule*, le *turbit*, *l'antimoine émetique*, le *mercure*, qui corrompent la masse du sang & infectent la substance du corps, bien loin de la purifier.

Un Espagnol, ayant été empoisonné par une semblable médecine, prise par précaution, fit graver cet Epitaphe sur son tombeau.

Je suis ici pour être mieux.

Les Médecins sont obligez de traiter

des

____

(a) Pharmaca.

des *poisons*, non pas pour les aprendre, mais pour les éviter & pour y remédier.

* * *

CHAPITRE XII.

De la néceſſité des Panacées, pour la guériſon des maladies les plus opiniâtres.

LEs Médecins, qui ne connoiſſent pas les *panacées*, ne ſçauroient ſoulager aucune des maladies, que la ſeule nature ne guérit pas, comme le témoigne le catalogue de tant de maladies, qu'ils apellent incurables, qu'on peut néanmoins terminer heureuſement par des *panacées*.

* * *

ARTICLE PREMIER

De la Lépre & de la Teigne.

LA *lépre* eſt une des maladies que la nature ne peut jamais guérir ; d'où vient que les Médecins *Galéniques* n'y ont ſçû trouver aucun reméde ; ils employent inutilement ; pour ce ſujet, la *ſaignée*, la *purgation* & les rafraîchiſſans ; les plus éclairez d'entr'eux ſe ſervent du *ſel de vipére*, & ne connoiſſant point de meilleurs remédes que ceux-là ; ils n'ont ſçû donner aucun ſoulagement à la *lépre*.

F 6 H

Il y a divers degrez de *lépre*, qui la rendent plus ou moins difficile à guérir ; elle est souvent héréditaire, ou elle est produite par une disposition maligne & vénéneuse de tout le corps, & principalement des intestins ; c'est pourquoi cette maladie ne se peut guérir que par des remédes, qui éteignant cette profonde malignité, renouvellent tout le corps.

La *teigne* est une *lépre* particuliére de la tête, qu'on ne guérit qu'en arrachant la racine des cheveux.

Je me sers, pour la guérison de la *lépre* & de la *teigne*, de quelques *préparations de mercure & d'antimoine*, qui étant réduits en essence & mêlez ensemble, peuvent nétoyer le corps de la *lépre* & de la *teigne*, sans évacuation sensible & sans agitation.

ARTICLE II.

Des Maladies vénériennes.

LA grosse *vérole* est une *galle pestilentielle*, qui est venuë des Indes dans ce païs. BONTIUS, célébre Médecin de la Compagnie Hollandoise des Indes, a écrit que même dans les Indes on ne guérit parfaitement cette maladie que par le *mercure bien préparé*; mais, comme POTERIUS

L.

Ie remarque, ceux qui ont eu ce secret, ne l'ont jamais voulu communiquer, & n'en ont donné que des descriptions énigmatiques, comme ont fait PARACELSE & VAN-HELMONT.

PARACELSE défend de se servir jamais du *mercure* cru, pour la guérison de la *grosse vérole*, soit intérieurement, soit extérieurement ; il dit que le *mercure* cru guérit rarement cette maladie, qu'il la rend quelquefois incurable, & qu'il produit d'autres maladies plus dangereuses que la premiére.

Il faut donc se servir intérieurement & extérieurement d'un *mercure* cuit & *diaphorétique* ; ce reméde étant joint avec une *teinture d'antimoine*, guérit sûrement & parfaitement la *grosse vérole*, sans salivation & sans agitation, avec la tisanne ordinaire.

L'antimoine, & *l'argent vif*, étant bien préparez, ont des propriétez merveilleuses, pour renouveller tout le corps & pour le purifier, jusques dans les moëlles, comme le sçavent ceux qui connoissent les légitimes préparations de ces remédes minéraux.

ARTICLE III.

Des Glandes, des Ecrouelles, & des Loupes.

LEs *glandes* font des tumeurs endurcies; les *écrouelles* font des *glandes* malignes & douloureufes ; elles ulcérent fouvent ; elles font plus intérieures qu'extérieures ; elles ont leur racine dans les *glandes* du méfentére, & prennent ordinairement leur origine des principes mêmes de la génération, ce qui rend cette maladie très-difficile à guérir.

La *faignée*, la *purgation*, & les *lavemens* y font inutiles.

Je donne du *mercure*, de *l'antimoine* & du *mars*, réduit en *effence*, & de *l'efprit du fel armoniac*, pour diffiper les *glandes*, pour éteindre & corriger la malignité des *écrouelles*, fans évacuation fenfible.

La *loupe* fe guérit par les mêmes remédes.

ARTICLE IV.

De l'Epilepfie.

L'*Epilefie* eft un mouvement convulfif de tout le corps ; elle ôte l'ufage de tous

les

les sens ; elle est produite par une matiére âcre & maligne, contraire au cerveau, qui blessant le principe des nerfs, excite la convulsion.

Il y a deux sortes d'*épilepsies* ; *l'idiopatique*, qui prend sa source immédiatement du cerveau ; & la *sympatique*, qui arrive de l'indisposition de quelqu'autre partie du corps, qui afflige le cerveau par des vapeurs malignes.

L'argent, *l'antimoine* & *le mars*, réduits en essence, guérissent *l'épilepsie sympatique*, qui est la plus commune, & soulagent *l'épilepsie idiopatique* ; ces remédes dégagent la partie affligée, éteignent la malignité, adoucissent l'acrimonie des sucs & ôtent la mauvaise impression qui est dans les parties.

ARTICLE V.

De l'Asthme des hipocondres.

L'*Asthme* survient aux obstructions des hipocondres, lorsqu'elles sont invétérées & multipliées ; les parties du bas ventre étant fort engagées pressent le *diaphragme* & les autres organes de la respiration, & les attirent en bas, par leur propre poids ; les matiéres retenuës depuis long-tems dans les intestins, étant dans des lieux

chauds

chauds & humides, où elles manquent d'air,
conçoivent diverses acrimonies & excitent
une ébulition & une fermentation maligne
dans les humeurs ; cette ébulition trouble
toute l'économie de la nature, principalement le mouvement du cœur, du poulmon
& du *diaphragme*, & excite, dans ces parties, des mouvemens convulsifs.

L'*afthme* des hipocondres est une maladie opiniâtre & dangereuse, & on ne la peut
guérir que par l'usage des *panacées* ; le *mars*
& l'*antimoine*, réduits en essence, débouchent efficacement les intestins ; ils ôtent la
mauvaise impression des parties ; ils cal-
ment la nature : c'est pourquoi ils guérissent l'*afthme* des hipocondres ; ces mêmes
remédes, mêlez avec le *magistére de souphre*,
soulagent aussi l'*afthme*, qui procéde de
l'obstruction des poulmons.

ARTICLE VI.

Des Hémorrhoïdes.

IL peut arriver trois sortes d'incommoditez à ceux qui sont sujets aux *hémorrhoïdes*, de perdre trop de sang, de n'en
perdre pas suffisamment, & d'avoir les *hé-
morrhoï des* douloureuses.

Le *mars* réduit en essence, remédie également

lement à toutes ces incommoditez ; il adoucit les humeurs ; il régle les mouvemens de
la nature, & il lui donne le calme , lorſqu'elle eſt irritée ; c'eſt pourquoi ce reméde
régle auſſi les mois des femmes.

ARTICLE VII.

De la Diarrhée & de la conſtipation.

IL ſemble que la *diarrhée* & la *conſtipation* étant deux maladies opoſées , éxi-
gent non-ſeulement des remédes différens ,
mais auſſi contraires ; néanmoins on peut
guérir ces deux maladies par un même reméde, comme l'uſage ordinaire de *rhubarbe* le témoigne évidemment.

Le *mars* , étant aſtringent , à l'égard des
ſecondes qualitez , & apéritif, à l'égard des
troiſiémes , comme l'enſeigne VANHEL-
MONT, guérit également le flux de ventre
& la conſtipation, pourvû qu'il ſoit bien
préparé.

ARTICLE VIII.

De la douleur de tête , & de la Migraine.

LA *douleur de tête* procéde ordinairement des matiéres âcres, qui ſéjournent
dans

dans les inteftins, lefquelles excitent de
tems en tems une forte ébulition dans les
veines ; il fe fait une plus forte ébulition
dans le cerveau, à caufe des grands vaiffeaux qui font dans cette partie & du fentiment exquis de fes membrânes.

Le *mars* & *l'antimoine*, réduits en effence, adouciffant l'acrimonie des humeurs,
& calmant la nature, guériffent heureufement la *douleur de tête* & la *migraine*.

ARTICLE IX.

*Des défauts du Teint, de la Rougeur & des
Boutons qui furviennent au vifage.*

ON connoît dans les yeux, fur le vifage & la couleur du teint, la difpofition du corps ; c'eft pourquoi un Auteur
a joint dans un même tître la beauté & la
fanté corporelle ; car la beauté ne fçauroit
fubfifter fans la fanté.

Les *panacées de mercure*, de *mars*, &
d'antimoine, donnant la fanté à tout le corps,
& purifiant le fang & les inteftins, corrigent tous les défauts du teint & lui rendent
fa couleur naturelle.

Manière

Maniére de faire les Panacées.

CEt art, aussi ancien que le monde, & si connu des Philosophes Hermétiques, n'est ignoré aujourd'hui que par le peu d'aplication que les Médecins, qui ont mieux aimé suivre la route de ces Novateurs empoisonnez, contre lesquels les Philosophes Hermétiques se déchaînent si fort, comme moins pénible, que de méditer les principes sûrs & salutaires de l'ancienne médecine, qui leur paroissoient demander des réfléxions trop embarrassantes.

En effet, s'ils se donnoient la peine de lire atentivement le Texte-Sacré de la création du monde, ils verroient, comme nous l'aprend le grand & sçavant Prophête Moïse, inspiré de l'Esprit Divin, que tout étoit cahos, que l'Auteur de la nature, pour en faire usage, sépara la lumiére des ténèbres, que la lumiére fut la forme universelle, & les ténèbres la matiére.

Que cette lumiére fut divisée pour les trois régnes, *animal, végétal & minéral,* qu'elle fut renfermée dans des levains de toutes espéces, tant pour entretenir les propagations, que pour faire la multiplication du genre-humain, Dieu envoya un sommeil à ce premier homme, pendant lequel il lui tira une côte, dont il lui forma une femme. C'est-

C'est-à-dire qu'il sépara en lui le chaud & le sec, d'avec le froid & l'humide.

Le chaud & le sec, devinrent alors le partage de l'homme, & le froid & l'humide, celui de la femme.

Dieu nous donnant à connoître par-là de quelle maniére le *régne animal* se conserve & se multiplie.

En effet, il y a une si grande sympathie entre le mâle & la femelle, que lorsque le feu des rayons du Soleil, par le moyen de l'élément de l'air, auquel il se communique pour pénétrer jusqu'à nous, vient au Printems ranimer la nature, engourdie par le froid de l'hyver, tous les animaux sont emportez, par un mouvement amoureux, & cherchent, avec empressement de se joindre, pour la propagation de leurs espéces.

L'exemple le plus admirable, auquel on ne sçauroit trop faire d'attention, est la génération du *ver à soye*.

L'œuf est engourdi & comme mort pendant l'hyver.

Le feu de la nature, étant ranimé au printems, par les rayons du soleil, celui qui est dans cet œuf reçoit le même mouvement.

Il s'ouvre imperceptiblement, & il en sort un *ver animé*, qui ne respire que la vie, & cherche, avec empressement, la nourriture qui lui est nécessaire, pour la conserver & pour croître.

Arrivé

Arrivé au point de sa perfection, il se renferme lui-même dans une coque de soye, qu'il forme avec un tissu merveilleux, autant pour se conserver, que pour l'utilité de l'homme.

C'est alors que le feu, qui est renfermé en lui, allant toûjours à sa fin, qui est la propagation de l'espéce, y fait un nouveau cahos, que l'on nomme *fêve*.

Ce même feu, continuant toûjours son opération, forme de ce nouveau cahos, un être plus parfait que le *ver*.

Il brise sa prison, & il en sort un *papillon*.

L'empressement que ce papillon a de perpétuër son espéce, est si grand, qu'il est dans un mouvement continuel, jusqu'à ce que le chaud & le sec se soient joints avec le froid & l'humide ; c'est-à-dire, le mâle avec sa femelle.

Alors le mâle communique son point de feu, qui est son levain, & il meurt après cette opération.

La femelle, imprégnée de ce feu vivifiant, répand ses œufs.

Et ces œufs conservez continuënt la propagation de l'espéce, & des mâles & des femelles.

C'est ainsi que se perpétuënt tous les animaux.

La médecine n'a été imaginée que pour conserver le point de feu qui donne la vie à tous les êtres. Et

Et son opération ne consiste qu'à séparer le pur de l'impur, jusqu'à ce qu'il ait mené l'individu à la perfection.

Lorsqu'il y est parvenu & qu'il ne trouve plus à travailler, il s'attaque à lui-même & consomme les liens qui le retenoient, pour retourner à sa sphére.

Et comme Dieu a donné, dès le commencement, la vertu à la terre de produire des animaux vivans, par le moyen du feu vivifiant, qui vient des rayons du Soleil, elle produit les insectes.

Voilà de quelle façon s'entretiennent & se multiplient les êtres qui ont vie.

Voyons maintenant de quelle maniére ce feu agit dans les *végétaux*, où la lumiére est séparée des ténèbres.

La lumiére est renfermée dans la graine, dans l'oignon & dans la fève, qui est le bouton, par le moyen d'un point de feu qui se manifeste continuellement par ses opérations.

Pour mettre cette vérité dans tout son jour, il faut sçavoir qu'il y a une circulation continuelle dans les élémens.

Que le feu se change en air, l'air en eau, & l'eau en terre.

Que le feu étant porté en terre y fait ses opérations, qui sont de séparer le pur de l'impur, après lesquelles il tend à retourner à sa sphére ; & en y retournant, il entraîne avec

avec lui, l'air, l'eau & la terre, qui produisent les *végétaux*.

La terre en fait la tige, l'eau la feüille, & l'air la fleur.

Le feu se renferme dans cette fleur, produit le fruit, & dans ce fruit une graine, une amande ou un pepin, où ce point de feu se conserve pour faire la propagation des espéces, comme l'expérience le fait connoître ; en effet, cette graine, cette amande ou ce pepin, étant mis en terre, germe, se dilate & produit une tige, de cette tige un arbre, & de cet arbre le fruit de son espéce, qui, par une rotation continuée, se produit à l'infini.

La raison de cette multiplication est que ce feu étant mis en terre, qui est sa matrice, où il y a une humeur *nitreuse*, qui est la vie de ce feu, il se fermente, se dilate, & par ce moyen se produit au-dehors.

Après avoir fait voir comment les *végétaux* se produisent & se multiplient, il faut éxaminer les opérations de la nature sur le régne *minéral*.

Le principe vivifiant de ce régne est le même que dans les deux autres.

Il a un feu renfermé dans une matiére cahotique.

Ce feu étant séparé de son humidité, par les opérations d'un habile Artiste, se conserve, & toute sa vertu, au milieu des feux

les

les plus violens que l'art puisse imaginer.

Et ce feu étant conjoint de nouveau avec sa femelle, fait des opérations admirables.

C'est cette femelle qu'il faut avoir, pour ouvrir les prisons où ce feu est enfermé.

Elle dissout généralement tous les *métaux & minéraux*, & les réduit en leur première matière.

Elle a en elle une humeur *mercurielle*, par la vertu de laquelle elle pénétre l'or en un instant, le dissout & le rend semblable à elle ; & ils se joignent si intimement, qu'il n'y a pas de différence entre le dissolvant & le dissout.

Cette qualité *mercurielle* étant changée en *sulphureuse*, par l'opération de l'Artiste, elle pénétre & dissout radicalement les *métaux* imparfaits & les *minéraux*.

C'est cette union, si merveilleuse & si efficace de la lumiére & des ténèbres, du chaud & du sec, avec le froid & l'humide, du mâle & de la femelle, que les Philosophes & les Poëtes, qui vivoient au milieu du Paganisme, où la vérité du Texte-Sacré n'auroit pû être proposée, sans crime & sans un risque assûré de la vie, ont voulu nous signifier, par le mariage magique du Ciel & de la terre, par les bains d'Apollon, par le même Apollon, qui vient se reposer dans le sein de Thétis, par l'union

nion de Gabrillius & de Béja, & par une infinité d'autres Allégories, qui representent la jonction & l'étroite union du mâle & de la femelle.

Mais il y a une *eau pontique hermaphrodite*, quand on la connoît, qui diſſout indiſtinctement *l'or & l'argent*, les *métaux* & les *minéraux*.

Et pourquoi fait-elle ces diſſolutions ? C'eſt qu'avant que ces *métaux* & *minéraux* fuſſent tels, ils étoient cette eau, comme la glace avant d'être glace, étoit l'eau dont elle eſt compoſée.

Que ſi cette eau étoit formée dans une matrice pure, elle compoſeroit & feroit un métal pur ; ainſi le mâle & la femelle, étant devenus inſéparables, après la nouvelle conjonction, il n'y a que la différence des matrices qui en puiſſe cauſer entr'eux.

Si l'Artiſte eſt aſſez heureux de trouver le moyen d'avoir ſon mâle & ſa femelle bien purs, & qu'il les mette dans une matrice de même qualité, ils produiront un être plus parfait que ceux que la nature fait, ſans le ſecours de l'art.

Et cet être ſera une médecine du ſuprême degré, que l'on nommera, par excellence, *panacée univerſelle*.

Mais comme la connoiſſance de cette *panacée univerſelle* n'eſt pas donnée à tout le monde, & ſeulement à un petit nombre :

Quos æquus amavit
Jupiter, aut ardens evexit ad æthera virtus.

L'Auteur, qui ne se flâte point d'être parvenu à ce degré de perfection, veut bien donner le moyen de faire des *panacées* particuliéres, avec lesquelles il a produit des effets si surprenans, qu'il les eût pris pour être ceux de cette *panacée universelle*, s'ils eussent été opérez par d'autres.

Panacées aurifiques.

SI donc l'Artiste veut faire dissoudre de l'or dans la femelle, qu'il y ajoûte son mâle, qu'il les mette dans une matrice pure, & les fasse circuler pendant la révolution des sept Planettes, afin que chacune lui verse son influence ; quand ils seront imprégnez de leurs vertus, il fera une *panacée aurifique*, qui aura la vertu de circuler dans la masse du sang, & de déboucher les *éviers*, que la nature a mis dans l'homme, pour évacuer toutes les matiéres épaisses, qui se forment dans le sang par le grossier des alimens, & faciliter une circulation continuée & sans altération, qui perpétuë une vie longue & en santé.

Panacée

Panacée Vénérienne.

S'Il met du cuivre dans fa femelle, elle le rendra femblable à elle, fans différence du diffout & du diffolvant ; & en y ajoûtant fon mâle, l'Artifte fera de cette compofition un parfait *émétique*, qui fera vômir, fans effort & fans aucune mauvaife impreffion, tous les mauvais levains qui font dans l'eftomac, s'ils font difpofez à fortir par le haut ; finon, il les entraînera par les Selles & par les urines.

Panacée Martiale.

S I l'Artifte prend du *mars*, qu'il le faffe diffoudre dans fa femelle, & qu'après y avoir joint fon mâle, il les faffe cuire & digérer comme deffus, il aura une *panacée* fouveraine contre les obftructions.

Panacées Vénérienne & Martiale, jointes enfemble.

S'Il mêle ces deux digeftions enfemble, il aura une *panacée* fupérieure, pour enlever tous les mauvais levains, qui fe for-

 ment

ment dans l'estomac, dans les intestins &
dans toutes les parties du corps, en circulant
dans toute la masse du sang & détruisant les
causes matérielles de toutes les maladies.

Panacée Lunaire.

SI l'Artiste fait dissoudre de l'argent dans
la femelle, & qu'après y avoir joint
son mâle, il mette le tout dans une matrice pure, il aura une *panacée* de lune, qui
étant cuite & digérée comme les autres,
guérira toutes les vapeurs, jusqu'à *l'épilepsie*, & en détruira radicalement les
causes.

Panacée Mercurielle.

METtez du *mercure* vulgaire dans la
femelle, il s'y dissoudra, sans donner aucune teinture ; & ajoûtez-y son mâle, faites-les cuire & digérer comme dessus, dans une matrice pure, vous aurez
une *panacée* capable de guérir radicalement
la *lépre*, les *écroüelles*, & toutes les *maladies
vénériennes*.

Panacée

Panacée Antimoniale.

SI l'Artiste veut mettre en usage *l'anti-moine*, dont Basile Valenlin a dit tant de merveilles, il n'y a qu'à le faire diffoudre, par la *mere de tous les minéraux,* qui eft la femelle, & y ajoûter leur pere ou le mâle, les faire cuire & digérer de même, il y aura une *panacée* qui furpaffera en vertu tous les remédes, tirez des *végétaux* & des *animaux*; & étant prife en petite quantité, elle détruira tous les mauvais levains.

A la différence des *verres*, & du *fafran* des *émétiques* ordinaires, dont toute la vertu eft de faire vômir, de corroder & renverfer l'eftomac & tous les inteftins, même des perfonnes les plus robuftes, fans efpérance de les rétablir de ces mauvaifes impreffions.

Panacées de Jupiter & de Saturne.

ON peut pareillement faire des *pana-cées* de Jupiter & de *Saturne*.

Mais je ne les confeillerois pas, parce que *Jupiter* a peu de vertu, & que *Saturne* eft extrêmement froid.

G 3　　Os

Or comme nous avons fait voir que la nature s'échauffe & se refroidit d'elle-même, suivant ses différens besoins, & que toute l'application du Médecin doit être d'ôter ce qui empêche son action.

Les rafraîchissans sont plus nuisibles que profitables.

Et par conséquent l'usage de *Saturne*, bien loin d'opérer ce que le Médecin en attend, pour le soulagement du malade, retarde l'action du feu humide qui est en l'homme.

Il le dépoüille des armes que la nature a mis en lui, pour combattre & vaincre, dans les mauvais levains crus & indigestes, l'ennemi qui dérange ses fonctions ; & cet ennemi devenant plus fort de jour en jour, se communique par toutes les parties du corps ; il les gagne, & devenant invincible aux forces affoiblies de la nature & à celles qu'on lui fourniroit par les *panacées*, il faut que le corps périsse.

Panacées Vitrioliques.

DE tous les *minéraux*, il n'y a que l'*antimoine* & le *vitriol* dont on puisse extraire des *panacées* utiles.

Nous avons marqué les vertus surprenantes des *panacées antimoniales*, en parlant
de

de celles qu'on extrait des *métaux*, parce
que ce *minéral* aproche plus du *régne métallique*, que du *minéral* ; ainsi nous y ren-
voyons le lecteur, pour parler seulement
des *panacées vitrioliques*.

On tire du *vitriol* un esprit qui est ra-
fraîchissant.

On en tire une huile, quand elle est bien
préparée, qui fortifie le feu humide de
l'estomac des animaux, sépare le pur de
l'impur, & qui étant porté, par le même
feu humide dans les intestins, fortifie les
liqueurs qui aident à la digestion.

Comme tous les bons Artistes sçavent
faire ces opérations chimiques, nous n'en
parlerons pas ici.

Mais si l'Artiste veut prendre l'esprit de
vitriol, qu'il y mette son mâle, & qu'il
soit cuit & digéré par la nature, comme
dans les opérations ci-dessus, il en tirera
une *panacée* qui aura, dans un degré émi-
nent, les vertus qu'on attribuë au *vitriol*,
avec cette différence, que par la maniére
ordinaire de le préparer, les effets en sont
lents & souvent incertains ; & que de la
façon que je propose, ils sont toûjours
certains & prompts ; il en est de même
de l'huile.

 Pana-

Panacées végétales.

Uoique nous donnions, avec justice, la supériorité aux *panacées métalliques*, en ce que d'un côté les *métaux* renferment dans leur sein un souffre fixe, bien plus parfait que celui des *végétaux*; & que de l'autre, ne pouvant jamais être convertis dans nôtre substance, & étant portez avec le sang, par les artéres & les veines, dans toutes les parties du corps, ils n'en sortent point, qu'ils n'ayent ôté toutes les obstructions & détruit les levains crus & indigestes, qui sont la cause matérielle de toutes les maladies.

Nous ne prétendons pas pour cela exclure les *végétaux* de la médecine, particuliérement lorsque les maladies n'ont pas jetté de profondes racines.

Mais nous soûtenons qu'ils perdent infiniment de leurs vertus, par la maniére ordinaire de les préparer.

La preuve en est bien sensible, toute la vertu des *végétaux* consiste dans le *souffre volatil* qui est en eux.

Dès qu'on les fait boüillir, le feu détache ces esprits volatils du corps ou mixte où il étoit détenu, & sorti de sa prison, il

tend

tend à retourner à son centre, s'envole &
laisse les autres élémens, que l'on tire du
végétal, destituez de presque toute leur
vertu.

Pour remédier à cet abus, & rendre plus
efficaces les vertus que l'Auteur de la nature a mis dans les *végétaux*, je propose
d'en faire tirer la teinture, par la femelle,
d'y ajoûter son mâle, & de les faire cuire
& digérer ensemble comme dessus.

Le *souffre* fixe, du mâle & de la femelle,
fixeront celui du *végétal*, & en augmen-
teront la vertu à un point, qu'elle péné-
trera toute l'habitude du corps en un instant.

Que si vous faites cette opération sur
les *aromats*, vous aurez un *élixir*, ou *huile
de vie*, capable de fortifier la nature & de
la conserver dans une quadrature parfaite,
jusqu'au tems que Dieu a marqué pour la
fin de chaque être.

Moyen de prévenir les abus de la Médecine.

Dieu a créé les remédes, & il a commandé qu'on honorât le Médecin ;
par le mauvais usage qu'on en fait, les
remédes sont devenus inutiles ou pernicieux, & les Médecins ont été justement
méprisez. HIPPOCRATE enseigne que si

G 5

l'on

l'on veut faire quelqu'évacuation dans les maladies, il la faut faire dans les commencemens; mais que dans la vigueur des maux, il eſt plus avantageux de ne point fatiguer les malades par aucune ſorte d'évacuation; quoique ce précepte ſoit auſſi juſte que commode, on ne l'obſerve point, ſoit par la mauvaiſe conduite des malades, ſoit par les contre-tems dans leſquels on apelle les Médecins.

Les malades font venir d'abord leur Chirurgien & enſuite leur Apoticaire, leſquels n'ayant pour la plûpart aucune connoiſſance des maladies ni des bons remédes; l'un n'ayant pour but que la *ſaignée*, & l'autre le debit de ſes *drogues*, traitent le malade ſuivant leur caprice; & en lui faiſant faire très-mauvaiſe chére, lui font faire beaucoup de dépenſe; le malade, empirant par cette mauvaiſe conduite, apelle le Médecin, qui dans la vigueur du mal, & contre le précepte D'HIPPOCRATE, ordonne preſque toûjours la réïtération de la *ſaignée*, de la *purgation* & des *lavemens*, de peur de paroître inutile, & que le malade ne vint à guérir ſans remédes; la réïtération de ces mauvais remédes étant inutile, ou plûtôt deſavantageuſe, & le mal augmentant tous les jours, on apelle pluſieurs Médecins en conſulte; mais il y a tant d'envie & de jalouſie parmi ces Docteurs, que

la

la plûpart ne feroient pas bien aifes que le
malade vint à guérir, par l'avis ou par le reméde de fon collégue ; & comme on fait
ces confultes en public, chacun foûtient
fon opinion avec opiniâtreté, & tâche de
l'emporter fur fon compagnon, quand le
malade en dévroit mourir ; auffi a-t'on fujet de dire, avec Moliére, qu'il eft mort de
quatre Médecins & de deux Apoticaires ;
pour remédier à ces abus déplorables, il
feroit à propos, dès le commencement de
la maladie, d'apeller un fage Médecin, qui
ne fe contentât pas de donner fon avis ;
mais qui eût auffi le foin de le faire éxécuter ; le Médecin dévroit préparer lui-même des remédes fouverains contre les ma-
ladiës, pour le bien du malade & pour
l'honneur de fa profeffion ; & il dévroit
faire chez le malade les remédes faciles,
afin qu'ils fuffent plus affurez & de moindre dépenfe ; s'il y avoit quelque chofe
chez l'Apoticaire qu'on jugeât néceffaire,
on pourroit le faire acheter comme chez
un Marchand ; c'eft pourquoi il faudroit
anéantir un *Concordat* ridicule, qui fut fait
en l'année 1620. entre les Médecins & les
Apoticaires, par lequel les Médecins de
ce tems-là fe condamnoient à payer une
amende de 18. liv. pour la prémiere fois,
& de 36. liv. pour la feconde, s'il leur
arrivoit de donner quelques remédes, ou

G 6   d'en

d'en faire faire chez les malades. Ces mo-
nopoles font odieux, & cet étrange *Concordat*, fi préjudiciable au bien public, mé-
riteroit d'être caffé. Si on exerçoit ainfi la
médecine, les malades feroient bien fervis
& à peu de frais ; les Médecins n'oublie-
roient pas leur profeffion, en ordonnant
des remédes, qu'ils ne connoiffent pas le
plus fouvent, & le Médecin & l'Apoticaire
ne s'accuferoient pas mutuellement du
mauvais fuccès des remédes.

Les confultes font néceffaires en beaucoup d'occafions ; mais pour éviter les abus
qui s'y commettent, il faudroit apeller des
Médecins qui fuffent bien enfemble, & laiffer au Médecin ordinaire l'éxécution des remédes : (*a*) car ceux qui fe fervent de plufieurs Médecins tombent ordinairement
dans les fautes de tous leurs Médecins, &
dans le malheur de Trajan, qui fit graver
cet Epitaphe fur fon tombeau.

La multitude des Médecins a tué l'Empereur.

C'eft pourquoi les perfonnes de bon fens
ne doivent pas fuivre aveuglément les avis
des Médecins ; on doit pefer leurs voix, &
ne les pas compter, puifque tous les Médecins ne font pas d'un même poids, & que
les plus habiles ne font pas toûjours le plus
grand nombre.   Il

(*a*) Qui pluribus Medicis utuntur iu fingulorum
errores incidunt.

Il n'y a pas de science qui ait plus d'étendue que la Médecine, ni qui soit plus utile pour la conservation du Genre-humain ; quoiqu'on la divise en trois principales parties, qui sont, la *Chirurgie*, la *Pharmacie* & la *Diéte*.

On la divise encore en six autres.

La premiére, & aujourd'hui la plus à la mode, est la *Médecine Galénique*, que l'Ecole enseigne ; ses remédes, les plus ordinaires, sont extraits des *végétaux*.

La seconde est la *Médecine Hippocratique*, que PARACELSE, BASILE VALENTIN, & VANHELMONT, après HIPPOCRATE, ont mis en son grand jour, par les expériences qu'ils en ont faites, & par leurs écrits dans le public ; c'est ce qu'ils ont appellé *panacées*, comme extraites des *métaux* & des *minéraux*.

La troisiéme, est la *Médecine sympatique* ; c'est celle que les véritables Physiciens mettent en usage, & par laquelle ils font des cures surprenantes.

La quatriéme est celle à qui on donne le nom de *transplantative* : par son moyen on ôte les maladies du corps humain, en les transmettant dans le corps des *animaux* ou des *végétaux*, pour guérir les hommes & les conserver en santé.

La cinquiéme est apellée, par ceux qui la connoissent, *amulette*, ou *merveilleuse* ;

elle

elle eft extraite du *régne animal, végétal* ou *minéral* ; étant mife dans un noüet pendu au col, tombant fur le creux de l'eftomac, elle a la vertu de guérir les maladies, les plus rebelles aux remédes ordinaires, comme les *hémorrhoïdes*, les *émoragies*, *l'épilepfie*, ou *le mal caduc*, & les *écroüelles* en telle partie du corps qu'elles fe trouvent ; elle entretient le ventre libre, en diffipant les mauvais levains qui fe forment dans l'eftomac, ce qui caufe prefque toutes les maladies ; c'eft ce qui leur a fait donner le nom de *merveilleufes*.

Je fçai, par expérience, que pour guérir les *hémorrhoïdes* ; il faut prendre une *plante d'aizon mayus*, préparé avec le *Sel fympathique*, la porter penduë au col, tombant dans le creux de l'eftomac, & l'y laiffer fécher ; elle guérit les *hémorrhoïdes* en très-peu de tems.

Pour guérir & arrêter les *émoragies*, les plus violentes, prenez un crapaux féché au foleil, foûpoudré de *Sel fympathique*, envelopez-le dans un linge fin, & l'apliquez fur le front de la perfonne malade ; il arrête *l'hémoragie*, en quelque partie qu'elle foit.

J'ai expérimenté plufieurs fois que le *mercure vulgaire*, préparé d'une certaine maniére, avec le *Sel fympathique*, étant pendu au col, & tombant dans le creux de l'eftol'eſtomac, tenoit le ventre libre & diſſipoit les mauvais levains qui ſe trouvent dans l'eſtomac.

Je ſçais encore poſitivement que la *ra-cine de la paeône mâle* pour les hommes, & de la femelle pour les femmes, ſoûpoudré de *Sel ſympathique*, cuëillie, la Lune étant au ſigne du Scorpion, penduë au col, guérit le *mal caduc*, aux jeunes perſonnes, & ſoulage beaucoup les perſonnes âgées. Nous trouvons un admirable ſecours pour ceux qui ſont affligées des maladies *ſécro-fulſeuſes*, vulgairement dites *écroüelles*, en leur faiſant porter au col, de la *racine* de la *valerienne*, cuëillie à l'heure de la plaine-lune, préparée avec le *Sel ſympathique*.

J'ai vû arracher le pied d'un crapaux, encore vivant, ſoûpoudré de *Sel ſympathi-que*, & pendre ce pied au col, dans le tems de la jonction de la lune au ſoleil, ſoû-poudré de *Sel ſympathique*; & la jonction enſuivant, du ſoleil avec la lune, les *écroüelles* ſe trouvoient parfaitement gué-ries. Pour faire les *amulettes*, propres à guérir toutes ſortes de *rhumatiſmes*; il faut prendre une demie once *d'alun de roche*, le plus fin, & le bien préparer, avec au-tant de *Sel ſympathique*, mêlez enſemble & mis dans un ſachet pendu au col, com-me j'ai dit ci-deſſus, on en ſera bien-tôt guéri, & on n'en reſſentira aucune ateinte, pendant qu'on portera le ſachet.   La

La sixiéme est la *miraculeuse*, elle se fait par paroles & priéres, prononcées par les Ministres du Seigneur, qui imposant l'Etole & leurs mains sur la tête des affligez, ont la vertu de les guérir, en dissipant & chassant toutes les influences malignes qui causent la plûpart de ces maladies.

Si le public a pour agréable ce TRAITÉ DES PANACÉES, l'Auteur lui donnera volontiers des dissertations sur ces six parties de la médecine, qui ne feront pas moins utiles que curieuses ; il en fera voir le mérite, nonobstant le peu d'estime qu'en fait l'Ecole & ceux qui la suivent, ce qu'il soutiendra, par des raisonnemens incontestables, & par des expériences réitérées, qui sont les preuves de toutes les sciences.

C'est par le moyen de ces *panacées* que l'Auteur a fait une infinité de cures incroyables, & qu'il en fait encore chaque jour de surprenantes ; ce qu'il est en état de prouver, par l'atestation de plusieurs personnes connuës, tant à Paris que dans les principales Villes du Royaume.

L'INTRO-

L'INTRODUCTION

*A la parfaite connoiſſance de la vérité, par
les voyes naturelles.*

TOus les anciens Sages ont beaucoup
travaillé, de corps & d'eſprit, pour
découvrir les ſecrettes routes de la nature ;
ils ne ſe ſont pas contentez d'examiner les
choſes par leur écorce ; c'eſt-a-dire, par
leur *ſenſibles particuliers*, qui ſervent d'objet à nos cinq ſens extérieurs, comme ſont
la *lumiére*, la *couleur*, la *ſaveur*, l'*odeur*,
la *froideur*, l'*humidité*, la *ſéchereſſe*, le *mol*,
le *dur*, le *pôli*, le *rude*, le *peſant*, le *le-
ger*, & d'autres accidents, leſquels paroiſ-
ſent à l'extérieur. En effet, tous ces *ſenſibles particuliers* ne pouvoient leur donner la découverte des eſſences de l'inté-
rieur des ſujets de la nature, & ne leur
faiſoient comprendre autre choſe, ſinon
qu'ils étoient pouſſez à la circonférence
ſuperficielle, par des agents ſecrets qui
agiſſoient dans le centre, ce qui les obligea à paſſer à d'autres *ſenſibles communs* ;
ſçavoir, du *nombre*, de ſa *diviſion*, de la
figure, de ſon *étenduë*, du *mouvement* & de
ſon *repos* ; & après de longues & ſérieuſes réfléxions ſur ces derniers *ſenſibles*, communs à tous nos ſens extérieurs, ils con-

nûrent

nûrent que le feul mouvement étoit le feul
fenfible commun, qui pouvoit nous faire
facilement connoître la tranquilité du *re-*
pos, & nous découvrir la raifon du *nom-*
bre, de fa divifion, de la figure & de fon
étenduë, d'autant que fi l'étenduë, qui eft
attachée à la matiére primitive, & qui eft
la première chofe qui touche nos fens,
n'avoit point été divifée par le mouvement, en partie figuré, toute la maffe du
monde tomberoit fous l'étenduë feulement,
& feroit demeurée en repos fans aucune
différence en elle-même, & dans une uni-
formité qui n'auroit donné ni nombre ni
figure ; ce fut une néceffité abfoluë de s'attacher à l'éxamen du mouvement opofé au
repos. Ils connûrent, par expérience, que
tout confidéré comme corps, où la matiére
fimplement étenduë, n'a point de mouvement en général ; & par conféquent ne
pouvoit être le corps ni la matiére fimplement étenduë, parce que tout ce qui eft
dans le monde eft fujet au mouvement,
plus ou moins, & qu'il n'y a rien proprement en repos. L'on conclut que la caufe
du mouvement devoit réfider dans un être
diamétralement opofé au corps, comme
une extrême ; c'eft ce qu'on apelle *efprit*,
puifque fous ces deux extrêmes, *corps* &
efprit, tombent toutes les chofes connuës.

L'efprit étant donc établi pour principe
du

du mouvement des corps, cette découverte en fit faire une autre bien plus importante, en considérant que tout ce qui est dans le monde ayant une durée finie & limitée, avoit eu son commencement, & auroit sa fin; ainsi on suposoit nécessairement une création de l'esprit, aussi-bien que du corps; enforte que l'esprit ayant commencé d'être, il ne pouvoit pas s'être fait lui-même, & s'être donné le mouvement, qu'il communiquoit aux êtres corporels; & cela fit avoüer un premier moteur de toutes choses, qui est immobile en soi, le centre immense & infini, duquel sortent tous les mouvemens des sujets créez, soit qu'ils soient des substances purement spirituelles, ou conjointes aux corps, qui n'auront point de fin, & lesquelles ne peuvent être altérées, divisées, ou anéanties, que par un être infiniment spirituel & puissant, qui les ait créées, par la remarque de l'immensité de la source du mouvement. L'on a connu que tous les mouvemens, sensibles ou insensibles, ont été départis par la libéralité du premier moteur à tous les composez naturels, autant que la nature, & la disposition de leur nature, le peut permettre; & qu'ainsi c'est la différence générale & particuliére de la masse corporelle.

Pour exprimer ces différentes impressions du mouvement, on s'est servi du nom

de

de *qualitez* ; n'en ayant point trouvé d'autre qui pû plus énergiquement exprimer l'étenduë, la médiocrité & la foiblesse de l'impression du mouvement secret dans la matiére, que celui des qualitez qui nous distinguent, quelle est la chose en soi, & son essence ; car ce n'est pas la quantité de l'étenduë, ni aucun des sensibles extérieurs, ci-devant marquez ; mais seulement la qualité, & les degrez de la qualité, qui nous font connoître la différence essentielle des substances naturelles, des composez ou mixtes qui en sortent.

Le mouvement primitif ayant donc agi sur la matiére simplement étenduë, l'a divisé d'abord en quatre portions différentes, & en a fait remarquer ces quatre qualitez premiéres, qui se trouvent attachées inséparablement aux quatre grandes masses de la nature, qui sont les élémens, dont la première est la plus active, & a reçû le nom de chaleur, qui est essentielle à l'élément du feu.

La seconde, moins active, est l'humidité, qui a constitué l'élément de l'air.

La troisiéme, est la froideur, qui est l'élément de l'eau, qui n'a qu'un mouvement de résistance ou d'attraction.

Enfin, la quatriéme est la sécheresse, essentielle à la terre, laquelle est toute passive, & comme le sujet dans lequel le mouvement

ment primitif a fini son impression, & ainsi n'a qu'une action de résistance contre les autres élémens.

De la première aproche de ces quatre qualitez, & de leurs simples mixtions, sont sorties trois substances naturelles ou principes, qui sont corélatifs, & jamais l'un sans l'autre ; à sçavoir la *matiére,* qu'on nomme autrement *sel,* ou *corps,* qui est le moins noble des principes, parce qu'elle est sortie de deux moins considérables élémens, la terre & l'eau, aussi ce principe matériel est purement passif, n'etant affecté que de qualitez passives, *froideur & sécheresse,* auquel état d'indigence il ne demande qu'à reçevoir quelque forme que ce soit ; il est comme la mere & la matrice des autres principes ; il donne la solidité, par sa vertu *resserrante & malgamante* ; c'est le soûtient du point fixe des véritables Philosophes, si hautement vanté parmi eux ; c'est la plus vile & la plus abjecte substance, laquelle, pour cette raison, est le *Pigmée des Cabalistes,* qui néanmoins lie les Géans de la nature, à sçavoir les deux principes supérieurs.

Le second principe intermédiaire, plus noble que la matiére, est le *moyen unissant,* autrement dit, *mercure affecté,* de qualitez actives & passives, chaleur & humidité, qu'il a reçû de l'air & de l'eau ; c'est une sub-

ſubſtance naturelle, qui par ſon activité diſpoſe la matiére, & la rend plus proportionée au troiſiéme & plus noble des principes ; c'eſt-à-dire, la rend capable de reçevoir la forme : car, ſelon que cet eſprit ou moyen uniſſant eſt diſpoſé, noble, ou élevé en ſoi, il éleve la matiére & la rend ſuſceptible d'une plus ou moins noble forme ; même les Sçavans l'ont nommé *eſprit ſpirituel*, du côté qu'il regarde la forme, & *corporel* du côté qu'il regarde la matiére. Il eſt ſpirituel & corporel, par la proportion qu'il a avec ces deux extrêmes, qu'il unit & conſtituë, en influant dans l'un & dans l'autre, pour élever la matiére & faire deſcendre la forme, par la propriété qu'il a de diſſoudre en pénétrant, & de pénétrer en diſſolvant ; & c'eſt par cette vertu qu'il découvre les ſecrets les plus cachez de la nature.

La troiſiéme, & la plus noble ſubſtance, eſt la *forme*, qui eſt un principe tout actif, qui donne l'être à chaque compoſé naturel, qui le détermine à une eſpéce ou à une autre ; c'eſt la beauté & la ſplendeur du ſujet ; ce principe poſſéde éminemment, & par excellence, toutes les qualitez, dont la matiére & le moyen ſont affectez, ſans être ſujets aux incommoditez ni aux imperfections qui s'y rencontrent, n'ayant actuellement aucunes qualitez

litez élémentaires, d'où naît l'axiôme, qui dit, que *le ſupérieur contient l'inférieur.* L'on donne à ce principe le nom de *ſouf-fre* ou *ame*, parce que dans la pratique de la diſſolution artificielle des compoſez, il ſe tire une ſubſtance qu'on apelle *ſouffre*, qui répond à la forme, en ce qu'il renfer-me plus de ce principe formel que des deux autres ; il en eſt ainſi des deux autres ſub-ſtances, à proportion qu'on extrait, & qu'on nomme *ſel* & *mercure*, à l'éxemple des élémens ſenſibles, dans leſquels les élémens ſimples ſont cachez, avec dimi-nution & réfraction de leurs qualitez propres.

En effet, ces trois ſubſtances ne ſont que des ſimulacres des trois principes; elles ſont des envelopes corporelles, qui cachent à la vérité plus de l'un de ces trois principes très - ſimples, que de l'autre ; mais elles ne ſçauroient être totalement & abſolu-ment ſéparées l'une de l'autre ; elles ſont corélatives, n'y ayant point d'actif ſans paſſif : les ſujets qu'on décompoſe & ana-tomiſe ne ſçauroient être diviſés en parties, qu'ils ne ſoient compoſez des trois princi-pes, leſquels ne ſont différenciez que parce que les parties extraites, contiendront cha-cune à part plus d'une de ces trois ſubſtan-ces que d'une autre ; ce qui lui fait donner le nom de *ſel*, de *ſouffre*, & de *mercure*,

ayant

ayant pourtant confervé quelque chofe du premier mélange que les principes ont reçû des élémens, & chacun defdits principes contenant quelque chofe des deux autres.

L'union de ces trois principes ayant un amour mutuel l'un pour l'autre, à raifon de leur nature fympathique & concordante dans leurs contrariétez, a fait le premier compofé de la nature, qu'on nomme *Point Phyfique*, indivifible en foi; c'eft le véritable *quaternion* des Anciens, ou le point de dix, qui y eft virtuellement renfermé, duquel tout ce qu'il y a de compofé eft conftruit, par les multiplications décénaires, auquel ce point tend de lui-même, & néceffairement en vertu de ce nombre de dix; l'on peut connoître par-là la raifon des nombres de Platon, & que ces *Points Phyfiques* fe rangent d'abord naturellement a la fuite l'un de l'autre, jufqu'au nombre de dix, ce qui a compofé la ligne, ou première longueur, fans largeur; & que plufieurs lignes, en nombre paralelle de dix, chacune d'elles tend auffi à compofition, ce qui a caufé la furface, ayant longueur & largeur fans profondeur; enfin les furfaces s'arrangent en même nombre, les unes au deffus des autres; on fait la profondeur, compofée de largeur & de longueur, qui eft le corps naturel & phyfique, ayant les fix dimenfions qui terminent ex-

térieu-

térieurement tous corps ; ſçavoir , le devant , le derriere , le haut , le bas , le droit
& le gauche ; mais comme ce corps , ainſi
conſtitué , n'eſt que la ſimple eſſence du
corps phyſique , laquelle étant indiviſible ,
ne pouvoit plus ſe communiquer pour
éxercer aucune action , ſans ruïner ſon eſſence , puiſque toute action ſupoſe une
émiſſion des parties , du ſujet actif ſur le
paſſif. Ce corps , ſimple & abſtrait , a eu
beſoin d'un ſecours , aux dépens duquel il
peut ſe communiquer pour éxercer une
action ſans ruïner ſon eſſence , puiſque
toute action ſupoſe une émiſſion des parties du ſujet actif ſur le paſſif ; ce corps
ſimple & abſtrait a eu beſoin d'un ſecours ,
aux dépens duquel il peut ſe communiquer , ſans ſe détruire ni altérer ſon eſſence affectée , d'un certain nombre de degrez de qualitez actives & paſſives , attachées au point dont il eſt compoſé ; il a
fallu néceſſairement qu'il ſoit arrivé à ce
corps un nombre ou quantité des quatre
qualitez actives & paſſives , par le moyen
deſquelles il ait été rendu plus ou moins
actif ou noble , ſelon la différente participation de ces qualitez premiéres , attachées
aux quatre différentes matiéres des élémens ; & ce ſecours , ou ſurcroît , a été appellé *entité* , comme un effet ou une propriété entée ſur l'eſſence du corps ſimple

H

&

& abſtrait ; deſorte que l'eſſence & *entité*, jointes enſemble , ont compoſé le corps concret ou cube naturel , ſenſible , actif & capable de mettre au-dehors des effets plus ou moins nobles , ſelon la différente nature de ſon *entité*.

Or cette *entité* n'a pû être compoſée que des qualitez actives ou paſſives , en nombre certain , faiſant le double , tout au moins , du corps abſtrait ; & c'eſt-là ce qui a établi les quatre grands genres de mixtes, *pierres* , *métaux* , *végétaux* & *animaux* ; & de plus , le compoſé mitoyen , participant également des quatre qualitez élémentaires , qui eſt le Ciel ; deſorte que lorſque l'*entité* eſt arrivé aux corps abſtraits , de la part des qualitez paſſives , & principalement de la ſéchereſſe , cela a compoſé le grand genre de pierres , dont l'eſſence & la ſéchereſſe répondant à celles de la terre, l'*entité* , compoſé de froideur , a établi le grand genre des *métaux* & *minéraux* , ſon eſſence étant affectée de froideur , par raport à celle de l'eau ; mais l'*entité* , compoſé des qualitez actives & paſſives , particuliérement de l'humidité , a déterminé ce corps abſtrait à entrer dans le genre de vivre qu'il a formé , ſous lequel tous les *végétaux* ſont rangez.

L'*entité* venant de la chaleur , a établi le grand genre des *animaux* , lequel , pour cette

Cette raison, a pour qualité essentielle la chaleur, par raport au feu qui est le plus noble élément. Enfin, l'*entité*, qui a l'égale participation des qualitez actives & passives, a constitué le Ciel, tenant le milieu entre les quatre grands genres des *mixtes*, & possédant également les qualitez actives & passives, & celle même des élémens, non pas en acte, mais en puissance & vertus seulement, qui est la raison pour laquelle on le nomme cinquiéme élément, ou la quintessence des élémens, par excellence; de même que le principe formel contient en soi éminemment les qualitez & les avantages des principes inférieurs dans lesquels il influë, & par cette égale proportion des qualitez actives & passives, balancées si éxactement, que l'un n'excéde pas l'autre; & par cette proportion d'égalité, fait que cette quintessence aide aux élémens à faire leur circulation & conversion de l'un à l'autre, & fournit aux *mixtes*, parfaits & imparfaits, ce qui est nécessaire pour le soutient & la durée de leur *entité*, par l'action de laquelle ils ont leur commencement & leurs progrès, jusqu'à leur point & perfection, & ensuite leur décadence, par l'action contraire à leur essence & à leur *entité*.

Par la considération de l'égalité des qualitez du Ciel, l'on a connu la raison de sa

H 2 durée

durée & permanence, sans aucun changement ou corruption qui les détruisît. L'on
a enfin observé que de cette même source
dépendoit la pureté & l'homogénité du
Ciel, & de ses parties actives & passives,
de même que son tout.

L'enchaînûre & les proportions des composez naturels, qui viennent d'être expli-
qués linéament & sans détour, sous les
véritables filets d'*Ariane*, le *chemin royal
de la nature*, & les démarches que les anciens ont suivies pas à pas, soit en descen-
dant de sa force & *entité* des qualitez propres à chaque élément, jusqu'à leurs derniéres réfractions, & plus parfaites mixtions dans les *mixtes*, soit en montant du
plus bas état des principes naturels, comme dans l'*élémentaire* & dans le genre *minéral* où la forme est soûmise à la matiére,
& au moyen, par un ordre renversé, jusqu'à la plus haute & noble ascension de ces
principes, comme dans ce genre de la *vé-
gétative & sensitive*, où la forme & le moyen font au-dessus de la matiére; c'est ce
même chemin que nous devons tenir, si
nous voulons découvrir les secrets que les
Philosophes ont caché sous leurs fables,
leurs énigmes, leurs figures, caractéres &
nombres mystérieux.

Toutes ces découvertes si précieuses pourroient suffire à un homme intelligent, d'autant

tant qu'elles n'ont jamais été ſi clairement expliquées ni enſeignées par les écrits des Philoſophes ; néanmoins, pour le perſuader entiérement, on lui indiquera la route que les anciens ont tenuë, pour apliquer & mettre en pratique tous ces principes théoriquaux, dont la deſcription vient d'être faite.

Ils commencérent donc par obſerver le premier pas de la nature, lorſqu'elle s'eſt ſervie des élémens pour compoſer ſes trois ordres des mixtes, *métaux, végétaux*, & *animaux* ; & en ce premier pas, ils trouvérent un corps *ſalineux*, ſortant de la premiére & plus groſſiére mixtion des élémens, qui n'étoient pas encore entrez dans aucun genre des *mixtes* parfaits ; c'eſt-à-dire, qui n'avoient point paſſé par les circulations réitérées, deſquelles la nature ſe ſert ordinairement pour élever les moindres & les foibles ſujets à un état plus parfait ; ce corps ſe trouvant donc au-deſſous du plus bas degré des *minéraux*, n'étant ni pierre ni métal, ils le choiſirent, à l'excluſion de tous les autres *mixtes* parfaits ou imparfaits, parce qu'ils connûrent que ſe liquéfiant à l'eau, & ſe fondant au feu, ſans changer de nature, l'indigence de ſa matiére le rendant plus propre à reçevoir de plus nobles formes ; c'eſt-à-dire, qu'il pouvoit être décompoſé plus facilement qu'au-

H 3　　　cun

cun autre, fans la perte de fon effence, en
y introduifant des qualitez actives au lieu
de paffives, fuivant fon *entité*, non pas
tout à la fois, mais par point, paffant d'un
extrême à l'autre, par des milieux conve-
nables à l'imitation de la nature, qui opére
fucceffivement, fans ceffe ni interruption,
autant qu'elle peut pour avoir fa fin.

C'eft ce *mixte* imparfait, à la vérité;
eu égard aux *mixtes* parfaits & fupérieurs,
que la nature éléve à un très-noble degré,
parce qu'il eft fon premier né, provenant
des premiers embraffemens du Ciel & de
la terre, & de l'aproche de ces deux extrêmes, par la médiation du principe mitoyen; c'eft ce fujet feul, indéterminé à aucun
des trois régnes. Il eft le feul qui fe trouve fufceptible de tous les changemens que
la matiére univerfelle, très-abjecte & indi-
gefte reçoit, à mefure que l'efprit univerfel la pénétre & la difpofe à reçevoir de plus
nobles formes fucceffivement à la fuite l'u-
ne de l'autre.

Comme nous avons remarqué que ces
trois principes naturels, font toûjours unis
en quelque corps que ce foit, n'y en ayant
point fans matiére, moyen & forme; l'on
n'eut pas de peine à conclure que dans ce
fujet, premier né & compofé d'une matiére univerfelle, comme il y avoit néceffairement de l'efprit univerfel, qu'on le pouvoit

voit ſéparer & extraire avec plus de facilité que d'aucun autre ſujet ; & partant que
cet eſprit, qui eſt le lien des deux autres
principes, pouvoit élever la matiére juſqu'au degré de la perfection de celle du
Ciel, pour en reçevoir la forme réſultante
de l'égalité des qualitez actives & paſſives ;
mais pour y parvenir, il falloit diminuër
les qualitez paſſives de cette matiére , &
augmenter les qualitez actives de l'eſprit ,
pour lui donner tout l'avantage ſur la matiére, la ſubtiliſer & la purifier ; enfin, que
pour rendre cet eſprit actif & plus vigoureux, l'on doit le dégager de ce qu'il y
a de terreſtre & d'aqueux , qui ſont les ſou-
tiens des qualitez paſſives , & lui augmenter le degré de ſon feu ; & par cette voye,
c'eſt à-dire, en diſſolvant, purifiant & ré-
vivifiant les ſimulacres & envelopes corporelles des principes purifiez, l'on parvien-
droit à la compoſition de ce ſujet décompoſé, d'où il ſortiroit un corps glorieux
& volatil, que les anciens Médecins appellent le *Sel précieux de nature , ſel armo-*
niac, la Vénus hermaphrodite, l'or potable ,
la matiére prochaine des métaux , comme
il en avoit été la matiére éloignée avant
ces opérations, outre une infinité d'autres
noms, dont ils l'ont revêtu, pour le mieux
cacher.

Voilà le terme de la perfection du pre-
H 4   mier

mier ouvrage Phyſique, dans lequel le volatil a diviſé & purifié le fixe en toutes ſes
parties maſculines & feminines, lui a ôté
la peſanteur, ſolidité & pointillité amére.
Ce n'eſt pas qu'après cela l'on ne puiſſe encore le purifier & le ſubtiliſer, par les ſept
ſublimations Philoſophiques; & quoiqu'elles ſoient très-pénibles, difficiles, & même périlleuſes, l'on ne voit point de Philoſophes qui ayent eu la charité d'en parler inſtructivement & avec ſincérité; car
s'ils en ont dit quelque choſe, ce n'a été
qu'en effleurant, & en la confondant avec
les opérations du ſecond œuvre; & par cet
embarras, l'œuvre Phyſique a été rendu plus
difficile à aquérir & à ſurmonter, que les
monſtres & les travaux d'Hercule ne
l'ont été.

Ce premier ouvrage ayant préparé la
matiére, & l'ayant diviſée en pluſieurs ſub-
ſtances, donne à l'Artiſte la matiére très-
prochaine de la grande Médecine; mais
les opérations en ſont décrites en tant de
maniéres chez *Raymond-Lulle*, qui s'en forme un ſecond labyrinthe, duquel on ne ſçauroit ſortir que par le moyen du filet d'*A-
riane*, ci-devant marqué & expliqué; auſſi
les Anciens ont figuré l'un & l'autre de
ces ouvrages, ſous l'idée des travaux d'Hercule & de pluſieurs autres fables, qui
toutefois ont toûjours marqué que dans
chacune

chacune des opérations, il faut qu'il y ait un *agent* & un *patient* proportionnez.

A l'égard du ſecond ouvrage, bien que la diſſolution du corps & la ſublimation de l'eſprit, qu'on a entrepris & éxécuté dans le premier ouvrage, ſe faſſe dans le ſecond, la proportion gardée, néanmoins l'intention de ſe paſſer du ſecond, tend à une fin opoſée à celle du premier, où l'on a cherché la volatilité ; au lieu que le ſecond demande la fixité : mais on ne ſçauroit aquérir cette fixité, ſans ſçavoir les différens degrez de feu, qui ont été diſtinguez par des noms de *chaleur*, de *bain*, de *fiente*, de *feu*, de *cendre*, de *ſable*, ou *feu de gehenne* ; ou de divers autres, qui tendent tous à la même fin, & font voir qu'il y a trois ſortes de feux en général & abſolument néceſſaires.

Le premier eſt celui de la circonférence de la matiére ; le ſecond feu ſe trouve entre cette ſeconde circonférence & le centre, lequel participe du premier & du centre ; & le troiſiéme, eſt le feu central, qui eſt opoſé au premier, & convient au mitoyen. Le premier eſt coruptif & irritatif ; le ſecond eſt confortatif & reſtauratif ; il eſt le lait de la Vierge, duquel l'enfant ſe nourrit, & le feu central & naturel qui digére, fixe & cuit les matiéres ; c'eſt l'ame & le reſtaurateur du compoſé, ce

 qui

qui lui donne sa perfection ; il répond à
l'excellence de la forme du principe , &
rend le sujet tout formel ; il est le souffre
pur , qui a fixé le mercure à même proportion que dans le premier œuvre ; le
mercure a pénétré le principe sulfureux en
lui communiquant sa volatilité, & l'a rendu
mercure pur , autant qu'il peut l'être, en
qualité de corps sensible.

Il est aussi nécessaire de remarquer que
chacun de ces différens feux a ses degrez ,
qui sont divisez en points supérieurs , inférieurs & mitoyens , lesquels on doit di-
stribuër peu-à-peu & successivement. Le
premier feu étant coruptif, irrite & pique
le second, qui lui est voisin & participant
de ses qualitez. Le mitoyen excite le feu
central , en même-tems le nourrit & lui
donne une *entité* suffisante, pour faire ses
opérations & produire les changemens &
progrès que les différentes couleurs dé-
montrent, en passant du noir au blanc , &
ensuite au rouge, desquelles les anciens
parlent assez souvent, & par lesquelles ils
distinguent proprement les fourneaux :
car , comme les fourneaux vulgaires servent ordinairement à contenir la matiére
du bois & du charbon embrasé, où l'on
voit des couleurs différentes , qui nous
montrent le fort ou le foible de l'inflammation & de la nature de la matiére em-
brasée ;

brasée ; de même la matiére du sujet de la
Médecine, venant à être pénétrée de ces
différens feux, pousse à la circonférence
des couleurs, selon les différens degrez
de feu qu'on y donne ; & cette remarque
du fourneau n'est pas indifférente &
tout-à-fait inutile, mais elle sert à relever
d'erreur ceux qui se mettent en peine
de chercher des fourneaux & des vaisseaux
artificiels de différentes figures & grandeurs, & qui ne considérent pas que la
matiére, artistement travaillée, selon les
régles de la nature, est le fourneau naturel, qui contient tout ce qui est nécessaire
pour l'entiére perfection de l'ouvrage,
sans avoir besoin d'aucune chose étrangére
qui y entre, de quelque régne de *mixte*
parfait qu'il puisse être, laquelle au contraire la détruiroit absolument.

Je croi qu'il est à propos de faire connoître, à ceux qui veulent s'apliquer aux
opérations de la véritable Médecine, que
ceux qui la font ne se brûlent point les
doigts, en la préparant ni en la faisant,
parce que le feu dont ils se servent n'est
point le feu ordinaire des Chimistes, comme je vais le prouver.

1°. Le feu ordinaire des Chimistes est
connu de tout le monde, & le nôtre est
artificiel & de difficile invention.

2°. Le feu des Chimistes est élémentaire;

H 6   mais

mais le nôtre est naturel & autant vivifiant
qu'astral.

3°. Le feu des Chimistes est actif, chaud
& sec, parce qu'il est fait & préparé avec
du bois, de l'huile & du charbon ; mais le
nôtre est chaud, sec & humide, & est plus
spirituel que matériel.

4°. Leur feu ne peut rien faire, s'il n'est
entretenu & alimenté par l'air ; le nôtre ne
peut faire aucune opération, s'il n'est enfermé ; mais au contraire, il faut qu'il
soit enfermé dans un vaisseau, de peur que
le moindre air ne l'interrompe.

5°. Le feu des Chimistes ne peut jamais
être si bien gouverné, que la matière com-
bustible venant à manquer, ne cesse. Le
nôtre, au contraire, travaille sans cesse &
sans interruption, & il s'entretient de lui-
même, sans qu'il soit besoin qu'on lui aide ;
& nôtre matière circule & est animée par
lui & par une vapeur spiritueuse qui se
trouve en lui.

6°. Le feu des Chimistes est actif, chaud
& sec, & sa principale qualité est de consommer & de détruire les choses sur lesquelles il agit ; deforte que leur feu le plus
doux est celui du *Bain-Marie*, dans lequel
on peut faire cuire des œufs ; cependant il
détruit la vertu générative qui se trouve
dans les choses où elle est. A plus forte raison, que peuvent faire ceux qui sont beaucoup

coup plus violens ? mais à l'égard du nôtre,
il échauffe doucement, & peu-à-peu ; nôtre
matiére, par une continuelle irradiation, la
cuit, la conserve, la congelle, l'humecte,
la nourrit, & l'augmente, tant en vertu
qu'en qualité, & par-là vous voyez que le
feu des Chimistes est contraire au nôtre &
tout-à-fait différent.

7°. Le feu des Chimistes est violent,
corrosif & destructeur ; & le nôtre est benin,
doux & naturel, enfermé dans la matiére,
aëreux, évaporeux, ambiant, continuel,
tempéré, autant nourrissant & vivifiant,
qu'astral ; & ce qu'il y a d'admirable dans
nôtre feu, c'est qu'il se trouve dans nôtre
matiére, & que tout le secret est de trouver le moyen de le mettre en mouvement,
& ce feu-là est le véritable *Bain-Marie* des
Philosophes, lequel est aussi difficile à découvrir, que la matiére, puisqu'ils sont
inséparables, & que la connoissance de l'un
donne la connoissance parfaite de l'autre.

Mais pour satisfaire à ce que j'ai avancé,
je veux bien dire que le feu, qui se trouve
dans le *régne minéral*, n'est autre chose
qu'une humidité acide & corrosive, semblable au feu humide & évaporeux, par
lequel tous les *métaux & minéraux* se laissent dissoudre ; car jamais un tel feu ne les
dissoudroit, s'il ne trouvoit un feu pareil,
caché dans leurs sels fixes & volatils : c'est

par

par cette vrai-semblance du feu interne,
que les atômes ou particules de ces feux
humides ou esprits salins, pénétrent si bien
les *métaux* & les *minéraux*, & entrant dans
leurs pôres, vont aussi-tôt attaquer les
sels, qui sont joints & unis avec leurs
souffres & leurs mercures, par le moyen dequoi ils les fondent facilement & les ré-
duisent en leur propre nature, chaque chose se joignant sans peine à son semblable,
& la plus grande partie des *métaux* n'étant
qu'un sel fixe coagulé. Il y a seulement à
remarquer qu'il se trouve plus ou moins
de sel, soit fixe ou volatil, dans les *métaux*
& *minéraux*, à proportion de leurs qualitez différentes.

Il faut observer maintenant que ce feu
humide, qui se trouve dans le *régne miné-*
ral, est de deux sortes, l'un étant de la
nature du *souffre*, & l'autre de celle du
mercure.

Les métaux où il y a plus de feu, qui est
de la nature du *mercure*, que de celui du
souffre, sont le *plomp*, *l'étaim*, le *fer*, le
cuivre, *l'argent*, & *l'argent vif* : ce qui fait
parler ainsi, c'est que ces métaux se laissent
fort facilement attaquer, fondre & dissoudre par les feux humides sulfureux, ce qui
ne peut venir que de ce que le *souffre*, qui
est le mâle, y trouvant le *mercure*, qui est
la femelle, l'embrasse avec beaucoup d'a-
mour,

mour , & agit deſſus ſans aucune répu-
gnance.

L'or , au contraire, contient beaucoup
plus de *ſouffre* que de *mercure*, ce qui eſt
évident : par cela ſeul, on voit qu'il ne ſe
laiſſe aucunement aborder les diſſolvans
ſulfureux , au lieu que les feux humides
mercuriels, les fondent & diſſolvent ſans
aucun obſtacle : vous aurez beau cuire
l'or, tant que vous voudrez, avec un eſprit de ſalpêtre , avec un eſprit de vitriol,
avec un eſprit de vinaigre , ou le rôtir un
tems infini avec du ſalpêtre & du vitriol
corporel, ſi vous attendez que l'or en ſoit
diminué d'un ſeul grain, vous attendrez
inutilement ; au lieu que ſes eſprits diſſolvent ſans peine tous les autres métaux ;
mais , en revanche, vous ferez boüillir bien
long-tems les autres métaux, particuliérement le *ſaturne*, le *mercure* & la *lune*, avec
l'eau régale ou avec quelques autres feux
humides *mercuriels*, avant que vous puiſſiez
diſſoudre la moindre choſe, au lieu que
l'or s'en laiſſera diſſoudre ſans difficulté.

Il ne faut pas auſſi oublier qu'il y a un
feu humide, quand il eſt connu, qui a le
pouvoir de diſſoudre tous les *métaux* & les
minéraux, parce qu'avant qu'ils fuſſent ce
qu'ils ſont , ils étoient cette humidité ;
comme la glace, avant qu'elle fût glace,
étoit l'eau dans laquelle elle ſe diſſout ; &

ſi

ſi la glace étoit teinte de quelque couleur,
elle communiqueroit ſa teinture à l'eau
dans laquelle elle ſe fond. Ainſi les métaux communiquent leur teinture à cette
humidité ou à ce feu humide, où ils ſe fondent & diſſolvent ; *l'or* lui communique ſa
couleur jaune ; la *vénus*, la verte ; le *fer*,
la couleur rougeâtre ; *l'argent*, la couleur
laiteuſe, ainſi des autres ; mais l'argent viſ
n'en donne point, n'y ayant point de différence entre le diſſolvant & le diſſour.

LE LECTEUR CURIEUX, A L'AUTEUR.

BAſile-*Valentin*, *Bernard*, & *Raymond-*
Lulle,
Ont parlé, comme vous, des grands travaux
d'Hercule :
En nous voulant donner un ſi riche ſecret,
Ils l'ont envelopé, ne parlant qu'à regret ;
Ce n'eſt que mots ſacrez & qu'obſcures paroles,
Dont le nombre eſt ſi grand, qu'on en feroit
un rôle,
Dont le ſens ſi caché & ſi myſtérieux,
Embarraſſe l'eſprit des doctes curieux.
Si c'eſt la charité qui les a fait écrire,
Ils doivent s'expliquer & clairement inſtruire.
Mais quand Baſile dit, ſolve & coagula,
Il dit qu'il a tout dit, & en demeure-là.
A lire leurs écrits, on diroit qu'un bon Ange
Les a tous obligez à ce ſilence étrange :

Expli-

Expliquez vous, Monſieur, ſi vous faites
   comme eux,
Car vos écrits n'ont pû ſatisfaire mes vœux ;
Ils ont renouvellé en moi la faim étique,
Que j'ai depuis long-tems d'aprendre la
   Phyſique :
J'entens bien tous les mots, & même les com-
   prens ;
Mais quant à la pratique, elle échape à mon
   ſens :
Quelquefois je croi voir & tenir toute choſe,
Et puis je ne vois rien qu'une chimére écloſe.

RÉPONSE DE L'AUTEUR, AU LECTEUR CURIEUX.

Pour apaiſer la faim, qui fait vôtre dou-
   leur,
Prenez dans le métal ce qui en fait le cœur,
Puis faites-le diſſoudre dans l'eau mercurielle,
Nommée, par les Sçavants, à bon droit leur
   pucelle :
Ce ſera le moyen, par ſa ſéduction,
De remplir vôtre cœur & vôtre paſſion.
Vous qui ſçavez le ſens des Doctes & de
   Lulle,
Ce ſont des bagatelles, que les travaux
   d'Hercule.

Je ne puis auſſi m'empêcher de dire ,
ſuivant le ſentiment d'un grand Philoſophe, que le *mercure des Sages*, quoiqu'il

ſoit

foit très-commun & très-néceffaire à tous
les êtres, il ne fe trouve point nud fur la
terre ; la nature a un foin admirable de le
couvrir ; & ce Sçavant ajoûte, & dit, qu'il
y a une très-grande différence entre leur argent vif & le mercure vulgaire.

1°. Le mercure vulgaire ne diffout point
l'or & l'argent, & ne s'arrête point avec
eux d'une maniére qu'il ne puiffe en être
féparé ; mais celui des Philofophes diffout
l'or & l'argent, & il fe mêle tellement
avec eux, qu'il ne peut jamais en être féparé ; comme de l'eau, une fois mêlée
avec de l'eau, n'en peut être féparée d'aucune maniére.

2°. Le mercure vulgaire a en lui un *fouffre* noir, très-mauvais & combuftible ; mais
celui des Philofophes contient en lui un
fouffre incombuftible, fixe, très-blanc,
& rouge.

3°. Le mercure vulgaire eft froid & humide, & celui des Philofophes eft chaud
& humide.

4°. Auffi le mercure vulgaire noircit les
corps métalliques, & celui des Philofophes les blanchit, & leur donne la blancheur criftalline.

5°. Lorfque le mercure vulgaire eft précipité, il devient un très-mauvais *fouffre* ;
& celui des Philofophes, moyennant la
chaleur, eft changé en un *fouffre*, très-fixe
& fluide.   6°. Tant

6°. Tant plus on cuit le mercure vulgaire, tant plus il devient ſubtil & plus volatil ; mais celui des Philoſophes, tant plus on le cuit, & plus il devient épais & moins fluide. Par ce raiſonnement, ce Philoſophe nous fait voir combien il y a de différence entre ces deux mercures, & par-là il conſeille de ne pas ſe donner tant de peine avec le mercure vulgaire, pour faire la véritable Médecine, & que ce n'eſt pas le ſujet des ſages.

7°. La marque la plus ſenſible, pour les diſtinguer, c'eſt que le mercure des Philoſophes eſt le mercure *fluens*, & celui du vulgaire eſt le mercure *currens*.

MÉDICOPHISIQUE,

*Et ſuite de l'Introduction à la parfaite connoiſ-
ſance de la Vérité, par les voyes naturelles.*

LE ſouverain Maître de l'Univers, voulant former l'homme à ſon image & ſemblance, & par conſéquent faire un chef-d'œuvre parfait de ſes mains divines, eut la précaution de créér avant lui tout ce qui pouvoit ſervir & entretenir cette machine vivante ; & comme ſi le ſervice qu'il devoit tirer de tous les animaux eût été trop peu, le divin Créateur lui donna encore

core la connoiſſance parfaite des *végétaux*
& des *minéraux*, pour l'entretien & la conſervation de ſa ſanté & prolongation de ſa
vie, juſqu'au terme preſcrit par le Verbe
incréé, au moyen dequoi le premier homme, & pluſieurs de ſes ſucceſſeurs aux ſiécles ſuivans, ont vécu ſains & robuſtes,
juſqu'à neuf cens & juſqu'à mille ans. Je
dis des années auſſi longues que les nôtres,
compoſées de douze mois & de douze Lu-
nes, chacune de trente jours, & chaque
jour de vingt-quatre heures, ainſi qu'il
eſt juſtifié par la Genèſe, & autres livres
Sacrez & Prophanes : quelque forte que
ſoit la raiſon que donne SANDIVOGUS, de
la longueur de la vie de nos premiers Peres, il
eſt conſtant que s'ils n'avoient pas eu la connoiſſance de la ſageſſe, ils n'euſſent jamais
pouſſé leurs jours à un auſſi long terme.

　Un treſor ſi précieux a été tranſmis par
Adam à ſes Succeſſeurs, auquel Dieu, par
une bonté infinie, a donné une connoiſſance parfaite des vertus & des propriétez de
chaque *animal*, *végétal* & *minéral*, leſquelles étant renfermées au fond de leur maſſe
corporelle, entre l'eau flegmatique & la
terre damnée, ils les ont adroitement tirées
par l'art ſpargérique, ſéparant le groſſier
du ſubtil, & le pur de l'impur, pour, après
une parfaite coction, s'en ſervir pour la
conſervation de leur ſanté & prolongation
de leur vie.　　　　　　　　　　　Que

Que l'on ne présume pas cependant, par ce divin secret, prolonger sa vie jusqu'à l'immortalité ; car cet Arrêt, qui fut prononcé au premier homme, & pour tous ses descendans, doit nous avertir qu'ayant eu un commencement, nous devons nécessairement attendre une fin ; mais comme il est de la religion de croire que nos jours sont comptez, & que leur nombre ne peut passer, aussi on doit être persuadé que Dieu a mis en nôtre pouvoir d'abreger ce terme, ou de le continuër sains & robostes, jusqu'au dernier moment marqué par le Créateur.

Comme cette abréviation de nos jours vient de la perte de nôtre santé, & par les excès que nous faisons, nous ne devons pas seulement les éviter ; mais encore nous attacher à purifier cette impureté dont la masse de nôtre sang est atteinte dès le ventre de nôtre mere, & laquelle se manifeste par les fiévres, rougeoles, & petites véroles, dont l'enfance est ataquée.

L'on conviendra facilement, à ce que je crois, de la vérité que j'avance ; mais le moyen de parvenir à cette séparation & purification, est si caché & si peu connu, que quelque desir que l'on ait de la posséder, l'on est bien-tôt rebuté, par les affreuses difficultez qui se rencontrent dans sa découverte. Que de tentatives inutiles !

tiles ! que de fausses recettes , malheureuse-
ment éprouvées ! Combien d'opérations
trompeuses ! que de peines & de grosses
dépenses pour ne rien trouver ! & cela
faute de connoître la nature, & de comprendre l'ordre qu'elle tient en la composition de chaque corps,& de quelle maniére
il est composé ; par ce nom de corps, j'entends généralement toutes choses qui se
peuvent voir & toucher : tout corps est
composé des quatre élemens, *terre , eau ,
air & feu* , lesquels ne peuvent être vûs ni
touchez tous purs,chacun dans leur essence
séparément : car il ne se peut voir aucune
terre qui ne contienne le feu , ni aucun feu
sans air , ni aucun air sans eau ; & de la
grossiéreté de l'eau , la terre s'engendre ;
ensorte que quelque habile que soit un
Philosophe , il ne peut faire noir chaque
élément dans sa simplicité ; mais tous
demeurent toûjours en forme corporelle,
palpable & visible , élémens élémentez,
participans l'un de l'autre ; encore qu'un
chacun composé, soit *animal , végétal* ou
minéral , il y ait un élément prédomi-
nant , qui fait connoître sa vertu & sa
puissance.

Il est nécessaire de sçavoir la composition de chaque composé , si on veut en
pratiquer la décomposition , sans laquelle
la vertu, qui y est renfermée , ne peut être
extraite.

extraite, ce qui ne ſe peut faire que par
rétrogradation.

Tout corps eſt compoſé de trois diverſes
choſes, qui ont leurs facultez & vertus
diſtinctes & ſéparées, leſquelles étant jointes & unies en juſte proportion, font un
corps tempéré & parfait ; ce ſont *ſouffre,*
mercure & *ſel* ; autrement, *forme, moyen*
uniſſant, & matiére, ou bien *ame, eſprit &*
corps.

Le *ſouffre* eſt l'humide radical du corps,
qui contient en ſoi le feu de nature, nour-
riſſier & conſervateur de la vie.

Le *mercure* eſt une ſimple liqueur, répanduë par tout le corps ; la cauſe efficiente de
la continuité d'icelui, laquelle contient en
ſoi l'eſprit de vie.

Le *ſel* eſt comme le lien & le *medium con-*
jungens, entre les deux extrêmes, de l'ame
& de l'eſprit ; ſçavoir, du *ſouffre* & du *mer-*
cure, ayant la faculté de les coaguler, purger & nettoyer, & par conſéquent de conſerver les corps incorruptibles ; & c'eſt la
raiſon pour laquelle il eſt apellé le *Baume*
de la nature ; ces trois choſes ſont, *ſouffre,*
mercure & *ſel,* & en tous corps ſont ſépa-
rables, & après leur ſéparation ſe peuvent
toucher & voir au doigt & à l'œil, chacun
diſtinctement dans ſon eſſence, pour la
préparation deſquels il ne ſuffit pas d'avoir
une profonde théorie de la ſcience, mais il

faut

faut encore en avoir la pratique ; c'eft-à-dire, les véritables opérations chimiques, en imitant tout en Dieu & la nature ; car pour peu que nous fçachions de quelle maniére Dieu s'eft fervi en la création de cet Univers, & comment fe font les produ-ctions & générations dans la nature ; nous pourrons non - feulement trouver les moyens de nous prolonger une vie agréable & longue, mais même faire des chofes qui paffent l'imagination.

Il eft néceffaire de fçavoir que Dieu, au commencement, n'ayant créé qu'une matiére confufe, apellée *cahos*, il en tira les quatre élémens, & les fépara l'un de l'autre, mettant chacun dans fa fphére. La premiére eft le *Ciel*, qui contient le feu, au lieu le plus élevé, comme le plus ex-cellent, au concave duquel eft *l'air* & puis *l'eau*, & finalement la *terre*, qui fait le cen-tre ; & ces trois l'environnant chacun dans fon ordre, femblable au jaune d'œuf, qui eft comme la terre, & le centre, étant en-vironné de glaires, qui eft l'eau ; & cette glaire, d'une peau, qui en eft l'air ; & cette peau de la coque, quieft le Ciel, l'environ-nant & contenant dans fon concave ; les trois autres, diftinctement féparez & mis dans fon propre vaiffeau, de maniére qu'ils ne peuvent plus fe remettre dans cette maffe confufe où ils étoient au commencement ;

fem-

femblable, dis-je, a l'œuf, lequel, encore qu'il foit roulé & tourné, le jaune demeure toûjours au centre, & ne fe mêle point, & jamais la glaire ne fe mêle avec la peau, ni la peau avec la coque.

Voilà de quelle maniére Dieu s'y eft pris pour tirer cette maffe groffiére du cahos, féparant le fubtil du groffier, le pur de l'impur, & a mis chaque partie dans fon vaiffeau propre : la féparation du jour d'a-vec la nuit, & de la lumiére d'avec les té-nèbres, eft encore une charmante opéra-tion de ce divin Maître, qui nous en fait voir tous les jours mille différentes, fans que nous nous y arrêtions ; & comme font les putréfactions & diffolutions de toutes les femences, après qu'elles font jettées dans leur propre terre bien préparée, pour faire de nouvelles générations de leurs efpéces. Ces belles diftilations, par pluyes & rofées, qui font fortir & croître lefdites femences, les fublimations, par attractions de vapeurs, les décoctions, coagulations & fixations, qui font faites par plufieurs de-grez de fon feu Phyfique, jufqu'à parfaite maturité des femences & des fruits, qui portent dequoi faire la multiplication de leurs efpéces.

L'on peut encore remarquer une autre tranfmutation qui fe fait, en convertiffant en chair, en os & en fang le pur lait dont

I   cet

cet enfant est nourri, comme en nous le pain
& le vin. Les opérations qu'il fait en nous,
commercent toûjours par la putréfaction,
par laquelle il vient toûjours à la solution,
distilation & séparation, & cela dans un même fourneau, mais non pas dans un même
vaisseau ; car dans nôtre estomach, la premiére putréfaction des viandes, que nous prenons pour nôtre nourriture, avec séparation
du gros d'avec le subtil, du pur d'avec l'impur, & l'excrément salin, qui est envoyé aux
intestins, qui le poussent dehors, & le pur & le
subtil des alimens, est changé en chyle, qui
est porté au cœur, qui en fait une autre digestion & séparation pour le subtiliser, & du
plus subtil en fait le sang pur & net, duquel
il se nourrit, & tous les autres membres du
corps, en distribuant, par les artéres, à chacun
sa portion nécessaire, lequel sang, en circulant, se filtre par les vaisseaux lymphatiques,
par le foye, la rate les reins, & les autres parties, que la nature a mises en l'homme, pour
faire toutes les purifications, afin que le superflu soit envoyé en la vessie, qui s'évacuë
par les urines.

Le fourneau, dans lequel se font ces opérations, n'est pas moins digne d'admiration ;
car il a les soûpiraux & registres nécessaires,
qui sont, la bouche, le nez, les oreilles, &c,
afin de conserver dans ce fourneau une chaleur continuelle, tempérée, aërée, claire, &
bien

bien réglée, par toutes les opérations qui s'y font, c'est pourquoi il a mis dans ce fourneau trois vaisseaux distincts & séparez, le premier est la tête, laquelle contient le cerveau, & dans lui tous les sens de l'homme, & duquel cerveau procédent tous les nerfs, qui lient & entretiennent tous les membres du corps, & leur communiquent les esprits animaux pour le mouvoir & sentir, & c'est en lui où ils se labourent.

Le second vaisseau, est la poitrine, qui contient le cœur, où est la source de vie, & de lui procédent les artéres, lesquels, comme tuyaux, portent par tout, en circulant, les esprits vitaux, & ce vaisseau contient aussi l'air, pour l'entretien du feu de ce fourneau, au moyen des souflets, qui font les poulmons, aux deux côtez du cœur, pour lui conserver sa chaleur, & cependant le rafraîchir doucement & préserver d'embrasement, si le feu venoit à se dérégler par quelque excès.

Le troisiéme est l'estomach, où se préparent les alimens, pour faire le chyle, qui est attiré par les veines lactées qui font dans le méfentére, pour être porté au réservoir de *Péquet*, ainsi nommé, parce que c'est lui qui en a fait la découverte, qui aboutit à la veine-cave, sous-calviére, où il se mêle avec le sang, pour être porté au ventricule droit du cœur, sui-

I 2

vant

vant les régles de la circulation, & pour
reçevoir fa premiére fermentation, enfuite
fortir par l'artére veineufe, pour paller par
les poulmons, pour fa premiére purification, & pour y être réanimé, par l'efprit
de vie qui fe trouve dans les poulmons,
par le moyen de l'air qui en eft le véhicule, & pour fe purifier des matiéres hétérogênes & groffiéres, qui fe feroient
mêlées avec le chyle & le fang : après
être purifié & réanimé par les poulmons,
il eft porté, par la veine artérieufe, dans
le ventricule gauche du cœur, où il aquiert
fa derniere perfection, où fe forment les
efprits vitaux, qui font portez, par la groffe
artére, qui fort du ventricule gauche du
cœur, qui fe divife en deux; l'une montant
& l'autre defcendant, pour porter les efprits
vitaux dans toutes les parties du corps, & le
fang le plus fubtil eft porté au cerveau,
pour faire les efprits animaux, qui y font
élabourez, pour être portez par les nerfs
en toutes les parties du corps, pour leur
donner le mouvement ; & après que le
fang a été en toutes les extrêmitez du corps,
par les artéres, il eft raporté, par les veines, dans les parties du corps, qui y font
placez comme des cribles ou des tamis,
pour le purifier, comme eft le foye, la
ratte, les reins, & autres vaiffeaux excrétoires, qui font prefque imperceptibles;

&

& innombrables ; enfin le ſang eſt raporté, par la veine-cave, au ventricule droit
du cœur, dans lequel ſe mêle le chyle,
qui eſt conduit par les veines lactées, comme nous avons déja dit, afin de réparer le
ſang qui s'eſt conſommé, tant pour faire
les eſprits vitaux qu'animaux, pour entretenir l'homme vivant.

Ainſi, par une ſi juſte harmonie des membres du corps & du ſecours qu'ils ſe donnent les uns & les autres, le compoſé ſe
trouve ſain & parfait, doüé des quatre facultez, qui ſont, l'attractive, la rétentive,
l'immulative & l'expulſive, par leſquelles
chaque membre attire à ſoi la nourriture
qui lui eſt néceſſaire, l'ayant attirée, la
retirent ; & la retenant, la change en ſa ſubſtance, & ce qui eſt ſuperflu eſt jetté dehors.

Mais ſi quelquefois il arrive que les opérations ne ſe faſſent pas réguliérement dans
ce fourneau & dans ces vaiſſeaux, on ne doit
pas s'en prendre à celui qui les a fait & bâ-
ti ; mais plûtôt à celui qui les gouverne
& entretient mal : lorſque le feu eſt mal
conduit, ou que les vaiſſeaux ſont bien ou
mal ſcellez, c'eſt d'où vient la ſource de
toutes les maladies qui ſont *ſulphurées, ſalées* ou *mercurielles* ; je les apelle ainſi, parce
qu'elles ne proviennent que du déréglement des trois principes.

Or, pour connoître lequel de ces trois

 prin-

principes eſt altéré, & par conſéquent la cauſe de la maladie, il faut préſupoſer que le *ſouffre* étant exceſſivement échauffé, attaque & échauffe, par excès, les principaux membres intérieurs, qui ſont, le cœur, le cerveau, les poulmons, le foye, la ratte, les reins, d'où s'engendrent toutes les maladies aiguës, comme *fiévres, pleuréſies, peſte, épilepſies, manies, frénéſies*, qu'on apelle *maladies ſulphurées*.

Le *ſel* venant a ſe diſſoudre trop abondamment, engendre *catares, apopléxies, eſquinancies, hydropiſies, lientéries*, & *diarrhées*, & par ce moyen s'écoule du corps; & le ſang, ſe trouvant entiérement privé de ce *ſel*, ſe corrompt; & de-là s'engendrent tous les *ulcéres malins*, tant internes qu'externes, comme *polipes*, noli me tangere, *chancres, loupes, fiſtules*, & toutes eſpéces de *lépres*, qui peu-à-peu pourriſſent tout le corps, à meſure que ce *ſel* vient à ſe diminuër, ainſi toutes ces maladies ſe peuvent apeller *maladies ſalées*.

Pour ce qui eſt du *mercure*, il ne s'altére jamais tout ſeul; mais quand le *ſouffre* & le *ſel* ſont altérez ou corrompus, leſquels produiſent des excrémens vénéneux, que la nature affoiblie ne peut chaſſer, alors ce *mercure* les reçoit en ſoi, & en eſt infecté; & puis, en les portant par tout le corps, il s'en décharge aux parties où il fait ſon
ſéjour,

séjour, comme aux jointures, orteils, doigts, veines, artéres & os, jusqu'aux moëlles, d'où s'ensuivent de très-fâcheuses maladies, comme la *vérole, calcul, pierre & gravelle,* tant aux reins qu'à la vessie, & aux autres parties du corps, moyennant l'esprit coagulatif qui vient du *sel*; de-là s'engendrent des *gouttes-tartreuses,* comme *podagres, gonagres, chiragres, sciatiques, & artériques*; & lorsque ce poison s'est aussi emparé des autres parties, il les prive de leurs *esprits vitaux & animaux*; de-là vient aussi la *sécheresse des membres,* lesquelles maladies se peuvent apeller *mercurielles.*

Voilà les causes de toutes les maladies qui altérent la santé, empêchent les hommes de parvenir à une longue vie, & les font mourir faute de se connoître, de se conserver, & de prendre les remédes que de Dieu a mis en la nature, tant pour la conservation de la santé, que de la prolongation de la vie, lesquelles je nomme, *sulphurées, salées & mercurielles,* non-seulement pour connoître leurs causes originales, mais encore pour sçavoir quels peuvent être les rémédes nécessaires pour leurs guérisons.

O la grande question est de trouver ces véritables remédes, lesquels doivent être homogénes aux maladies qu'ils doivent

I 4   guérir,

guérir ; n'en déplaise à ceux qui soûtiennent que toutes les maladies se doivent
guérir par leurs contraires ; comme les maladies chaudes par des remédes froids, &
les froides par les chauds ; ce qui non-seulement répugne au bon sens, mais même à
la nature. L'expérience journaliére ne nous
aprend que trop la fatale manie de quelqu's
Médecins sur ce chapitre, lesquels ordonnent à contre-tems un reméde froid à une
maladie chaude, exposant le malade à la
perte de sa vie; car ce reméde,& la maladie,
se trouvant oposez, font de puissants efforts
l'un contre l'autre dans le corps du malade,
lequel ne pouvant soutenir un si rude combat, succombe, la victoire demeurant au
mal ; & si par hazard le reméde l'emporte
sur la maladie, comme font les *émétiques-
antimoniaux*, & les autres remédes, qui opé-
rent par irritation, ils laissent le malade si
foible & attenué, que de long-tems il ne
se peut remettre, & bien souvent jamais.

Il faut donc guérir chaque espéce de maladie par son semblable spécifique ; comme
les *sulphurées*, par les *souffres* ; les *salées*,
par les *sels*, & les *mercurielles*, par les *mercures* ; ce qui se doit entendre par les véritables *souffres, sels & mercures* des Physiciens
naturels, ou par le *sel*, nommé, par ceux
qui le connoissent, *Sel de prompt secours*,
par lequel toutes sortes de maladies subites &

récentes

récentes sont guéries en vingt-quatre heures ;
parce que la masse du sang n'a pas encore été
altérée, comme les maladies croniques & invétérées, pour lesquelles il faut en prendre plusieurs fois, & pendant long-tems, pour pouvoir purifier cette masse corrompuë, qui a été
portée par tout le corps, par la circulation ;
quoique je ne nie pas que ceux qui en tirent des *animaux*, *végétaux* & *minéraux*,
ne puissent produire de grands effets, pourvû qu'ils soient extraits & régénérez par
leur dissolvant véritable & naturel.

En effet, rien n'est plus effroyable que
l'entêtement de ceux qui croyent qu'il n'y a
pas de bons remédes à moins qu'ils ne viennent de deux mille lieuës d'ici ; je voudrois
bien leur demander quelle est leur raison,
pour s'attacher si opiniâtrement à ces *outre-*
marins, puisque nous trouvons, dans nos Jardins & dans nos Campagnes, des *simples*,
qui ont des vertus spécifiques & de bien plus
haut degré que les *simples étrangéres*, qui
sont toûjours sophistiquez, vieux, moisis,
pourris, & pleins d'un mauvais air, des lieux
par où ils passent ; au lieu que les nôtres y
sont nouveaux, verds, & par conséquent ont
toute leur vertu & bonté : cependant plusieurs Médecins les négligent, & s'attachent aux étrangers ; & toute leur raison est
que les anciens Médecins les aprouvent &
s'en sont servis utilement : à quoi je puis

I 5

leur

leur répondre, que ces anciens Docteurs
Médecins, qui ont été presque tous Grecs
& Arabes, n'ont pas eu connoissance de
nos Païs, ni des *simples* qui y croissent, &
encore moins des habitans d'iceux, ni par
conséquent de leur compléxion, & des maladies qui y sont particuliéres ; ainsi leurs
régles, canons & recettes ne nous conviennent pas en tout, ainsi qu'elles faisoient à
ceux de leur païs *outre-marin* ; outre que
Dieu, qui a donné des maladies à chaque
climat, lui a aussi donné des remédes particuliers qu'il trouve chez lui, sans êrre
obligé d'en aller chercher chez les autres.

L'on peut ajoûter que les Médecins,
Grecs & Arabes, qui ont écrit des vertus
des *simples* & de leurs *propriétez*, cela a été
suivant qu'ils les ont analisez, étant frais &
nouveaux cuëillis ; mais nous ne les pouvons avoir de même ici, par le long tra et
qu'ils font, ils sont secs & pourris ; & par
conséquent ils n'ont pas les mêmes vertus ;
mais, tout au contraire, si les frais & nouveaux cuëillis sont laxatifs, les secs sont
aftringens, ainsi que les bons Phisiciens
l'ont expérimenté.

Mais je suppose que ces drogues possédent
encore en elles quelques vertus, il faudroit
l'extraire d'une autre maniére que ne font
les Pharmaciens ; car la simple voye de la
digestion ne vaut rien pour ceci, à moins
qu'elle

qu'elle ne soit précédée par la calcination
douce & naturelle, & non violente, qui
doit emporter avec soi l'impur du mixte;
pour lors le pur seulement du mixte ou simple reste, on pourroit l'extraire par un dissolvant naturel, & non contre nature,
comme ceux dont les Pharmaciens se servent, pour, dans un véhicule convenable
à la maladie que l'on veut guérir, le faire
prendre au malade.

L'exemple du *Séné*, reméde assez commun, peut prouver ce que je dis : car, s'il
est vrai que venant de si loin, il puisse avoir
quelque chose de bon en lui, on doit en
extraire la vertu par une autre maniére
qu'on ne fait ordinairement; d'autant que
par cette voye on n'en tire que le souffre
impur, & nullement la partie fixe, qui en
fait toute la bonté ; ce qui fait qu'au lieu
que ledit séné produise quelque bon effet
dans le corps du malade ; il ne fait qu'exciter des nausées & des tranchées, qui le
tourmentent & l'affoiblissent ; ce qui n'ar-
rivera pas, si après une duë préparation dudit séné, on extrait sa partie fixe, qui est un
sel plus blanc que neige, dans lequel rési-
de toute la vertu, parce que les végétaux,
étant d'une nature plus foible & moins
compacte que les minéraux dans leurs principes, qui sont le souffre & le mercure,
sont moins digestes & parfaits ; & par con-

séquent

féquent il n'y a que la partie fixe, qui eft le fel, qui puiſſe avoir quelque vertu, d'autant que les ſimples étrangéres étant moiſies, pourries & féches, font privées des deux autres parties, dont on auroit pû tirer quelque choſe pour le joindre au fel.

Mais il n'en eft pas de même des autres *végétaux* nouvellement cuëillis; car leurs trois principes peuvent être facilement extraits par un diſſolvant naturel, & peuvent être joints enſemble, pour opérer de grands effets pour la ſanté.

Le ſang étant le véhicule de la vie, il charrie le bon avec le mauvais, qui, par ſa continuelle circulation, ſe ſubtiliſe ou ſe coagule. Cette ſubtiliſation eft ce que nous apellons, ſéparation du pur d'avec l'impur; c'eft ce qui rend toûjours l'homme ſain & robuſte; au lieu que la coagulation le rend foible & malade; il ne faut donc pas tirer le ſang des veines, pour ſéparer le groſſier qui cauſe la maladie: car comme ce groſſier eft beaucoup moindre en quantité, que le ſang avec lequel il circule; il eft vrai de dire qu'il faut tirer beaucoup de ſang, pour tirer peu de matiére impure & groſſiére; ainſi cette quantité de ſang tiré affoiblit la nature, par la perte des eſprits qui réſident dans le ſang, & la mettent hors d'état de pouvoir combattre le mal, & d'en chaſſer de chez lui la cauſe.

L'hom-

L'homme, comme j'ai dit au commencement, ne respire qu'élémens élémentez, & ne vivant que des choses composées, de même il ne doit pas être surpris, si les alimens dont il se sert pour soûtenir sa vie, sont aussi la cause de sa mort.

Il ne peut rien boire ni manger qui soit d'une pureté parfaite ; & chaque repas qu'il fait, sont autant de pas à la mort ; si donc il est vrai, comme il ne doit pas en douter, qu'il n'y a rien ici-bas qui ne soit envelopé de mauvais, que devons - nous attendre des alimens que nous prenons ? les *animaux* & les *végétaux*, dont nous faisons nôtre nourriture, péchent en toutes leurs qualitez ; ils introduisent chez nous ce qui est chez eux ; & comme ils sont corruptibles naturellement, ils engendrent chez nous ce qui étoit chez eux, qui est la corruption ; & par conséquent, l'infaillible destruction de nôtre composé : or, comme j'ai dit ci - devant, le sang étant la source de la vie, & la nature ne tendant qu'à convertir en sang pur & net, les parties subtiles des alimens que nous prenons, ce sang ne peut être tellement purifié ni subtilisé, qu'il n'entraîne avec lui des matiéres impures, qui sont cause de toutes les maladies, ainsi que j'ai expliqué, lesquelles impuretez circulent continuellement avec le sang, d'où naissent

toutes

toutes les infirmitez qui attaquent le corps
humain ; & s'il arrive que, dans le tems
de la plus forte fermentation de ces impuretez, l'on vienne à tirer le sang, il paroîtra toûjours mauvais, jusqu'à la derniére
goutte, semblable à un muid de vin, lequel
étant broüillé & percé à l'instant, sera tiré
trouble jusqu'à la derniére goutte : qu'on
soit donc persuadé que le sang n'est autre
chose que les trois principes joints ensemble, que le *mercure* en est le véhicule, que
le *souffre* en fait la rougeur, & que le *sel*
les conserve tous deux de putréfaction. Si
donc un de ces trois est altéré, il faut que
le tout périsse ; car si la partie *mercurielle*
vient à se tarir, les parties *sulfurées* & *salées*
ne peuvent plus circuler ; si la *sulphurée*
vient à manquer, le *feu* cessera ; & si la
salée s'évanoüit, la corruption s'emparera
du composé.

Il faut donc tenir ces trois principes dans
l'équilibre, & si l'un d'eux se sépare de ses
compagnons, le raméner par son semblable ;
ce qui ne peut se faire qu'en séparant
toûjours le pur d'avec l'impur, ce qu'on ne
fait pas par la saignée, mais faisant transs-
pirer le grossier après l'avoir subtilisé.

Mais c'est assez parler de l'ignorance des
Médecins, tâchons de découvrir les moyens,
par lesquels on peut se conserver la santé
& prolonger sa vie ; & pour cela, il faut
sçavoir

sçavoir que ce n'est pas sans raison que l'homme est apellé un petit monde ; car il contient les quatre élémens ; chacun d'eux en lui fait son office, comme dans le grand monde ; car la terre y produit ses *animaux*, ses *végétaux* & ses *minéraux*. L'eau pure & claire, dès sa source, découlant par un nombre infini de ruisseaux & de riviéres, jusqu'à l'extrêmité de chaque membre du corps, les arrose, nourrit & fait croître ; l'air serain les fortifie, & le feu les digére & les meurit ; mais si la terre n'est pas cultivée avec soin, si les riviéres & les ruisseaux viennent à se tarir par la sécheresse, ou à déborder par inondation ; si l'air s'épaissit en nuée noire, & vapeurs puantes & infectées ; si pareillement le feu vient à s'affoiblir ou à s'augmenter, alors il faut que tous les croissans de ce petit monde souffrent & se corrompent, chacun en ce qui aura été infecté de l'intempérie de son élément contraire.

Il faut sçavoir que comme le Ciel a les sept Planettes qui dominent sur les autres Astres, & la Terre sept métaux plus solides que les autres minéraux ; de même, au corps humain, il y a sept membres principaux, dominateurs sur les autres parties du corps ; sçavoir, le cœur, qui symbolise avec le Soleil du Ciel & l'or de la terre ; le cerveau avec la Lune du Ciel & l'argent

de

de la terre ; le foye avec le mars du Ciel &
le fer de la terre ; la ratte avec le Saturne
du Ciel & le plomb de la terre ; les poulmons avec le Jupiter du Ciel & l'étaim de
la terre ; le Sang avec le mercure du Ciel
& l'argent vif de la terre ; les reins avec
la Vénus du Ciel & le cuivre de la terre,
lesquelles symbolisations, ou raport naturel, ne proviennent d'autre chose, sinon
que les métaux de l'homme & de la terre
sont produits, engendrez & conduits par
les Planettes Célestes ; aussi l'homme a été
placé au milieu, entre les Planettes supérieures & les inférieures ; & c'est la raison
pour laquelle les Philosophes disent, que
les Astres & l'homme engendrent l'homme, parce que cette basse terre, comme une
bonne mere, conçoit & produit seulement
les choses qui plaisent au Ciel, pere de tout
ce qu'elle engendre en elles ; & icelles produites sur la terre, ce pere a le soin de les
nourrir & entretenir de sa substance.

Il faut donc conclure que les principaux
membres de l'homme se peuvent apeller
proprement *métalliques*, comme aussi leurs
maladies en général, & chacun en particulier, du nom du métal qui se trouve malade ; & qu'ainsi, le meilleur & le plus
propre reméde se doit extraire de son semblable *métal* terrien.

C'est donc cette pratique que je veux
mettre

mettre au jour, autant qu'il me ſera poſſible
& permis, & ſuivant le peu de lumiére qu'il
a plû à Dieu de me donner dans cette
ſcience, qui eſt plus divine qu'humaine.

Je dis donc que nulle extraction ne peut
ſe faire ſans une préalable diſſolution ; que
cette diſſolution doit être naturelle, &
non contre nature, ſi l'on veut extraire
les vertus du compoſé, parce que nature
ſe réjoüit en nature, & nature ſe joint à
nature.

Loin donc d'ici, tous ces corroſifs, de
quelles eſpèces que vous ſoyez ; la plûpart
d'entre vous ne font qu'extraire les *ſouffres*
impurs des ſimples, ou ils s'attachent &
ne touchent jamais à la vertu ſpécifique
qu'ils renferment.

L'on pourroit m'objecter que le *minéral*
& le *métal* étant plus compactes & plus
unis en leurs parties, que le *végétal*, il
faut avoir de différens diſſolvans pour extraire de chacun d'eux les vertus qui y
ſont renfermées ; mais à cela je réponds,
que la nature n'étant qu'une, ſa voye eſt
pareillement unique ; & quoique le *minéral*
ſoit plus reſſerré en ſes parties, que le *végétal*, néanmoins ce ſont les mêmes clefs
qui doivent ouvrir ces ſerrures différentes.

Cette vertu ſpécifique, que nous cher-
chons dans chaque compoſé, y eſt étroi-
tement gardée ; & quoique l'on ſoit aſſez
heureux

heureux pour avoir les clefs des premiéres
portes, on ne fera encore rien : *si l'on ignore
le moyen de faire séduire le frere par sa sœur,
leur ayant fait abandonner leur mere commune.*

Commencez donc à forcer les premiéres
barriéres, si vous souhaitez être les maîtres
du reste de la place ; mais attachez-vous à
suivre la nature, & l'imiter en tout ce qu'elle opére tous les jours devant nos yeux.
Rien n'est plus admirable & plus simple,
& par conséquent plus merveilleux que ses
travaux.

Quoique les *minéraux* soient de même
famille que les *métaux*, néanmoins il faut
avoüer, que l'un étant plus compacte &
plus resserré dans ses parties que l'autre,
les dissolvans en sont différens ; car les
métaux ne peuvent être dissous que par les
minéraux, & les *minéraux* & les *métaux* ne
peuvent être dissous que par la liqueur qui
les a formez.

Sous ce nom de *minéraux*, par lesquels
les *métaux* doivent être dissous, on pourroit
m'objecter que les *eaux-fortes & régales*,
étant composées de *vitriol, salpêtre, sels*, qui
sont sous le régne des *minéraux*, les disso-
lutes qu'ils feroient dévroient être bonnes.

A cela, je répondrai deux choses : 1°. Que
les *minéraux*, dont les *eaux-fortes* sont
composées, les *métaux* ne peuvent s'en en-
gendrer, & quelque chose que vous fas-
siez,

fiez, vous n'en pouvez rien faire de plus qu'ils font ; & qu'ainfi le diffolvant devant être de la nature de la chofe qu'on veut diffoudre, les *eaux-fortes* font contre nature, & par conféquent contraires à ce que nous prétendons faire. 2°. C'eft que, fupofé que ces *minéraux*, dont font compofez les *eaux-fortes*, fuffent propres à diffoudre & à extraire des *métaux* ; les vertus renfermées en iceux, il faudroit tirer de ces *minéraux*, ce qu'ils poffederoient, par d'autres voyes que ne fe fervent les Chimiftes ; mais ces *minéraux* étant entiérement opofez aux *métaux*, il faut les bannir des opérations naturelles, puifqu'ils font contre nature.

Il y a une effence unique de toutes chofes, très-puiffante, qui provient de l'éternité, & demeure en l'éternité, qui eft un Créateur du Ciel & de la terre, qui eft l'éternelle Divinité, une très parfaite effence ; & encore que je confeffe les trois Perfonnes, je ne connois qu'un Dieu & une effence unique, de laquelle toutes chofes viennent & procédent ; ainfi, autant qu'il eft permis à l'homme, d'aprofondir les chofes créées, par la connoiffance qu'il a du Créateur ; je dirai, quoique les *métaux* & les *minéraux* foient compofez des trois principes, ils ne proviennent néanmoins que d'une feule effence, qui va inceffamment du fupérieur à l'inférieur & qui re-

tourne;

tourne au supérieur, par l'aide de la chaleur qui se trouve à l'inférieur.

La semence métallique est procréée d'une imagination astrale, opération élémentaire & forme terrestre ; l'astrale est céleste ; l'élémentaire est spirituelle ; la terrestre est corporelle ; ces trois engendrent la première essence de la semence métallique ; & par conséquent, la matière métallique vient de cette essence, laquelle matière est composée d'un *souffre métallique céleste*, d'un *mercure métallique spirituel*, d'un *sel métallique corporel* ; ce qu'on peut véritablement connoître, par la résolution des *métaux* qui ne peuvent être dissous que par les *minéraux*, comme j'ai déja dit, qui sont d'un même sang & nature que les *métaux*, lesquels n'ayant pas aquis le même degré de coagulation que les *métaux*, sont crus ; mais ils possédent l'esprit métallique, ainsi que les *métaux* parfaits.

Il faut donc ôter la superfluité terrestre, si vous voulez faire une parfaite génération ; le tout à l'aide de la chaleur naturelle, & vous verrez que l'esprit, l'ame & le corps ne sont qu'une *eau céleste*, qui a été leur premier sperme, qui les a engendrez tous trois, & desquels a été fait un *souffre métallique*, un *mercure métallique*, & un *sel métallique*, qui dans leur mêlange ont fait un corps parfait, visible & palpable.

ble. Premiérement *minéral*, puis un *métalli-*
que, commencé par l'imagination aſtrale,
cuit & meurri par les élémens & fait matériel & formel par la ſubſtance terreſtre.

Les *minéraux*, & ces *métaux*, étant donc
réduits en leurs principes, le ſperme céléſte ſe découvrira, & fera voir qu'un terreſtre eſt fait ſpirituel, par l'aſſemblage de
l'ame, qui eſt le lien de leur union.

Or, pour avoir ces trois principes en
leur pureté, il faut les débarraſſer du terreſtre ſuperflu, & de l'humidité flegmatique,
qui les envelope, ſans quoi nous ne pouvons les avoir dans leur pureté requiſe ;
car ils ſont tellement attachez, que la nature ſeule ne peut aucunement les débarraſſer, ni les ſéparer, à moins que l'art
n'intervienne ; la nature, il eſt vrai qu'elle
donne les inſtrumens pour faire ces ſépa-
rations ; mais ſi le Philoſophe, ne pôlit
les inſtrumens & ne les rend capables d'a-
gir, c'eſt en vain qu'on s'en ſervira.

Dans quel embarras ne doivent point
être ceux, qui, avec leur prétendu *diſſol-*
vant corroſif, & autres de leurs eſpéces,
prétendent tirer des *métaux* leur quinteſſence, & faiſant un aſſemblage du bon,
avec le mauvais, croyent avoir bien opéré, quand ils ont fait changer un *métal*
ou *minéral* de couleur, ſans ſe ſoucier d'en
ſéparer ce qui en eſt hétérogêne ; qu'ils
apren-

aprennent, pour une derniére fois ; que les
métaux ne peuvent être diſſous que par
les *minéraux*, & que les *minéraux* ne peuvent l'être que par la liqueur qui les a
formé ; que les corps des uns & des autres
doivent être pourris dans le fumier de nature, pour en tirer la *ſemence métallique*.

Qu'en la ſéparation de l'un, il y a putréfaction, & extraction, & que dans l'o-
pération de l'autre, il n'y a qu'une perpé-
tuelle *cobation*, juſqu'à ce que la vertu trop
digeſte ſoit tirée du digéré par le crud.

Quand je parle de la diſſolution des *métaux*, on ne doit pas s'imaginer, comme
aſſûrent hardiment nos faux-Philoſophes,
quand même on auroit le vrai *diſſolvant
Philoſophique*, qu'on peut diſſoudre par
lui tous les corps du métal en ſes premiers
principes ; c'eſt-à-dire, en *eau céléſte*, qui
en eſt l'origine ; non, cela ne peut jamais
être ; car quelque parfait que ſoit le métal, ſur lequel vous verſez vôtre diſſolvant, il y a toûjours une terre ſuperfluë,
qui ne ſe peut jamais diſſoudre radicalement ; & quoique l'or même ſoit anna-
tique en ces principes, le véritable diſſolvant ne le diſſoudra jamais tout entier ;
mais après les réitérées *cobations* du nouveau diſſolvant, accué de ſon ſel, vous
trouverez une terre griſâtre, qui étoit l'envelope de ce chef-d'œuvre du Soleil, laquelle,

quelle, au moindre souffle, s'envolera aussi facilement que la poussiére.

Il en est de même des autres choses dont on veut tirer la quintessence, lesquelles ne donnent jamais que ce qu'elles ont de plus parfait, suivant leurs essences, d'autant que le propre de la nature étant de se joindre & se réjoüir en nature, le véritable dissolvant, qui doit être le sujet le plus épuré de la nature, ne se chargea de ce qui lui est contraire ; mais de ce qui lui est semblable, sans aucune altération du composé sur lequel il a agi, sa propriété étant de s'emparer du spirituel & laisser le corporel ; mais sur-tout ne vous éloignez jamais de cette régle, qui est très-certaine.

Que c'est le vivant qui fait le mort revivre ;
C'est lui seul qu'il vous convient chercher :
C'est le chemin qu'il vous faut prendre & sui-
vre ;
Car hors de lui, c'est dans l'erreur marcher.

DISSERTATION

Sur la Pleuresie.

LA *respiration* est une des fonctions la plus nécessaire pour entretenir l'homme

me vivant, laquelle venant à ceſſer, toutes les parties du corps demeurent ſans
mouvement ; c'eſt pourquoi on doit employer tous ſes ſoins pour la conſerver.
Comme le principal organe eſt les poulmons, lorſque les matiéres hétérogênes y
entrent, elles les gonflent & les coagulent,
leurs actions ſont dérangées ; & c'eſt ce qui
arrive de pluſieurs maniéres, entr'autres
de trois ſortes ; ſçavoir, quand la ſubſtance interne des poulmons eſt gonflée par
ces matiéres hétérogênes, on la nomme
Péripneumonie. Lorſque les parties extérieures des poulmons, & la *plévre*, ſont
embarraſſées, par des matiéres étrangéres, qui les gonflent & qui y ſont coagulées, on l'apelle *Pleuréſie.* Quant la *plévre*
& les muſcles intercoſtaux ſont legére-
ment oprimez, on lui donne le nom de
fauſſe-Pleuréſie. La cauſe des deux premiéres eſt le gonflement des veſſicules,
qui compoſent les parties extérieures des
poulmons & de la *plévre,* leſquelles venant
à être dilatez, par une chaleur, comme par
un mouvement prompt, ſoit pour avoir
couru à la chaſſe, ou pour avoir fait quelque éxercice violent, ou pour avoir parlé
en public avec trop de véhémence, ou pour
avoir eu trop grand chaud & enſuite s'être
rafraîchi trop promptement : comme c'eſt
l'effet de la chaleur de raréfier, c'eſt celui
du

du froid de congêler & de condenfer ; il ne faut pas s'étonner fi ces matiéres, qui s'étoient raréfiées & dilatées dans les veﬃcules des poulmons & dans les parties voifines qui les renferment, venant à fe coaguler & à fe condenfer, empêchent leurs mouvemens qui doivent être continuels, pour y reçevoir l'air qui y porte continuellement l'efprit de vie, lefquels ne pouvant faire leurs fonctions, la circulation fe ralentit & ne fe fait plus qu'avec bien de la peine : c'eft ce qui rend le pouls dur & ferme, & qui caufe une fiévre très _ aiguë, avec de grandes douleurs de côté & fouvent de tête, ce qui empêche l'action des efprits animaux, & ce qui affoiblit peu-à-peu les forces du malade, & enfuite le prive de la vie.

Le reméde, le plus prêt & le plus à la mode, eft celui de la *faignée*, auquel on a coûtume de recourir d'abord, qui très-fouvent, au lieu d'être falutaire à ceux qui en ufent, eft une prompte voye pour caufer la mort. Je ne nie pas qu'une *faignée*, dans une plénitude, ne puiﬀe aporter quelque foulagement dans le moment, mais non pas dans cette maladie, parce que les coagulations & les condenfations ne peuvent être détruites que par le fang même qui doit être réanimé & raréfié, ce qui ne fe peut faire par l'évacuation du fang, lequel, au

K   lieu

lieu de l'exciter, en diminuë la quantité, & par conféquent les forces ; non plus que par les feuls remédes topiques qu'on aplique à la fuperficie, qui ne peuvent pénétrer jufques dans les artéres & dans les veines, ni par ceux qu'on extrait des *animaux* & des *végétaux*, parce que leurs forces & vertus font perduës & émouffées dans les digeftions des premiéres voyes, étant alimenteux ou médicamenteux : s'ils font des premiers, ils fe convertiffent en la fubftance de l'homme, dont ils ne peuvent ôter les obftructions ; s'ils font des derniers, ils font oléagineux ou réfineux; c'eft pourquoi les humeurs acides, dont la nature fe fert pour faire fes diffolutions & les digeftions, ne pouvant agir fur eux qu'avec bien de la peine, & quelquefois point du tout, ce qui eft le fujet d'une très-grande fermentation dans l'eftomac, qui caufe des naufées & même des vômiffemens, ce qui augmente les mauvais levains, & donne lieu à tout ce qui étoit bon dans l'eftomac à fe changer en une mauvaife digeftion, laquelle étant envoyée dans les inteftins, à chacun defquels il fe fait encore une plus mauvaife digeftion, par plufieurs & différentes fermentations, & y raréfie des matiéres, qui caufent des vents & qui engendrent des coliques très-dangereufes, & en même-tems des tranchées infuportables,

ce

ce qui produit une grande quantité de fréquentes felles, qui font dire aux fimples, & à ceux qui ne s'y connoiffent pas, que les remédes ont bien opéré, ne fçachant pas que les bons remédes ne produifent point tant d'évacuations, & qu'ils ne font pour l'ordinaire que peu de fermentation dans l'eftomac, & quelquefois point du tout, parce qu'ils n'irritent point la nature, ne faifant que lui donner des forces pour lui aider à chaffer fon ennemie. Ainfi, par ce raifonnement, ni le grand nombre des *faignées*, ni les remédes, extraits des *végétaux*, non plus que les *remédes topiques*, & ceux qui ne peuvent ôter ni déboucher les obftructions, ne font point ceux dont on doit fe fervir pour guérir promptement les *pleuréfies*, ni pour foulager les malades.

Il les faut donc chercher dans des corps plus folides, qui ne font ni oléagineux ni réfineux.

Ainfi qu'ils ne réfiftent pas aux humeurs acides, qui font dans l'eftomac & dans les inteftins, lefquelles la nature employe pour faire les fermentations & les digeftions, afin qu'ils puiffent être facilement volatilifez, pour paffer de la premiére voye dans toutes les autres qui fe font dans les inteftins, afin qu'ils puiffent, comme des corps volatilifez & fpiritualifez, percer & diffiper les obftructions qui peuvent fe trou-

ver à l'orifice des veines lactées qui sont
dans le mésentére, pour être portez, avec
les quinteffences des alimens, dans le ventricule droit du cœur, pour ranimer le sang
qui est tout languiffant, par les coagulations & condenfations, qui font dans les
poulmons & dans les parties voifines, enfuite pour être portez par l'artére dans les
poulmons, pour y diffiper les coagulations
& condenfations, & donner le paffage libre au fang, afin qu'il entraîne avec lui les
réfidences qui lui bouchoient fon chemin,
& enfuite entrer dans le ventricule gauche
du cœur par la veine ; enfin pour être porté, par les artéres, dans toute l'habitude du
corps, pour y ranimer toute la maffe du
fang qui y est répanduë. Voilà les moyens
qu'on doit prendre, pour ôter & diffiper
toutes les obftructions & coagulations qui
fe forment, non-feulement dans les poulmons, mais dans toutes les parties du corps.
Je ne doute pas que les partifans de la *fai-*
gnée & des remédes ordinaires ne rejettent
ces véritez ; mais quand ils auront con-
fulté la nature, la raifon & l'expérience,
ils en conviendront ; & quand ils voudront
faire attention fur les dogmes des anciens
Médecins, qui leur enfeignent, par leurs
écrits, que les akalis des *métaux* & des *mi-*
néraux, volatilifez & fpiritualifez par leurs
acides, & réduits en un *fel* doux & agréable

ble au goût, qui leur fert de véhicule, comme l'eau en fert à l'efprit-de-vin , & le nitre
à l'air coagulé, pour le mêler avec les quinteffences des alimens, fans en déranger l'é-
conomie, en paffant des premiéres voyes
dans toutes les autres, fans perdre leurs forces & vertus, en débouchant les obftructions , & entretenant avec eux les réfidences, qui font les caufes matérielles de toutes les maladies, qui empêchent la circulation, laquelle entretient la vie, & excitent les coagulations qui caufent la mort,
& qui font mourir tant d'hommes, fans en
fçavoir la caufe, les nombreufes *faignées*
leur ayant ôté leurs forces , en évacuant le
fang, qui eft le véhicule de la vie, & les
remédes purgatifs, qui font des alimens
contre nature, & qui ne font que l'irriter,
en fuffoquant les humides acides, qui font
fi néceffaires pour faire les digeftions & fermentations. Si par hazard les hommes réfiftent à la maladie, ils ont plus d'obligation à la force de leur tempérament & à
leur principe de vie, qu'à la lancette & aux
médicamens, puifque ceux qui ne fe fervent ni de l'un ni de l'autre, en reviennent
très-fouvent. C'eft le fentiment le plus fuivi à prefent par les Modernes, qui eft fon-
dé fur les véritables principes de la pratique & de l'expérience.

K 3   HYPO-

HYPOTHE'SE,

Pour fervir de preuve à la Differtation faite
au fujet de la Pleuréfie.

ON fuppofe que les arches du Pont-
Royal de Paris foient prefque bou-
chées, par un amas de glaces qui feroient
accumulées, ou par une quantité de matiéres groffiéres, que le courant de la riviére
y auroit affemblées, ce qui obligeroit la
riviére à fortir de fes bornes & d'innonder
les lieux voifins. Les habitans de la Ville
de Paris, voyant que fi on n'a pas le foin
de débarraffer ces arches, une grande partie de leur ville fera innondée, ce qui cau-
feroit une perte confidérable. Les Magiftrats, foigneux de la confervation de leurs
habitans, employent tous leurs foins à
trouver des moyens de fondre ces glaces,
de divifer & d'évacuër ces matiéres. Après
une éxacte recherche, on n'en trouve point
d'autre que celui de l'eau même.

Deux Ingénieurs fe prefentent, promet-
tant l'un & l'autre d'avoir des moyens fûrs,
cependant tous différens, de délivrer cette grande ville du danger évident qui la
menaçoit.

Le premier demande aux Magiftrats la
liberté

liberté de prendre les voies qu'il a accoûtumé de fe fervir pour détruire de pareils
accidens ; on lui accorde ; il commence
par faire faire une faignée à la riviére des
Goblins, qu'il croit la plus propre pour
faire réüffir fon entreprife ; ce qui le
trompe ; c'eft la faignée du bras : il l'a
réïtére plufieurs fois, fans en avoir aucun
avantage. Il a recours à la riviére, qui fe
décharge dans la Seine proche Corbeil, à
qui il fait faire auffi une copieufe faignée,
efpérant que cela aportera du foulagement
au preffant befoin de Paris. Point du tout,
cela affoiblit davantage ; c'eft la faignée du
pied ; cependant on voit que la ville périt.
Son dernier moyen eft d'avoir recours à la
riviére de Loire, par le canal de Briare,
pour augmenter les forces de la Seine ; il
veut la faire defcendre par les éclufes, mais
par malheur les portes s'y opofent, qui
font caufe que la riviére de Loire ne peut
envoyer du fecours à Paris, en groffiffant
les eaux de la Seine, pour y fondre ces
glaces & divifer les matiéres groffiéres qui
bouchent les arches du Pont-Royal ; & ce
font les remédes ordinaires qui fouvent
font contre nature & qui trouvent les paffages bouchez, ne pouvant y agir, manque de force : mais fupofé qu'ils euffent
quelque vertu, ils ne peuvent paffer des
premiéres voyes dans les autres, à caufe

K 4   des

des obstructions qui s'y rencontrent. Enfin les eaux étant grossies d'une telle maniére, qu'elles innondent la ville ou qu'elles suffoquent tous les habitans, ne pouvant pas avoir leur besoin.

Le second se presente & se plaint, disant que si on l'avoit employé dès le commencement, il auroit sauvé la ville de ce danger. On lui demande ce qu'il auroit fait : il répond qu'il auroit pris des voyes toutes contraires à celles dont on s'est servi ; & qu'au lieu d'empêcher le courant des riviéres, il les auroit augmentées & leur rapidité ; que même il les auroit échauffées, pour fondre & pour percer & dissiper les matiéres grossiéres qui sont cause de tous les desordres. On supose que ces obstacles ne peuvent se détruire que par l'eau, comme les obstructions qui se forment dans le corps - humain ne peuvent se dissiper que par la circulation, comme il est très - certain ; & continuant, il dit qu'il se seroit servi de la riviére de Marne, comme la plus voisine & la plus grosse, qu'il en auroit augmenté les eaux & leur rapidité, par conséquent celles de la riviére de Seine, & qu'il les auroit échauffées, par des sources d'eau chaude, qu'il y auroit fait couler pour fondre les glaces, & qu'il auroit chargé leur courant rapide de ces eaux, de grosses poutres & de grosses solives, armées

de

de pointes de fer par les bouts, qui se seroient insinuez dans les petites ouvertures de ces matiéres glacées & groffiéres, lesquelles se seroient fait un paffage à travers, & auroient entraîné avec elles les matiéres groffiéres & glacées qui fermoient leur chemin, & que tout cela se feroit fait en augmentant les eaux de la Seine, & en les faifant couler avec plus de liberté & de rapidité, & en les chargeant de groffes poutres & folives, armées de pointes de fer par les bouts ; enfin qu'il auroit réüffi plus heureufement par ces voyes, que par les faignées des petites riviéres & par des fecours auffi éloignez & difficiles, que celui de faire defcendre les eaux de la riviére de Loire en celle de Seine.

La conféquence qu'on peut tirer de cette hypothèfe, eft que fi on ne faifoit pas tant de faignées, qui diminuënt les forces du malade, & qu'on ne donnât pas tant de remédes qui irritent la nature, au lieu de lui donner des forces dont elle a befoin, qui, au lieu d'enlever les obftructions, les augmentent, en bouchant les orifices des premiéres voyes, qui empêchent qu'on ne puiffe fecourir les malades.

Le raifonnement de ce dernier Ingénieur paroît affez vrai-femblable, difant qu'il faut échauffer les eaux de la riviére, en augmenter la quantité & la rapidité, & les

K 5   charger

charger de grosses poutres & solives, armées de pointes de fer par les bouts, afin qu'elles puissent fondre & percer les coagulations & condensations, qui sont les causes matérielles de tous ces desordres.

J'entens déja quelqu'un qui me dira, où les prendre? Je lui répondrai, dans des corps plus solides que des *animaux* & des *végétaux*. Où donc, me dira-t'il, la Pharmacie ne nous en fournira point d'autres. Je lui dirai, dans le *régne minéral*; non pas dans les *émétiques-antimoniaux*, parce que ceux-là sont ennemis déclarez de la nature & ne font que l'irriter; mais bien en ceux qu'on volatilise & spiritualise, suivant les préparations de BAZILE-VALENTIN, PARACELSE, & de VANHELMONT, afin qu'ils soient propres à agir, de concert, avec les humides acides qui se forment dans les premiéres voyes, lesquelles étant spiritualisées, se mêlent plus facilement, avec ce qui est dans l'estomac & dans les intestins, lesquels ont la vertu, par leur spiritualité, de percer & dissiper les obstructions qui se trouvent dans les premiéres voyes, & sont portez, par les veines lactées, dans le ventricule droit du cœur, se mêlant avec le sang, l'échauffe & s'y raréfie, & en augmente le mouvement, en perçant & entraînant avec eux ce qui faisoit les coagulations & condensations dans

les

les poulmons & dans toutes les parties voifines, faifant enfuite les mêmes effets dans
toutes les parties du corps. Cependant ces
mauvaifes habitudes fe font introduites depuis fi long-tems parmi les hommes, qu'ils
aiment mieux mourir par les formes, que
de vivre contre les régles ; c'eft une mauvaife habitude, qui a été établie par les anciens Médecins qui ignoroient la circulation : fur ce faux-principe ils ont donné &
fait des régles & canons qui ne peuvent que
produire de mauvais effets, comme on le
voit arriver journellement, laquelle ils
veulent bien ignorer, puifque ce font eux
qui ont fait un paralelle de l'homme avec
le grand monde, lequel en comprend trois;
fçavoir, le monde Intellectuel, le Célefta
& l'Elémentaire ; l'homme étant le micro-
cofme & un abregé du grand monde, qui
les comprend tous trois par la partie qui
eft en lui, qui penfe, qui eft fon ame qui
correfpond au monde Intellectuel, qui font
les Anges qui font des êtres, qui n'ont fimplement qu'action, qui eft le foufle divin
que Dieu lui infpira après qu'il l'eut formé, pour lui donner tout le pouvoir fur
la nature, femblable au monde Célefte,
qui font les Aftres & les Cieux, qui ont
action & mouvement, lefquels nous font
fenfibles, fans pouvoir comprendre comment cela fe fait ; c'eft ce qui fe paffe en

K 6   l'homl’homme, par le moyen d’une compoſition ſemblable, qui nous eſt impénétrable; mais comme le monde Elémentaire eſt la partie viſible & ſenſible, les Anciens l’ont éxaminé, ſans vouloir découvrir ce qui s’y trouve de plus commun avec tous les animaux, par conſéquent avec l’homme, qui eſt le mieux organiſé & celui qui dévroit avoir plus de lumiére pour ſa conſervation, leſquelles il a perdu, par le premier mépris qu’il a fait de la vérité, en lui préférant le menſonge; c’eſt une punition continuée juſqu’à nous, qu’on ne peut ſurmonter qu’avec bien de la peine; car le Créateur a mis dans l’homme ce qui eſt dans le monde Elémentaire, qui eſt la circulation; car pour peu qu’on y veüille faire attention, on y remarquera un *diaſtole* & un *ſiſtole*, comme dans le cœur de l’homme, qui s’y font ſans interruption, depuis qu’il a commencé à reſpirer, par le moyen deſquels le ſang entre dans les cavitez des artéres, & portent la vie dans tout ce petit monde; après y avoir répandu l’eſprit de vie dans les parties les plus éloignées, auſſi-bien aux plus élevées qu’aux plus baſſes, & en ſort imperceptiblement & trouvent des veinules qui le reçoivent, qui enſuite en compoſent de plus groſſes; & par un aſſemblage de pluſieurs petites veines, en forment enfin la veine, qu’on nomme

la

la veine-cave, qui raporte au cœur tout ce ſang, qui a circulé par toute l'habitude du corps, qui eſt ſon centre, pour y reçevoir de nouveau l'eſprit de vie qui s'y fermente.

Voyons ſi nous trouverons cette même parité dans le globe terreſtre, ſi cette même circulation s'y fait. Pour y parvenir, il faut convenir que nous ne voyons que deux élémens, qui ſont la terre & l'eau, deſquels tous les êtres ſont compoſez ; que la terre contient le chaud & le ſec ; l'eau, le froid & l'humide ; que la chaleur de la terre eſt tempérée par la froideur de l'eau, & la ſéchereſſe par l'humidité de l'air.

Moïſe nous aprend que Dieu ſépara la terre de l'eau : à la premiére, il lui donna le nom d'*Aride* ; la derniére, il la nomma *Mer* ; mais pour entretenir l'harmonie entre ces deux grands corps, Dieu donna à la mer, comme le centre & le cœur de ce grand globe, un *diaſtole* & un *ſiſtole*, que nous nommons flux & reflux, qui a ſes mouvemens réglez, leſquels font le même effet dans le globe de la terre, que le cœur fait en l'homme ; mais ce qui ſe fait de moment en moment en l'homme, eſt douze heures à ſe faire dans le globe terreſtre : en ſix heures la mer s'éléve, & en ſix heures elle s'abaiſſe, ce qui continuë depuis la création, & qui ne finira qu'à la conſommation du monde. Ce ſont ces deux
mou-

mouvemens qui aident à rendre la fécondité à la terre, par le moyen des canaux
soûterrains qui y sont, que nous apellons
sources, qui circulent par tout ce grand
corps, & qui y portent l'esprit de vie, qui
est fermenté dans son centre, qui est la
mer, lesquelles se font voir, aussi-bien au-
dessus des plus hautes montagnes, que dans
les plus profondes vallées, lesquelles après
avoir répandu l'esprit de vie dans tout l'in-
térieur de la terre, se répandent doucement sur sa superficie, par de petites &
grandes fontaines, comme le sang fait par
de petites artérioles, qui peu-à-peu font
des ruisseaux de petites riviéres, qui s'éloi-
gnant de leurs sorties en font de grosses,
jusqu'enfin il se forme des riviéres qui portent les eaux jusques dans la mer. C'est ce
qui se fait dans l'homme, par le moyen des
vénules, veines, grosses veines ; enfin la
veine-cave, qui se décharge dans le cœur,
comme les fleuves dans la mer, pour s'y
fermenter & pour y recontinuër ses mouvemens ordinaires. Nous pouvons donc dire que si les Anciens avoient voulu faire
attention sur le globe de la terre & sur ce
qui y paroît sensiblement, & en même-
tems sur ce qui se passe en l'homme, ils
auroient remarqué facilement la corres-
pondance qu'il y a du flux & du reflux de
la mer, avec le *diastole* & le *sistole*, qui fait

la

la circulation & la coagulation qui caufe la mort, & que c'eft la circulation qui fait vivre. Il faut donc employer tous fes foins pour entretenir la premiére & détruire la derniére, & avoir pour principe que la vie de tous les animaux eft dans le fang, & qu'il ne péche jamais par la quantité, mais par la qualité, & que pour ôter cette petite partie de mauvaife qualité, il faudroit tirer toute la bonne : par éxemple, un muid de vin, où il n'y a que trois ou quatre pintes de lie, quand il eft broüillé & percé en même-tems, tout le bon vin fort trouble, avec cette petite quantité de lie : la même chofe arrive au fang, quand il eft fermenté par de mauvais levains. C'eft de la prudence du Médecin de fe précautionner contre ces accidens, qui font très fâcheux, qui caufent tant de defordre, & qui font mourir tant de perfonnes à la fleur de leur âge.

DISSERTATION

Sur les trois effets que produifent, dans l'homme, le Vin & les Liqueurs yvrantes.

C'Eft une chofe néceffaire à fçavoir, que la ftructure du corps - humain eft un tiffu de canaux de différentes grandeurs, qui font remplis de fang & d'autres liqueurs

queurs qui y circulent continuellement. De
toutes les liqueurs, qui parcourent le corps-
humain, nous distinguerons le sang, qui
coule dans les artéres & dans les veines,
& le suc nerveux ; c'est-à-dire, la liqueur
qui coule dans les tuyaux des nerfs : nous
ne dirons rien en particulier de la lymphe,
de la salive, de la bile, & des autres sucs
qui sont, pour ainsi dire, des excrémens
du sang, qu'il dépose dans les glandes, où
ils reçoivent une filtration, après laquelle
ils circulent eux-mêmes dans les canaux
qui leur sont destinez.

Tout le mouvement du corps-humain,
sa santé & sa vie, dépend du mouvement
circulaire du sang & de celui des autres liqueurs ; à mesure que le sang & les autres
liqueurs circulent, une certaine portion
de leur masse se dissipe, par la transpiration, & pour réparer ce qui a été consom-
mé, par la dissipation des esprits vitaux &
animaux, & par les déjections sensibles,
afin qu'elles se puissent rétablir par le
moyen des sucs alimentaires.

Si un homme, joüissant d'une santé parfaite, s'avisoit de s'interdire tous les alimens durant deux jours, ou plus, son corps
tomberoit dans la langueur, à mesure que
le besoin de réparer les dissipations qui sont
faites, pour entretenir la circulation du
sang & des autres liqueurs ; pour lors cette
circu-

circulation fi néceffaire ceffe, & la maffe
du fang s'épaiffit, à mefure qu'elle fe perd
par la diffipation ; les parties les plus fluides, qui n'ont point été remplacées par les
alimens s'épaifliffent, & le fuc nerveux de
même ; enforte que n'ayant plus cette fluidité, qui donne l'action aux nerfs, la machine tombe à la fin dans une impuiffance
prefque totale d'agir.

Si l'on tarde à fecourir nôtre homme,
dans l'état où nous le fupofons, bien-tôt
le cours des liqueurs ceffera entiérement ;
ce qui veut dire la même chofe, que bien-
tôt nôtre homme mourra.

La fanté de l'homme, que nous venons
de propofer, pour éxemple, confiftoit dans
la circulation parfaite des liqueurs ; fa maladie avoit pour caufe le ralentiffement de
cette circulation ; fa mort enfin ne fera que
par la ceffation totale du cours de ces mêmes liqueurs. Nous avons donné, pour
caufe du ralentiffement du cours circulaire
des liqueurs, l'épaiffiffement & la coagulation de leurs maffes ; l'épaiffiffement &
la coaglation des liqueurs peut donc devenir d'une trop grande abftinence, comme
dans l'éxemple propofé. Mais elle peut
auffi venir d'une exceffive intempérance ;
c'eft ce que nous allons voir, par un nou-
vel éxemple.

Un homme, joüiffant d'une fanté parfaite,

te, se rend subitement & volontairement
malade, en bûvant des liqueurs ennyvran-
tes ; éxaminons avec attention ce qui lui
arrive dans les différens degrez de l'yvres-
se. Dans le premier degré, il éprouve un
sentiment joyeux ; il pense avec liberté ; il
s'exprime aisément : dans le second degré,
sa joye se ralentit ; il pense confusément ;
s'exprime difficilement : dans le troisiéme
enfin, il balbutie au point qu'on ne peut
l'entendre qu'avec peine ; veut-il se tenir
debout, sa tête est si pesante, qu'il ne peut
la soutenir ; le voilà qu'il tombe par terre,
& qu'il y demeure plongé dans un sommeil apoplectique.

Le vin a produit successivement tous ces
effets, en augmentant d'abord la fluidité &
le ralentissement, ensuite la circulation du
sang & du suc nerveux, ou, ce qui veut dire
la même chose, en augmentant d'abord la
fluidité, & causant après l'épaississement de
la masse des liqueurs.

Mais comment le vin a t'il pû causer
deux effets si contraires ? Le voici : il y a
dans le vin, dans l'eau-de-vie, & autres liqueurs yvrantes, des particules extrêmement fluides, actives & pénétrantes ; mais
ces parties extrêmement fluides, actives &
pénétrantes, y sont mêlées avec une huile
glutineuse & un souffre, qui ont, comme
on voit, une qualité contraire.

Lois.

Lorſque le vin eſt arrivé dans l'eſtomac, les parties les plus fluides de ce mixte ſe ſéparent des parties huileuſes & ſulfureuſes, & ſe communiquent promptement au ſang & au ſuc nerveux, dont elles augmentent la fluidité & hâtent le cours circulaire. Voilà la raiſon de cette joye, qu'on éprouve dans le premier degré d'yvreſſe.

Laiſſons quelque-tems ſéjourner dans l'eſtomac les parties huileuſes & ſulfureuſes du vin, nous reviendrons à elles, après avoir éxaminé l'action des parties fluides & pénétrantes qui ſe ſont ſéparées, qui circulent dans la maſſe du ſang & du ſuc nerveux.

Les parties, les plus fluides & les plus pénétrantes du vin, ne peuvent être long-tems dans le corps ; non-ſeulement elles échapent abondamment par la tranſpiration ; mais en circulant rapidement, avec la maſſe du ſang & du ſuc nerveux, elles entraînent & diſſipent, par la même voye, celle du même caractére, qui étoit déja dans le ſang & dans le ſuc nerveux, après-quoi il arrive néceſſairement que la maſſe de l'une & de l'autre liqueur s'épaiſſit & que la circulation ſe ralentit.

Revenons preſentement aux parties huileuſes & ſulphureuſes du vin, que nous avons laiſſées pour quelque-tems dans l'eſtomac ; elles en ſortent enfin, mêlées avec le chile, & ſe communiquent à leur tour au

ſang

fang & au fuc nerveux ; c'eft alors que la maffe de l'une & de l'autre liqueur s'épaiffit & fe coagule au point, qu'elles ne peuvent circuler que très-lentement.

Or cette lenteur de la circulation, par l'épaiffiffement & la coagulation des liqueurs, eft la caufe & le principe de tous les accidens du fecond & troifiéme degré d'yvreffe.

Un homme peut donc fe procurer la mort, foit par l'excès d'abftinence, foit par celui d'intempérance ; & dans ces deux cas, qui paroiffent fi contraires, la mort & les différens accidens, qui l'auront précédée, n'auront qu'une feule & unique caufe ; fçavoir, l'épaiffiffement, le ralentiffement, & la ceffation totale de leur cours ordinaire.

Il faut juger de-là, que la caufe & l'origine de toutes les maladies, ne viennent que de l'épaiffiffement & du ralentiffement de liqueurs, qui font caufez par une trop grande abftinence, ou d'une trop grande intempérance, & par ce qui peut y avoir de mauvais dans les alimens, qui caufent des obftructions, ce qui produit des révolutions dans le fang & dans les autres liqueurs, foit de *fiévre, apopléxie, pleuréfie, rhumatifmes, gouttes,* & toutes les maladies qui affligent le corps-humain, lefquelles ne peuvent être détruites que par des remédes, qu'on extrait des *métaux* & des *minéraux.*

vaux, qui doivent être volatilifez, pour ainfi dire, & fpiritualifez, afin qu'ils puif-fent circuler avec la maffe du fang & toutes les autres liqueurs, pour ôter & diffiper toutes les obftructions qui empêchent leurs circulations.

Comme il n'y a point de métal qui puiffe fe divifer en des parties plus fubtiles que l'or, c'eft de lui que l'on doit extraire le véritable reméde, pour donner la fluidité au fang & à toutes les autres liqueurs, & qui puiffe détruire & déboucher tous les obftacles. En arrivant dans l'eftomac, il at-taque les mauvais levains qui y font & les divife, & étant porté enfuite, par la circu-lation, avec la quinteffence des alimens, il débouche les paffages, & entraîne avec lui toutes les obftructions qui caufent les ma-ladies. On doit conclure de-là que les re-médes, que l'on extrait des *métaux* & des *minéraux*, doivent être préférez à ceux qu'on extrait des *végétaux* & des *animaux*: l'expérience que nous avons tous les jours, par le moyen des eaux-minérales, nous convainquent de ces véritez.

DISSER-

DISSERTATION

Sur la maniére dont se font les dissolutions & les digestions des alimens dans le corps des animaux, principalement dans celui de l'homme.

1. JE croi qu'il ne sera pas hors de propos de dire mon sentiment sur les vaisseaux qui sont dans le corps des animaux, qu'on nomme *excrétoires*, lesquels sont comme des cribles & des tamis, propres à séparer les liqueurs, servant à faire les dissolutions & les digestions des aliments qui entrent dans leurs corps, pour servir à leur nourriture & réparer les dissipations qui ont été faites.

2. J'en connois de cinq sortes principales; les prémiéres sont toutes les *glandes* qui tapissent le dedans de la bouche ; on les apelle *salivaires*; la deuxiéme est la *rate*; la 3. est le *foye* ; la 4. est le *pancras* ; la 5. sont les reins.

Les prémiéres sont celles qui se remplissent d'une liqueur saline & acide, qui vient du cerveau ; elle sert à liquifier & préparer les aliments que l'on met dans la bouche, les humecte & les met en l'état de passer dans l'estomac, par les viscères, nommés *Esophages*; alors, comme les aliments sont

déja

déja humectés & pénétrés de cette liqueur,
ils tombent dans l'eſtomac, & y rencontrent
une autre liqueur plus acide, qui vient de la
rate, qu'elle y verſe continuellement ; cette
liqueur eſt apellée, par le docte Médecin,
le feu mol, eau-forte animale, Mercure vital,
& l'agent, qui opére la diſſolution & la digeſtion des aliments par ſon active acidité, de
même que les eaux-fortes font ſur les *mé-*
taux & les *minéraux*, en les rendant fluides
comme de la boüillie.

Cette opération étant faite, l'eſtomac les
pouſſe dehors & les renvoye dans l'inteſtin,
qu'on nomme *Duodenum :* quand ils ſont
dans ce viſcére ; le foye, qui eſt auſſi un
tamis, ſéparateur de ce qui eſt amer dans le
ſang, aſſemble cette liqueur amére dans la
veſſicule du fiel, qui eſt dans ſon concave,
où il y a un canal qui verſe continuellement
ſa liqueur amére ; & cette liqueur trouvant
ce qui ſort de l'eſtomac, tout diſſous &
digéré, s'y joint amiablement, & font enſemble une nouvelle fermentation, laquelle produit ſouvent des vents, ſource &
principe de quantité de maladies dont nous
parlerons.

Mais ces trois liqueurs ; ſçavoir, la ſali-
vaire, qui vient du cerveau, le feu humide,
acide vital, ou l'eau-forte animale, qui eſt
dans l'eſtomac, & la liqueur amére qui
vient de la veſſicule du foye, étant jointes

&

& mêlées enſemble , fermentent & ſortent
de ce viſcére ; paſſant, ſans s'arrêter dans
l'inteſtin , nommé *jejunium* , & tombent
dans ceux qu'on nomme *illions*, leſquels
ſont dans le méſantére, qu'ils environnent
comme des cercles ; & à ces inteſtins ſont
attachés , pendant tout leur cours & leur
étenduë , des petites veines , qu'on apelle
laćtées , qui ſont comme des ſangſuës , qui
attirent la quinteſſence des aliments qui
paſſent par les inteſtins , & de cette opération ils en compoſent une liqueur blanche,
qu'on apelle *chile* , dont elles ſe déchargent
dans un canal ou reſervoir , nommé de *Pé-*
quette , parce que c'eſt lui qui en a fait la
découverte ; & lorſque ce qu'il y a de plus
ſubtil a été tiré par les veines *laćtées* , les
matiéres groſſiéres , qui en ſortent , tombent dans l'inteſtin , qu'on nomme *cœcum*,
lequel eſt une eſpéce d'eſtomac fait comme
un cul-de-ſac , ou les aliments , qui n'ont
pas eu toutes les diſſolutions & les dige-
ſtions , fermentent tout de nouveau , & ce
qui avoit échapé aux prémiéres opérations,
étant toûjours ſuivi des trois liqueurs précédentes & du feu humide, qui ſépare toûjours
le pur de l'impur , continuë à faire ſa fon-
ćtion & les renvoie préparés dans le *colon* ,
dans lequel ils trouvent le fluide inſipide qui
vient du *Pancras* , qui ſe mêle avec toutes
ſes liqueurs , & ces matiéres qui ſont déja
bien

bien préparées ; & comme il y a aussi autour de ce viscére des veines *lactées*, qui
font la même opération que dans les *illions*,
elles attirent tout ce qu'il y avoit de reste de
quintessence dans ces matiéres, qui ont bien
été dissoutes & digérées par toutes ces liqueurs précédentes, & cet intestin les renvoie dans le *rectum*, qui est le dernier.

Comme il y a encore, dans ces matiéres
excrémenteuses, une liqueur acide & saline,
qui picotte l'orifice de *l'anus*, il s'ouvre sans
peine & donne une liberté aisée aux matiéres fécales de s'évacuër ; & c'est ce qu'on
apelle faire des selles agréables & sans peines, qui est une marque que toutes ces liqueurs ont bien fait leurs opérations ; ce
n'est pas assez, il faut aussi faire voir que
les reins sont aussi des cribles & des tamis,
pour séparer les liqueurs superfluës qui sont
dans le sang, lesquelles en sont comme les
excrémens, qui sont les urines ; le sang en
étant séparé, continuë à faire sa circulation, pendant que les urines, qui sont ces
liqueurs superfluës, sont portées par les
urétres, dans la vessie, à l'orifice de laquelle il y a un muscle qu'on nomme
spenker, que la nature ouvre & ferme,
comme les cordons d'une bourse, à la vo-
lonté de l'homme ; & quand toutes ces dissolutions & ces digestions ont eu leurs per-
fections, par le moyen de toutes ces li-

L   queurs

queurs précédentes, l'urine fort, fans peine & fans douleur, pour fatisfaire au befoin de la maniere.

Voilà ce qui arrive, quand les principes
font bien unis & en equilibre & que l'harmonie eft bien réglée entr'eux. Nous venons de voir ce qui fait les bonnes diffolutions & les bonnes digeftions ; il eft
néceffaire de connoître ce qui fait & produit les mauvaifes ; elles arrivent de deux
maniéres, par trop ou trop peu de liqueurs diffolvantes ; commençons par celles qui péchent par le trop, comme lorfque la falive, qui vient des glandes du cerveau, eft trop acide ou trop falée ; elle fe
communique aux aliments qu'on mange,
qui s'en imprégnent & qui font portées
dans l'eftomac, dans lequel ils trouvent
auffi une liqueur qui eft trop acide, qui,
étant jointes enfemble, diffolvent les aliments trop vîte & caufent une digeftion
prématurée, qui fortant de l'eftomac, tombe dans le *duodenum*, où il trouve la liqueur amére qui l'eft avec excès, & ces
trois liqueurs font une efferveffence fi grande, qu'il en réfulte une fi grande quantité
de vents, qu'ils gonflent tous les vifcéres
voifins & retrogradent dans l'eftomac, &
ils s'infinuënt par le canal qui vient de la
vefficule du fiel, qui fait les douleurs qu'on
dit avoir au foie, que les Médecins ordinaires

naires difent être des *Skirs*, & fouvent ils s'infinuënt dans les parties du corps les plus éloignées, parce que tous les corps font poreux, & dans ces lieux ils éclatent comme des bombes, & caufent ces violentes douleurs, qu'on nomme *gouttes & rhumatifmes*, & parcourent tous les membres en très-peu de tems ; comme ces vents portent avec eux une humidité qui leur fert de véhicule, ces vents, en fe diffipant, y laiffent leur humidité, qui par la fuite fait des obftructions qui bouchent les paffages, ce qui caufe les *gouttes*, particuliérement aux jointures, où il s'engendre ce qu'on apelle *nodus*, qui fouvent produifent les matiéres, qui en fortent, comme du plâtre, & enfin ils paffent dans le *jejunium* & tombent dans les *illions*, autour defquels font les veines *lactées*, qui tirent une quinteffence de ces aliments, qui font mal diffous & mal digérez, & qui par conféquent ne peut être bonne pour faire un bon chile & un bon fang.

Ces matiéres tombent dans le *cæcum*, où ils continuënt à faire de mauvaifes diffolutions & digeftions, le *cæcum* les renvoye dans le *colon*, qui reçevant ces aliments, mal diffous & mal digérés, continuë à faire fes opérations, par le moyen du fuc *pancréatique*, qui étant trop abondant & trop fluide, donne à ces matiéres une trop

 gran-

grande fluidité, & c'est ce qui cause les *cours-de-ventre*, les *dévoiments*, les *dissenteries*, & les *flux-de-sang* ; toutes ces matiéres étant imprégnées, par ces liqueurs peccantes, sortent du *colon*, tombent dans le *rectum*, & sortent par *l'anus*, qu'elles enflâment, comme si c'étoit quelque liqueur vitriolique, & cause ce qu'on apelle *empreintes*, qui font sentir de violentes douleurs, & de plus irritent les vaisseaux *hémorrhoïdaux*, qui étants remplis de ces mauvais sucs, les gonflent & causent ce qu'on nomme *fistules*, qui par la suite fluënt, ce qui oblige à faire l'opération royale, ouvrage considérable pour Messieurs les Chirurgiens.

Voilà comme ces mauvaises dissolutions & digestions sont la cause & l'origine de toutes les maladies. Par ce raisonnement on voit que c'est donc les liqueurs qui font les dissolutions & les digestions, lesquelles péchent quelquefois par trop.

Il y en a aussi qui péchent par trop peu ; quand, par exemple, la salive, qui vient du cerveau, est trop douce, elle n'humecte pas les aliments d'une qualité propre à être bien dissous, ils tombent dans l'estomac, ou *le feu mol*, *l'eau-forte-animale*, & *le mercure vital*, n'ont pas les qualitez requises, ils agissent sur ces aliments d'une maniére, que les dissolutions & les digestions

ftions ne se font pas ; ces mêmes aliments sortent de l'estomac, sur lesquels ces liqueurs n'ayant pas assez de force, pour les bien dissoudre & digérer, ils tombent dans le *duodenum*, où ils trouvent la liqueur amére, qui vient de la vessicule du foye, qui n'est pas assez amére; & de-là, passant dans le *jejunium*, & tombant dans les intestins, où les veines *lactées* atirent des aliments, ces quintessences imparfaites pour faire le chile, qui n'ayant pas aquis toutes les dissolutions & les digestions requises, ne peuvent faire un bon sang ; ces aliments mal-préparez tombent dans le *cæcum*, où ils continuënt à faire de mauvaises opérations, & il les renvoye dans le *colon*, où le fluide insipide manque, par conséquent il ne peut pas donner à ces matiéres la fluidité nécessaire pour sortir & s'évacuër comme excréments, & c'est ce qui fait la constipation.

Cependant la fin de la nature est de pousser dehors ces matiéres qui l'incommodent; elle les chasse avec peine dans le *rectum*, qui est le dernier intestin, où ils deviennent solides comme de la pierre ; n'y aiant point de cette liqueur saline & acide pour picotter l'orifice de *l'anus*, elles y restent, au moins que la nature ne fasse un effort pour les mettre dehors.

Pour lui aider, on a trouvé des *supositoi-*

res & des *lavemens* ; mais souvent ils sont
composez de si mauvaises drogues, qu'ils
irritent la nature & lui font faire de vio-
lents efforts, qui, après leurs opérations,
font qu'on devient plus constipé qu'auparavant, parce que l'on met dans les *la-
vements* des décoctions, des huiles, du miel
& des suifs, qui au lieu de picotter *l'anus*,
l'adoucissent, & ne font pas ce que fait
la liqueur acide & saline qui se trouve dans
les excréments, qui ont été bien dissous
& bien digérez par les liqueurs que nous
avons dit ; c'est pourquoi, quand on est
constipé, on est bien à plaindre ; & tout
le secours que l'on peut espérer, c'est de
prendre des *lavemens* : si on vouloit les composer de ce que je vais dire, on auroit
plûtôt du soulagement ; c'est qu'au lieu
de toutes ces *décoctions*, ne prendre simplement que de l'eau de p'uïe ou de riviére, dans laquelle on mettroit autant
d'urine de la personne malade, ou d'une
autre personne en parfaite santé, parce que
l'urine simpatise infiniment avec les intestins, délaie les matiéres qui sont extrêmement coagulées, & qu'elle picotte l'o-
rifice de *l'anus* & donne une liberté aux matiéres fécales de s'évacuër, & par ce moyen
la nature se trouve facilement soulagée ;
mais le chile n'aiant pas eu toutes les dissolu-
lutions & les digestions requises, par ces

liqueurs

liqueurs peccantes, par trop peu, font un mauvais fang, qui, en circulant par tous les excrétoires, arrive enfin dans les reins, qui font les cribles & les tamis, pour féparer les fuperflus & les excréments qui font dans le fang ; quand le fang en eft féparé, il continuë fa circulation, mais cette liqueur, qu'on nomme *urine*, féjourne fouvent dans les reins, où il y a des obftructions qui la retiennent ; elle s'y fermente, s'échaufe, devient ardente & d'une couleur chargée ; elle s'y épaiffit & produit des glaires, lefquelles tombent dans la veffie où elles s'arrêtent ; & le fel coagulatif, qui y eft, les affemble & fait des fables, qui enfuite engendrent des pierres ; & cette urine devient quelquefois ardente comme de l'eau de vitriol, qui caufe au canal une ardeur brûlante, principalement à *l'urétre*, ce qui oblige fouvent à fe prefenter pour faire de l'eau, & qu'on ne peut faire, parce qu'il fe trouve des glaires qui bouchent le paffage, & qui obligent à fe fervir de la fonde pour uriner, qui eft le plus incommode de tous les Remédes, dont les fuites font fouvent très-fâcheufes.

 COPIE

COPIE DE L'ARREST

Donné à la Grand' Chambre, en faveur des Médecins,

Pour maintenir les Opinions D'HIPPOCRATE, *de* GALLIEN, *& de leurs Sectateurs.*

VEU par la Cour, la Requête presentée par les Médecins de cette Ville, tant en leurs noms, que comme Tuteurs & Défenseurs de la Doctrine D'HIPPOCRATE & GALIEN, anciens Professeurs de la Philosophie & de la Médecine : CONTENANT que depuis quelque-tems un inconnu, nommé *la raison*, auroit entrepris d'entrer par force dans l'Assemblée des Médecins de cette Ville ; pour cet effet, à l'aide de certains Quidams factieux, prenant le surnom de Médecins-Chymistes-Hermétiques, gens sans aveu, se seroient mis en état d'expulser des Ecoles, desdits HIPPOCRATE & GALIEN, anciens Médecins & paisibles possesseurs desdites Ecoles & doctrine qu'on y enseigne, contre lesquelles, elle & ses consorts, auroient déja publié plusieurs Livres, Traitez, Dissertations & raisonnemens diffammatoires, voulant assujettir ledit HIPPOCRATE, GALIEN, & leurs Sectateurs, à subir l'éxamen de leur doctrine, ce qui seroit directement oposé

aux

aux Loix & Coûtumes de ladite Assemblée,
où lesdits HIPPOCRATE, GALLIEN, & leurs
Sectateurs, ont toûjours été connus pour juger sans apel, & non comptables de leur
doctrine ; que même sans l'aveu d'iceux,
elle auroit changé & innové plusieurs choses au-dedans de la nature, ayant ôté au
cœur la prérogative d'être le principe des
nerfs , que les anciens Médecins lui auroient libéralement accordé , & de leur
bon gré , laquelle elle auroit cédé & trans-
porté au cerveau, & ensuite , par une procédure nulle & de tout nullité , auroit attribué audit cœur la charge de reçevoir le
chile , apartenant ci-devant au foye , comme aussi de faire voiturer le sang par tout le
corps, avec plein pouvoir audit sang d'y
vâquer, errer & circuler impunément par
les veines & artéres ; n'ayant aucun droit ni
titre pour faire lesdites véxations, que la
seule expérience, dont le témoignage n'a
jamais été reçû dans lesdites Assemblées :
auroit aussi attenté ladite *Raison*, par une
entreprise inoüie, & par un attentat &
voye de fait contre lesdites Assemblées des
Médecins, se seroit ingérée de guérir quantité de fiévres intermittentes, comme tierces , quartes, triples quartes, même conti-
nues ; & autres maladies , avec des remédes
de la Chymie Hermétique, inconnuë à ladite Assemblée , aussi bien qu'à HIPPO-

L 5

CRATE ,

CRATE, GALIEN, & à leurs Sectateurs, &
ce, sans saignée, purgations ni évacuations
précédentes, ce qui est non seulement ir-
régulier, mais détortionnaire & abusif, ladite *Raison* n'ayant jamais été admise ni
aggrégée au Corps de ladite Assemblée, ne
pouvant pas consulter avec les Docteurs
d'icelle, ni être consultée par eux, comme
elle ne l'a jamais été en effet, nonobstant
quoi, & malgré les plaintes réitérées par....
& autres défenseurs de ces bonnes opinions, elle n'auroit pas laissé de se servir
toûjours desdits remédes de la Chymie Hermétique, ayant eu la hardiesse de les employer en la presence desdits Médecins de
ladite Assemblée, qui ont réüssi comme elle leur avoit proposé, ce qui est une expérience très-dangereuse, qui ne peut avoir
été faite que par mauvaises voyes, sortilé-
ges, pactes avec le Diable; & non contente
de ce, auroit entrepris de produire des Mémoires contraires aux opinions desdits Médecins. Vû lesdits Mémoires, & autres Piéces
ces attachées à leur Requête, signée........
Procureur desdits Médecins : Oüi le Raport du Conseiller commis, & tout con-
sideré.

LA COUR ayant égard à ladite Requête, a maintnu, gardé, maintient &
garde lesdits HIPPOCRATE, GALIEN, &
leurs Sectateurs, en pleine & paisible possession.

fession & joüissance desdites opinions &
doctrine. Ordonne qu'elles seront toûjours
suivies & enseignées par les Régens & Docteurs de ladite Assemblée des Médecins de
cette Ville, sans que pour ce ils soient obligez de les lire ni de sçavoir leurs Langues
& sentimens, & sur le fonds de leur Doctrine, les renvoye à leurs Cahiers ; Enjoint au cœur d'être le principe des nerfs,
& à toutes personnes, de quelle condition
& profession qu'elles soient, de le croire
tel, nonobstant toute expérience à ce contraire : Ordonne pareillement au chyle d'aller droit au foye, sans plus passer par le
cœur ; & au foye de le reçevoir : Fait def-
fenses au sang de n'être plus vagabond, errer ni circuler dans le corps, sous peine d'ê-
tre entiérement livré & abandonné à la saignée : Défend à la *Raison*, & au *bon sang*, &
à leurs *Adhérans*, de ne plus s'ingérer a l'a-
venir de guérir des fiévres tierces, quartes
& continuës, par mauvaise voye & moyen
sacrilége, ni pactes avec le Diable, ni blessûres & autres maladies, par Eaux Minérales, ni teintures des Métaux & Minéraux
volatilisez & spiritualisez, & autres remédes inconnus à HIPPOCRATE, GALIEN, &
autres anciens leurs Sectateurs ; & en cas
de guérisons irréguliéres par iceux remédes, permet aux Médecins de ladite Assemblée, de rendre, suivant leur méthode

L 6

ordi-

ordinaire, la fiévre & autres maladies, avec
la Casse, le Séné, Rhubarde, Manne, Quinquina, Syrop, Opiat, Julep, & autres remédes propres à cela, & de remettre les
malades en tel & semblable état qu'ils
étoient auparavant, pour être ensuite traitez selon les régles ordinaires; & s'ils n'en
réchapent, être conduits du moins en l'autre monde , suffisamment purgez & éva-
cuez ; & a donné acte ausdits........ & à
leurs Sectateurs de leurs opositions au *bon
Sens & à la Raison* : Enjoint à tous Régens,
Docteurs, d'enseigner comme ils ont accoûtumé, & de se servir, pour raison, de tels
raisonnemens qu'ils aviseront bon être, &
de courir sur les contrevenans, à peine d'ê-
tre privez de leurs droits ; & afin qu'à l'a-
venir il n'y soit contrevenu, a banni à per-
pétuité la *Raison* & le *bon Sens* des Ecoles
desdites Assemblées, leur faisant défenses
d'y entrer , troubler ni inquiéter lesdits
HIPPOCRATE, GALIEN,& Sectateurs,en la
possession & joüissance d'icelle , à peine d'ê-
tre déclarez Cabalistes & partisans de la
nouveauté ; & à cet effet , sera le present
Arrêt lû & publié à la premiére Assemblée
que feront les Médecins de cette Ville,pour
délibérer sur les affaires de leurs Corps.
FAIT à la Grand Chambre le quatorze Juillet mil sept cens dix-neuf. Collationné, &
Signé.

EFFETS

EFFETS DE LA POUDRE
DE SANTE'.

LEs merveilleux effets de la *poudre de Santé* font si surprenans, qu'elle prévient les maladies les plus rebelles aux drogues ordinaires ; comme la *paralisie*, qui est une suite de *l'apopléxie*, les *rhumatismes*, la *goutte*, *l'asthme*, la *difficulté de respirer* ; elle exempte de toutes fortes de *douleurs de tête*, de *fluxions sur les yeux*, *fur les dents* & fur toutes les parties du corps, qui font causées par une grande abondance de pituite, laquelle n'est produite que par une trop grande quantité de matiéres cruës, indigestes & visqueuses, qui se mêlent dans la masse du sang, qui font portées comme des vapeurs dans le cerveau, lesquelles ne trouvant pas les conduits ordinaires ouverts, qui font les narines, y séjournent, y gonflent les *glandes*, y font des *obstructions*, & bouchent les *orifices des nerfs*, qui font les canaux des esprits animaux, & souvent font portez avec eux ; & s'assemblant dans les parties, ou le passage se trouve trop étroit, pour y passer, les esprits animaux s'en déchargent & en font un dépôt en ces parties là, les gonflent & souvent s'y coagulent, & c'est ce qui fait les *nodus*, qui causent les douleurs, qu'on apelle *gouttes* & *rhumatismes.* A

A l'égard des *fluxions*, sur les yeux & sur les dents ; c'est que leur grande abondance & plénitude font quelquefois irruption à des vaisseaux, qui sont obligez de leur donner passage pour tomber sur ces parties, qui causent les maladies qui y arrivent, ou elles sont obligées de retomber par l'artére âpre dans les poulmons, ce qui cause l'*asthme* & la *difficulté de respirer*. Enfin elles augmentent quelquefois en une si grande quantité, qu'elles causent l'*apopléxie*, qui suffoque & cause la mort sur la même heure.

Pour remédier à tous ces inconvéniens, il est nécessaire d'user de cette *Poudre*, & d'en prendre tous les matins une pincée ou deux par le nez, en forme de tabac, laquelle entretiendra par ce moyen les conduits des narines ouverts, qui sont les canaux que la nature a mis en l'homme & à la femme, pour faciliter l'évacuation de ces matiéres cruës, indigestes & visqueuses, qui sont cause de toutes ces maladies, lesquelles causent journellement des morts subites : c'est pourquoi l'usage de cette *Poudre* est bonne, tant aux hommes qu'aux femmes, de quelque âge qu'ils puissent être, pour leur conservation.

Il ne faut pas que les éternuëmens, que cette *Poudre* fait faire, fassent de la peine, étant amie du cerveau, & que c'est par-là
que

que les porres s'ouvrent, & par lesquels les flegmes paffent ; au contraire, la nature fe trouve fort foulagée & débarraffée de ce qui peut l'incommoder.

CONJECTURE.

Dieu voulant dans le tems manifefter fa toute-puiffance, produifit le monde, qui étoit en lui de toute éternité.

Il compofa ce grand ouvrage de trois fortes d'Eftres, qu'on apelle auffi *mondes* ; fçavoir, le monde *Intellectuel* ou *invifible*, le monde *Célefte*, & le monde *Elémentaire* ou *fublunaire*.

Le premier a action, fans mouvement ; le fecond a action & mouvement ; & le troifiéme a action, mouvement, génération & production de fes femblables.

Le monde *Intellectuel* renferme toutes les fubftances fpirituelles, foit celles qui font dans le Ciel, que nous apelions *Anges*, & qui font, fans contredit, les plus excellentes ; foit celles qui occupent ce vafte efpace, qui eft entre le Ciel & la Terre. Ces derniéres fubftances fervent à Dieu pour l'éxécution de fes volontez. Toutes ces Intelligences, quoique dénuées de mouvement, peuvent fans peine communiquer leurs penfées à d'autres, foit qu'elles

les

les soient près, soit qu'elles soient loin:
Elles se rendent visibles aux substances visibles quand elles veulent, & se servent
de leurs organes pour se manifester; car
souvent on a vû quatre personnes ensemble, dont deux avoient le pouvoir de faire paroître ses substances du monde invi-
sible & qui seules les voyoient. Pourquoi?
PARACELSE, dans son *Traité du monde in-
visible*, dit qu'il faut être né constellé,
pour les voir & avoir commerce avec
elles.

La seconde espéce d'Estres, ou de monde, que nous avons remarqué; c'est le
monde *Céleste*, qui renferme les Cieux,
les Astres, les Etoiles, les Planettes.
Tous ces Corps ont action & mouvement. Leur mouvement se fait d'Orient
en Occident, & d'Occident en Orient.
C'est-là le mouvement constant de ces
grands Corps depuis la création du monde; ce mouvement s'apperçoit aisément;
mais la cause & les ressorts sont encore
inconnus. Toutes les recherches des Philosophes ont été jusqu'ici vaines. Ils ont,
à la vérité, découvert quelques particu-
laritez, comme le tems des éclipses, dont
ils rendent raison, par leurs observations
& stipulations.

Le troisiéme monde comprend tous
les *Corps Sublunaires*, qui ont action,
mouve-

mouvement, & la faculté de fe reproduire. L'homme en eft le plus remarquable. On peut même dire de lui qu'il participe aux qualitez des deux autres mondes, & qu'il les renferme tous trois ; deforte, qu'à le bien définir, l'homme eft un Eftre compofé de la nature Angélique Intellectuelle, ou du monde invifible, de la nature des Cieux, & de celle des *Corps Sublunaires.*

Il a l'intelligence ou l'action fans mouvement, avec le monde invifible ; le mouvement & l'action avec les Cieux ; la génération & production de fon efpéce avec les *Corps Sublunaires.*

Cette définition paroît plus jufte que celle des Ecoles, qui le définiffent corps & efprit. Il manque à cette derniére, cette différence effentielle, la production de fes femblables.

F I N.

TABLE

TABLE

Des Chapitres & Articles contenus dans les Nouvelles Découvertes en Médecine.

tes

TABLE.

TABLE.

L'intro-

TABLE.

Fin de la Table des Nouvelles Découvertes en Médecine.

RE'FLE'-

RÉFLÉXIONS

SUR LA

THÉORIE

ET LA

PRATIQUE

D'HIPPOCRATE ET DE GALIEN,

AVEC

La Méthode de guérir les Malades, par les voyes de la Transpiration & de l'Evacuation.

Perspiratio & purgatio sunt duo primaria & præcipua Artis Medicæ præsidia.

AU.

AU ROY.

SIRE,

La Médecine est un present que le Ciel a fait à la Terre, & il est de la prudence du Sage de prescrire l'usage légitime qu'il en faut faire; mais comme tout le monde prétend à cette qualité, & que le nombre de ceux qui la possédent est rare, il me semble que Sanctorius, Docteur de Padouë, est un de ceux qui peuvent la mériter, puisque c'est lui qui nous a découvert les grands avantages qui reviennent de la Transpiration, qui est, du consentement des plus éclairez, le premier de tous les moyens & le plus conforme aux besoins de la nature; ce que j'espére, SIRE, avoir l'honneur de justifier à VÔTRE-MAJESTE', en lui parlant de l'origine des Médecins de l'Europe & de leurs disgraces, de la doctrine & de la pratique d'Hipprocrate, de Galien, & de leurs Sectateurs, tant anciens que modernes, des raisons qu'on a eûës dans tous les temps de se plaindre de leur conduite, tirées des évidentes contradictions d'Hippocrate & de Galien, qui contribuënt aujourd'hui, par un

A   renver-

renverſement de raiſon, qui n'eût jamais
d'éxemple, & au divertiſſement du théâtre
& à la mort de la plûpart du monde.

Si VÔTRE MAJESTE', SIRE, veut
bien donner l'atention que mérite cette grande
affaire, qui eſt ſans douce la plus importante
de l'Etat, puiſqu'il s'agit de la vie, je ne
doute pas qu'elle ne ſoit pleinement perſuadée
de l'incertitude de la Médecine & de ſon de-
ſordre, qui ne ſubſiſte, depuis tant de ſiécles,
que par la négligence de ceux qui ont été en
pouvoir de s'en inſtruire, pour en venir à
quelque réforme, qui eſt d'autant plus néceſſaire, que ceux-là mêmes qui l'éxercent,
prétendent agir de bonne foi, ſéduits par certains faux préjugez, lorſque pour rétablir la
ſanté, ils ataquent la vie, non ſeulement des
derniers des hommes ; mais même des Souverains, par le mauvais uſage des remédes,
& principalement par la ſaignée, qui en eſt
le plus funeſte, par le cruel abus que l'on en
fait.

Pour arrêter le cours de ce malheur, & pour
établir quelque certitude dans cet Art, qui
n'en eût jamais, il ſeroit à ſouhaiter, SIRE,
que VÔTRE MAJESTE' impoſât ſilence
ſur les diſputes vaines & vagues de certains
eſprits, qui prétendent que l'éxemple des
Grecs & des Romains ne doit être d'aucune
conſidération, lorſqu'ils bannirent, plus d'une
fois, de Rome & de toute l'étenduë de la
Gréce,

EPITRE.

Gréce, les disciples d'Hippocrate, sur les plaintes de leurs homicides, qui ne peuvent souffrir qu'on léve le voile sur les mystéres de la nature, pour en pénétrer les différents Phénoménes, & qui, sans éxaminer le fonds des choses, condamnent, pour en demeurer aux seules lumiéres de nos peres, tout ce qui est nouveau & qui s'oppose aux erreurs de la Coûtume ; qui admettent l'indispensable né-cessité & la très grande utilité, qui revient de la Transpiration & qui en défendent en même-temps l'usage, en rejettant l'offre que je fais de la rétablir, quand elle est ou af-foiblie, ou presque perduë, d'ôter la plénitu-de du sang, d'en arrêter l'ébulition, de le ra-fraîchir, de le purifier, sans le tirer des vei-nes, & de guérir promptement & facilement les maux, en conservant la chaleur naturelle & les forces aux malades.

Comme il est du devoir de la Politique de préférer le bien du général a celui du parti-culier, & de changer une coûtume perni-cieuse en une bonne ; & qu'il importe peu, SIRE, de devenir le Maître de tout le monde, si l'on peut le perdre en un instant, non-seulement en répandant beaucoup de sang, mais même par le contretemps d'une seule saignée, comme il n'a été que trop évident, par la fatale expérience de nos jours ; & que ces passionnez défenseurs de l'antiquité refusent de se rendre à la raison, à l'expé-

A 2

rience

EPITRE.

rience & à la vérité de l'Histoire, qui font
pour moi ; j'estime, SIRE, qu'il n'y a que
VÔTRE MAJESTE' qui puisse, après
avoir été informée de cette nécessité & utilité de la Transpiration, apuyer de son autorité Royale, le moyen que j'ai de la faciliter aux malades, & de les délivrer de cette
saignée & de ses accidens, qui sont d'autant
plus à craindre, qu'on ne prend aucune précaution sur son usage.

    J'atends cette grace, avec confiance,
SIRE, de la Sagesse de VÔTRE MAJESTE',
pour le bien de ses sujets & de tous ceux qui
gémissent sous la servitude de ces erreurs, &
j'espére qu'elle aura la bonté de me permettre d'être avec un très-profond respect,

SIRE,

DE VÔTRE MAJESTÉ,

Le très-humble, très-obéïssant &
très-fidéle sujet, & serviteur,
LOUIS CUSAC.

AVIS

A V I S.

SI ceux qui prétendent qu'on ne peut guérir les Fiévres, la Pleuréfie, la Fluxion fur la poitrine, la Squinancie, la perte du Sang, & tous les grands maux qui affligent le Corps-humain, fans le fecours de la faignée, veulent s'inftruire à fond fur les grands avantages qui reviennent de la Tranfpiration, procurée, non pas par les bains, les étuves & les fudorifiques; mais par un reméde externe, qui ouvre en un inftant les pores des parties qui en font fomentées; je ne doute pas qu'ils ne préférent cette tranfpiration à cette faignée; vû que par fon moyen la nature rafraîchit fon fang & fes efprits, & les purifie, fans les tirer des veines, ce qu'elle ne peut faire fans doute par la faignée, puifque la chaleur naturelle, qui eft le principe de la vie, fort avec le fang & les ef-

A.3　　prits,

prits, qui en font le foûtient; ce qui eft fi vrai, que comme on foulage quelquefois les malades, en tirant peu de fang, parce qu'il ne fe diffipe que peu de chaleur & d'efprits, il n'eft pas moins vrai qu'on les tuë, non-feulement, parce qu'on tire beaucoup de fang, mais parce qu'il fe fait pour lors une très-grande diffipation de cette chaleur & de ces efprits.

Cette vérité, qui eft une des plus importantes à la vie, eft évidente à ceux qui font atention fur le pus qu'on tire de la poitrine, & fur l'eau qu'on tire auffi du corps d'un hidropique; car comme l'on peut foulager ces malades, & même les guérir quelquefois, en tirant peu & fouvent de cette eau, & de ce pus; on les tuë auffi, non pas parce qu'on les décharge peu-à-peu de ces humeurs, qui leur donnent la mort, fi on ne les évacuë; mais parce que toute la chaleur naturelle & tous les efprits fe diffipent dans le temps qu'on entre-

prend

prend leur guérison, par une seule
& entiére évacuation de ces eaux &
de ce pus.

Il est aussi nécessaire de se détromper
d'un autre sentiment, puisqu'il n'est
pas de moindre conséquence que le
précédent, pour ne pas saigner, quand
les parties du corps sont froides, &
quand on convient que les humeurs
sont cruës & indigestes, & pour ne
pas s'obstiner à vouloir que le sang
soit tout pourri, parce qu'il paroît
blanc, jaune, verd, gris, rouge &
noir, sur la superficie de celui qui
est dans les palettes; car bien qu'on
puisse tirer quelque induction de son
altération, par toutes ces couleurs,
on ne doit pas assûrer positive-
ment qu'il soit corrompu, parce
qu'elles sont les couleurs naturelles
du sang.

Cette erreur a fait de tout temps,
& fait encore aujourd'hui une si forte & si vive impression sur l'esprit de
certains Docteurs, qu'ils ont rempli
les Bibliothéques de leurs écrits, pour

A 4 soû-

foûtenir , après Hippocrate & Galien , qu'on ne pouvoit fe difpenfer
de tirer le fang des veines jufqu'à la
défaillance , pour les vuider de cette prétenduë corruption , qui eft ,
par ce déréglement de raifon & de
conduite , la caufe principale de la
ruïne du tempéramment & de la
mort de prefque tous les malades ,
comme je le démontrerai d'une maniére fi évidente , qu'il fera facile
de s'en convaincre & d'éviter ces
difgraces , par la bonté des moyens
que j'établirai ci-après.

PRE'FACE.

PREFACE.

COMME les grandes découvertes trouvent de grandes oppositions à combattre, & que les esprits se partagent d'ordinaire en différents sentimens ; que ceux-ci les croyent de bonne foi, que ceux-là les rejettent absolument, & que les autres suspendent leur jugement, pour ne rien décider qu'après une entière & parfaite connoissance.

Il est à croire, vû la prévention où l'on est en faveur de la Médecine, que cet ouvrage qui met au jour les évidentes & fatales contradictions d'Hippocrate & de Galien, ausquels l'amour-propre a élevé des Autels, n'aura pas un succès plus favorable & que même le nombre de ses Critiques l'emportera sur celui de ses Approbateurs ; mais j'espére aussi que les gens de bon sens, qui ne portent leur jugement sur l'état des choses, qu'après les avoir meurement & solidement pénétrées, se feront de cet ouvrage une étude d'aplication pour s'instruire à fond sur les erreurs qui sont les suites de ces contradictions, & qu'ils en tireront les conséquences qu'on en doit nécessairement tirer, pour ne pas tomber dans le précipice où elles ont conduit ceux qui depuis plusieurs siécles ont eu le malheur de les suivre.

Bien qu'il soit impossible de ne pas se rendre à cette vérité, à moins qu'on ne veüille s'aveugler soi-même, puisqu'il est évident que ces erreurs sont les principes des desordres qui régnent dans toute la Médecine-pratique ; je ne laisserai pas d'en parler d'une maniére à la rendre sensible à ceux-mêmes qui ne descen-

A 5

dent

dent jamais dans le détail & qui n'éxaminent
que superficiellement les choses.

Et comme mon dessein ne tend qu'à éclairer
le public & à lui insinuër les justes sentimens
qu'il doit avoir d'Hippocrate & de sa doctrine, je juge qu'il est nécessaire de lui aprendre
qu'il n'étoit qu'un particulier de la catégorie
de ceux qu'on qualifie aujourd'hui du nom
d'Empyriques, quelque probité & quelque
connoissance qu'ils puissent avoir, parce que
de son temps, les facultez étoient encore dans
les idées métaphysiques; & que s'il s'est élevé au-dessus du commun de ceux qui ont
professé la Médecine, ce n'est pas pour avoir
guéri une infinité de malades, mais pour avoir
eu plusieurs bons & mauvais remédes; pour
avoir raisonné bien & mal sur la nature des
maux & sur leurs symptômes, qui sont presque roûjours équivoques, & pour avoir ordonné de prendre, avant que de saigner
& de purger, connoissance du tempéramment des malades & de la cause de leurs maladies, de leur âge & de leur sexe, de leur état
de force & de foiblesse, du climat & de la
saison.

Ces observations, qu'on doit nécessairement faire, & principalement dans les grandes maladies, avant que de saigner & de purger, & qu'il ne faisoit jamais lui-même par
l'empressement qu'il avoit d'éteindre la chaleur naturelle, qui est le principe de toutes
les fonctions de la vie, & d'épuiser les forces,
en répandant le sang des malades, a été, depuis
lui, sans contredit, la cause de la mort des
deux tiers du genre-humain.

Galien, qui ne faisoit pas plus d'état de ce
sang qu'Hippocrate, s'étant persuadé qu'il ne
pouvoit se distinguer dans sa profession,
qu'en

qu'en le suivant dans toutes ses maximes, se
rendit à Rome, cinq cens ans après la mort
d'Hippocrate ; étant Grec de Nation, comme lui, & par conséquent menteur, il lui fut
aisé, en imposant à la facilité des Romains,
de parvenir bien-tôt à ses fins & de faire des
Hôpitaux de presque toutes les familles, où il
lui étoit libre d'agir impunément, en faisant
valoir sa saignée jusqu'à défaillance, & sa boisson d'eau froide, de laquelle il avoit le malheur de régaler ses malades.

Cette pitoyable & détestable maniére d'agir
se seroit bien-tôt détruite d'elle-même, si
ceux qui ont écrit sur Hippocrate & sur Galien
n'avoient employé tout l'artifice possible pour
dissimuler la contrariété de leurs sentiments &
les disgraces qui en sont les suites ; & ils y ont
si bien réüssi, que presque tous les Sçavans y
ont été surpris, par les charmes de leur vaine
éloquence, plûtôt que par la force de leurs
raisons ; & comme si le poison changeoit de
nature & n'étoit pas toûjours poison, étant
offert dans une coupe d'or, ils ont crû ne pouvoir faillir en reçevant de bonne foi leur doctrine & en autorisant leur conduite.

Mais les cris & les lamentations, qu'ont
fait dans tous les temps, & que continuënt
de faire les gens de toute qualité sur cette
pratique, m'ayant obligé de l'observer de
près, & ayant reconnu qu'elle n'avoit pour
fondement que l'illusion, j'ai estimé qu'il
étoit de mon devoir de l'exposer aux yeux de
tout le monde, avec les traits qui lui conviennent, après avoir parlé de l'origine & de la
disgrace des Médecins de l'Europe qui doivent l'en convaincre, & je ne doute pas qu'il
ne se récrie à la vûë de tant de malheurs, qui
rapelleront le triste souvenir des afflictions
A 6   do me

domeſtiques, dont cette infortunée pratique
eſt la mortelle ſource, & qu'il ne conçoive,
quoiqu'on puiſſe dire pour alléguer le contraire, que c'eſt en vain qu'on cherche ailleurs,
que dans l'uſage de la fréquente ſaignée, des
forts purgatifs & des remédes rafraîchiſſans
& refoidiſſans, la cauſe de preſque toutes les
infirmitez & de la mort de la plûpart des malades.

J'aurois gardé le ſilence ſur tous ces deſor-
dres, ſi je n'avois pû propoſer les moyens d'y
remédier, qui ſont les premiers & preſque les
ſeuls qu'on doit employer, comme étant les
plus conformes aux beſoins de la nature ; ſçavoir, la Tranſpiration & la douce évacuation.
Mais comme je ne puis les établir ſolidement,
ſans l'aide de l'Illuſtre Sanctorius, je me ſuis
aviſé de tirer de ſon Traité ſur la Tranſpiration, intitulé *Statica Médicina*, comme d'un
parterre émaillé des plus belles & des plus ra-
res fleurs, le précis de ſes Aphoriſmes ſur cette
matiére, & de l'accompagner de mes Réfléxions, pour en faciliter l'inteligence à ceux
qui voudront ſe défendre de tous les anciens
préjugez, pour étudier d'une maniére particuliére, la nature & ſes divers mouvemens
dans les différentes eſpéces de ſes maladies,
& pour ſe rendre capables de la doctrine de ce
grand homme ſur cette Tranſpiration, qui eſt
le plus grand & le plus prompt ſecours, avec
la douce évacuation, que les malades peuvent
attendre de la Médecine.

Il y a du temps que cette vérité ne ſeroit
plus un ſujet de controverſe, s'il avoit été permis de la produire ; & on auroit reconnu avec
plaiſir, ce qu'on eſt forcé d'avoüer aujourd'ui,
quelque affectation qu'on ait de cacher ſous
le faux brillant de l'éloquence, qu'Hippocrate

&

PREFACE.

& Galien ont erré dans l'essentiel de leur art,
pour avoir donné à la saignée la préférence
qui est dûë à la Transpiration que cette saignée détruit, bien que cette Transpiration soit
aussi nécessaire à la vie, que la circulation &
la respiration, en répandant le sang, qui contient la chaleur qui en est le principe.

Les plus éclairés, convaincus par la raison
& par l'expérience, que les Maîtres de l'art
avoient pris l'ombre pour le corps & qu'on
ne pouvoit procurer la guérison de nos maux,
que par le moyen de cette Transpiration ,
eurent recours aux Bains, aux Estuves, aux
Sudorifiques, aux Fomentations & aux Frictions pour y parvenir. Mais rebutez par le
peu de bien qui revenoit de tous ces remédes,
qui sont toûjours bons, quand l'usage en est
régié par la raison, ils r'entrérent, ne pouvant
faire mieux, dans ce Systême d'Hippocrate
& de Galien , & s'y fixérent d'une si terrible
maniére, qu'ils firent de la saignée & de la
purgation, les plus solides fondemens de la
Médecine ; desorte que sans réfléchir sur les
suites que peut avoir cet étrange égarement ,
qui porte la désolation par tout, & qui est sans
éxagération, le plus redoutable fleau de l'Europe , on croit aujourd'hui être en droit de
tout entreprendre & de ne rien craindre de la
rigueur des loix, sous l'autorité despotique de
ces Auteurs, quelque funeste qu'en puisse être
l'évenement.

Ce mépris pour le sang, qui est le soûtien de
la vie , contre lequel Erasistrate, Médecin de
Seleucus Roi de Syrie , & tous ceux qui ont eu
quelque sentiment d'humanité, ont toûjours
reclamé, m'ayant inspiré de chercher le moyen
de le conserver en traitant les malades , j'ai
été assez heureux d'en trouver un , après une

étude

étude de plusieurs années, dont la certitude
est établie par une longue suite d'expériences,
faites à Paris & ailleurs, sur plusieurs sujets
de divers tempérammens & de différentes maladies.

Ce moyen est un esprit-de-vin de ma composition, qui par la seule vertu qu'il a d'ouvrir les pores des parties qui en sont fomentées, donne lieu à la nature de rafraîchir &
de purifier son sang, qui est très-souvent in-
nocent, de tous les desordres dont on l'ac-
cuse, & de se décharger par conséquent de son
superflu, sans le tirer des veines.

Ce grand remède, dont la Médecine dévroit
se faire un honneur & un plaisir d'ordonner
l'usage, pour le soulagement des malades, est
si cruellement persécuté, par des motifs qu'il
est aisé de conjecturer, qu'on le regarde avec
la même indignation, qu'en pourroit faire
un fanatique, qui voudroit introduire un
Schisme dans la Religion, ou un factieux,
qui entreprendroit de troubler, par la révolte,
la tranquilité de l'Estat.

Mais quoique puissent dire ces Partisans de
la saignée ; comme l'expérience ne peut être
détruite, que par une experience qui lui soit
oposée dans toutes ses circonstances, & comme il ne peut y avoir jamais de prescription
contre la vérité, il me sera toûjours libre,
sans le secours de cette saignée, de rafraîchir
le sang & de le purifier, aidé de cet Esprit &
de la Casse, comme je le justifie, en répondant aux objections de ces critiques, & de
mettre fin aux justes plaintes que l'on fait tous
les jours contre ceux qui cherchent, dans les
veines, la cause primitive de nos maux, où
elle n'est presque jamais que par accident, &
d'établir une méthode qui délivrera pour
toû-

PRE'FACE.

toûjours, ceux qui voudront y avoir recours,
de l'incertitude de la Médecine.

Les sentimens de ceux qui se sont distinguez
dans toutes les Sciences par la sublimité de
leur génie, Philosophes & Empereurs, ont
toûjours été uniformes sur cette incertitude;
ce qui dévroit sans doute faire entrer en quelque suspition ceux, qui n'ayant pas toute leur
pénétration, se reposent fort tranquilement
du soin de leur santé & même de leur vie,
sur des gens, qui pour préférer les ténèbres à
la lumiére, les entraînent avec eux dans
l'abîme.

Ce sont les Cloîtres & les Communautez
qui peuvent rendre, sur cette vérité, un plus
fort témoignage, que les familles particuliéres, où l'on se fait un point de Religion
d'offrir chaque jour en sacrifice quelque victime aux fausses divinitez de la Médecine, pour
ne vouloir pas comprendre le sentiment des
Peres sur le passage de l'Ecriture, qui ordonne expressément aux malades d'honorer les
Médecins, c'est à-dire, de ne pas payer d'ingratitude, ni leurs soins, ni les remedes qui
les ont guéris: & comme ce commandement,
plein de sagesse & de justice, est fait en faveur de tous ceux qui éxercent bien la Médecine, & que c'est-là le véritable sens de ces
Peres, prouvé par l'Ancien & le Nouveau
Testament, & qu'il est plus avantageux d'être
guéri par le dernier des hommes, que d'être
tué par le plus fameux des Docteurs, revêtu
même de toutes les prérogatives & de tous les
ornemens atachez à la suprême dignité de son
caractére, je ne vois pas de quelle maniére les
Supérieurs de ces lieux peuvent se disculper
auprès du Seigneur.

Ce n'est pas seulement dans les Cloîtres,
c'est

c'eſt même dans les Palais des Grands, où l'autorité de la Médecine eſt établie de leur propre
conſentement : parce que comme on ne reçoit dans ce ſéjour de lys & de roſes, que
ce qui flâte les ſens, qu'on n'y goûte que les
plus pures délices de la vie & qu'on y eſt en
poſſeſſion de la félicité, ſupoſé qu'il y en ait
de véritable ſur la terre ; on voit diſpa-
roître chez ces Grands, à la moindre émotion d'un pouls foiblement déréglé, toute la
tranquilité ou plûtôt le fantôme qui les en-
chante dans cet état d'élévaion ; & comme
la vaine crainte d'en être privés pour toûjours, fait une vive impreſſion ſur tout le
ſenſible de leur ame, ils ſouffrent, pour ne
pas mourir, qu'on n'oublie rien de tout ce
qui peut leur ôter la vie.

Les Hiſtoires que je raporte, qui ſont le
ſujet de mes réfléxions ſur la Médecine-pratique, ne permettent pas de douter de ſon
égarement, dans lequel elle n'eſt tombée que
pour avoir trop donné aux ſentiments chy-
mériques de quelques Ecrivains, qui ont eu
la témérité d'avancer, pour déïfier Hyppo-
crate & conſacrer ſa doctrine, qu'il étoit au-
deſſus de toute loüange, qu'il n'avoit jamais
trompé ni pû être trompé de perſonne, bien
qu'il ait reconnu lui-même que pluſieurs choſes importantes avoient échapé à ſa connoiſſance, & qu'on ne devoit pas moins de reſpect & de déférence à ſa parole qu'à celle d'un
Dieu.

Galien qui publioit par tout le faſte de ces
outrées & pompeuſes qualités, & qui faiſoit
valoir de toute ſa force celle de diſciple très-
éclairé d'Hippocrate, qu'il affectoit, pour
abuſer de la crédulité des Romains & pour
ſe faire un grand mérite auprès d'eux, porté
ſur

ſur les aîles de la fortune, fut bien-tôt en réputation auprès des Grands de l'Empire, &
même chéri de l'Empereur, s'il l'en faut croire ſur ſa parole : & comme tout lui étoit favorable ſous la forte protection de ces puiſſances, & qu'il ne trouvoit point d'obſtacle en
ſon chemin, qui pût s'opoſer ni aux viſions
de ſon eſprit ni à la vanité de ſon cœur, diſ-
poſoit de ſes maiades, tout lui étant permis
dans l'éxercice de ſon art, avec la même liberté pour les tuër, qu'il auroit pû faire pour
les guérir. Mais la peſte étant ſurvenuë à
Rome, dans le temps que tout lui rioit &
qu'il étoit comblé de biens, d'honneur & de
gloire, il crut, entrant en défiance ſur le foible de ſes lumieres, qu'il étoit de ſa prudence
de ſe retirer vers Pergame ſa Patrie ; ce qu'a-
yant éxécuté, avec toute la diligence poſſible,
oubliant ce qu'il devoit à ſes illuſtres bien-
faicteurs dans cette générale diſgrace, il leur
laiſſa, par ſa fuite, des marques éternelles, &
de ſon ingratitude & de ſon ignorance.

Comme on pourroit s'inſcrire en faux contre la certitude de tout ce que je viens de dire
touchant la doctrine & la pratique d'Hippocrate & de Galien, le témoignage de trois
Docteurs, qui ont fait du bruit par leurs
écrits, va inſpirer ce qu'on en doit croire,
puiſqu'ils ſoûtiennent hautement & en termes
formels, qu'il n'y a rien de plus incertain ni
de plus inconſtant, que les ſentimens de ces
Auteurs, & qu'il eſt de nôtre intérêt, étant
douteux & purement contingens, de n'y déférer jamais, qu'après avoir ſérieuſement
conſulté nôtre propre raiſon : & ils s'emportent ſi fort contre ceux qui ont eu le malheur
de les ſuivre dans l'abus qu'ils ont toûjours
fait de nôtre ſang, qui eſt le treſor de la vie,
qu'ils

PRE'E'ACE.

qu'ils n'employent pas moins que les imprécations, pour nous marquer par ces violentes expressions de leur ressentiment, combien doit être grande nôtre précaution sur l'aveuglement de cette conduite. Et c'est sur ce défaut de précaution, qu'un Sçavant dit autrefois, que les malades, qui apelloient plusieurs Médecins à leur secours, étoient en danger de périr, en s'exposant aux erreurs de chacun en particulier.

Si ceux qui croyent qu'il est de leur conscience & de leur honneur, de ne se départir jamais des maximes de l'Ecole, veulent entrer en eux-mêmes, pour méditer sur la solidité de ces avis salutaires, il leur sera facile de revenir de l'entêtement où ils sont d'attaquer la vie par l'usage de tout ce qui la détruit, & de combattre la réalité de mes expériences par la seule raison de leur nouveauté : comme si c'étoit un crime de passer de l'erreur à la vérité, & de délivrer les malades la Fiévre chaude & continuë, de la Pleuréfie, de la fluxion sur la Poitrine, & de plusieurs autres maux de cette conséquence, par la Transpiration & par la douce évacuation, qui font les voyes les plus ordinaires & les plus familiéres de la Nature, & de faire du bien aux blessez, en facilitant la guérison des playes composées & en guérissant promptement celles qui font simples, sans l'aide des incisions, qui font de secondes playes, plus dangereuses quelquefois que les premieres.

Enfin, je renferme dans trois Méthodes tout ce qui est de bonne & de mauvaise pratique, compris dans cet ouvrage, & je prouve évidemment, par raison & par expérience, qu'on ne doit jamais suivre la

pre-

PREFACE.

première, qu'on peut quelquefois suivre la
seconde, & qu'on doit toûjours suivre la
troisiéme, autant qu'il est possible, sans craindre de tomber dans les inconvéniens, qu'on
ne peut éviter, quand on manque aux observations qu'il faut nécessairement faire, comme
j'ai déja dit, avant que d'en venir à la purgation & à la saignée; remédes qui font plus
à redouter, sans doute, que le démon de la
jalousie, qui a ligué tant de Princes contre
la gloire de nôtre grand & invincible Monarque, qui sera toûjours, malgré tous leurs
efforts, la terreur de ses ennemis, les délices
de ses sujets, le modèle le plus achevé des Souverains, & l'admiration de tout l'Univers.

APPRO-

APPROBATION.

CEs Réfléxions fur la Théorie & la Pratique d'Hippocrate & de Galien, toutes pleines de force & de lumiére, que j'ai luës & éxaminées plufieurs fois avec beaucoup d'aplication, m'ont fi fortement convaincu fur l'évidence des contradictions de ces Auteurs, qui font la fource des erreurs de la Médecine; & l'Auteur de ces Réfléxions démontre fi évidemment les grands avantages qui reviennent de la Tranfpiration, qu'il procure aux malades, par l'ufage de fon efprit-de-vin compofé, que j'ai crû être obligé, après les expériences que j'en ai vûës, de donner mon Approbation, pour fervir à l'utilité du Public. Fait à Paris, ce 15. Juillet 1692.

THIER, D. M.

Extrait

nes portées par lesdites Lettres de
Privilége. Données à Paris le 28.
Avril 1692.

Signé, NOBLET.

Regiſtré ſur le Livre de la Communauté des Libraires & Imprimeurs, le 10. May 1692.

P. AUBOUYN, Syndic.

RÉFLÉXIONS
SUR
LA THÉORIE
ET
LA PRATIQUE
D'HIPPOCRATE ET DE GALIEN.

CHAPITRE PREMIER.

De l'origine des Médecins de l'Europe, &
de leurs disgraces.

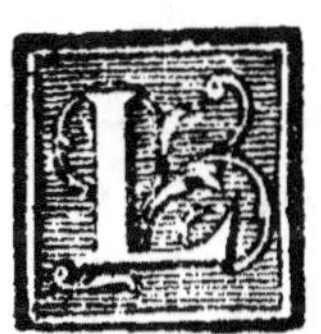

'AMOUR de la vie, qui est commun à tous les hommes, ayant inspiré à Hippocrate le desir de s'apliquer uniquement dans la recherche d'un Art qui pût soûtenir cette vie contre les infirmitez qui l'insultent jusqu'à la mort, il fut le premier chez les Grecs qui entreprit d'étudier en Médecine ; & pour le faire d'une maniére qui pût être

utile

utile aux malades, il voyagea pendant douze
années en plusieurs Provinces, pour s'informer de toutes parts de la vertu & propriété
des simples & des expériences qu'on en avoit
faites, & s'étant ensuite retiré à Ephèse,
près du Temple de Diane, il traduisit & mit
en ordre les tables de Médecine qu'il y trouva, en y ajoûtant du sien ce qu'il jugea à
propos. Cet ouvrage, qui parût admirable
par sa nouveauté, lui mérita bien-tôt la
qualité de Prince des Médecins, qu'il con-
serva jusqu'à sa mort: mais ces disciples
n'ayant pas eu le même sort que lui, en suivant sa doctrine, par decret solemnel du
Sénat d'Athénes, furent bannis de toute la
Gréce.

La Médecine fut, après cette étrange
événement, comme éteinte pendant 190.
ans, & l'auroit été sans doute plus long-
temps, si le Philosophe Chrysippe ne se
fût érigé en Médecin, lequel pour ne vouloir pas être inférieur à Hippocrate & ne
rien devoir à sa doctrine, se moqua de ses
écrits, & tourna en ridicule sa Médecine. Mais étant mort, sur la dispute qui
fut entre les Grecs, pour sçavoir à quelle
Médecine on en devoit demeurer, ou
d'Hippocrate, ou de Chrysippe, il fut ordonné, par l'Arrêt du Sénat, après une
meure délibération, qu'on ne suivroit ni
l'une ni l'autre.

Les

Les Médecins, abatus par ce revers de fortune, pour ne se pas faire des affaires, gardérent un profond silence pendant 100. ans, jusqu'à ce que parut en Macédoine le Philosophe Aristrate, lequel, pour avoir guéri par hazard le Roi Anthiocus, premier du nom, d'une inflammation de poitrine, aquit beaucoup de réputation & de très-grands biens, & laissa plusieurs disciples après sa mort, lesquels n'ayant pas succédé à son bonheur, il leur fut fait défenses, sur peine de la vie, d'enseigner ni de pratiquer la Médecine. Voilà quelle fut en Gréce la triste destinée des Médecins.

Les Romains furent les derniers à les reçevoir, & Anthonius Musa fut le premier qu'on apella pour traiter l'Empereur Auguste, affligé de la Sciatique, de laquelle ayant été délivré, on dressa à ce Médecin une statuë dans le Champ de Mars ; mais venant à s'oublier, au milieu de sa trop grande prospérité, il se persuada que tout lui étoit permis dans l'éxercice de son art, desorte qu'ayant passé de la Pharmacie à la Chirurgie, qu'il n'entendoit pas, il traita les malades d'une maniére si cruelle, avec le fer & le feu, qu'on fut forcé de le lapider, & de traîner son cadavre dans toute la Ville.

Les Médecins, étant consternez par cette horrible

 rible

rible cataftrophe, il n'y en eût pas un qui ofât
fe prefenter, jufqu'au temps de Néron ; mais
Tite étant parvenu à l'Empire , pleinement
informé de leurs defordres, en fit chaffer
tous ceux qui étoient venus de Gréce, &
qui avoient pratiqué du temps de Néron,
de Galba , d'Othon & de Vitellius, ne pouvant fouffrir qu'on éxerçât un art , qui
n'eft que de pure conjecture, avec la même fermeté , pour ne pas dire témérité , que
s'il étoit établi fur les plus folides fondemens de la certitude.

Galien, tirant avantage du temps qui
efface le fouvenir des plus funeftes événemens de la vie, s'étant rendu à Rome ,
cinq cens ans après la mort d'Hippocrate,
fous l'Empire de Marc Anthonin le Phi-
lofophe, y fit la Médecine, avec tant de
hauteur & fi peu de fuccès , mettant à couvert les malheurs de fa pratique, fous l'autorité d'Hippocrate, qu'il fit revivre, pour
en faire fon auteur, qu'il enchanta les efprits
de tous les Romains, comme je dirai ci-
après ; mais la pefte étant à Rome, fans
perdre le temps à délibérer fur ce qu'il devoit à fes amis dans cette commune dif-
grace, le peu de confiance qu'il eût en fes
lumiéres & en la vertu de fes remédes,
l'obligea de prendre la fuite vers Pergame,
qui étoit le lieu de fa naiffance.

Bien que tout ce que je viens d'avancer
foit

soit de l'histoire, dont la vérité est reçûë de tous les sçavans, on ne laisse pas de regarder Hippocrate & Galien, par je ne sçai quelle fatalité, comme les deux flambeaux de la Médecine, & de suivre aveuglément leur pratique, qui subsiste encore aujourd'hui, quelque pernicieuse qu'elle soit, comme j'espére d'en convaincre ceux qui voudront se rendre à la voix de la raison & de l'expérience. (*a*)

(*a*) Panacée mystique du R. P. Ignace de Gory.

CHAPITRE II.

Des raisons qu'on a crû avoir de donner à Hippocrate & à Galien la qualité de Princes de la Médecine.

LE grand bruit qu'Hippocrate & Galien ont fait dans le monde, en traitant les malades, leur a fait donner le nom de Chefs & de Princes de la Médecine ; & la haute réputation qu'ils se font aquise chez les Nations où leurs écrits ont parû, a été si puissamment établie, qu'on a crû devoir à leurs sentimens le même respect & la même déférence qu'on rendoit aux Oracles des Dieux.

Cette vénération est passée de siécle en siécle jusqu'à nous, avec toute sa force &

 sans

fans aucune interruption ; & quelque juſtice qu'il y ait eu dans les plaintes qu'on a
faites dans tous les temps , contre ceux qui
les ont ſuivis dans l'éxercice de leur art , on
ne s'eſt jamais aviſé de remonter juſqu'à la
ſource , pour s'inſtruire à fond ſur le de-
ſordre de la conduite de ces Sectateurs ,
qui augmente tous les jours , par la liberté qu'ils ſe donnent de tout entreprendre.

Mais comme on ne doit jamais rien négliger de ce qui peut conduire à la vérité ,
étant convaincu de la foibleſſe des hommes , & perſuadé qu'il n'y en a point de
ſi éclairez qu'ils ne ſoient ſouvent ſujets à
l'erreur ; j'ai crû que je devois conſulter
Hippocrate & Galien ſur le ſujet de ces
plaintes , pour aprendre d'eux-mêmes ; ſi
la pratique de nos jours étoit une ſuite de
la leur , & quelle en pouvoit être la liaiſon.

Cette idée m'ayant fortement apliqué
ſur leur doctrine , j'avouë que je n'y ai trouvé qu'un mélange ſi confus d'une infinité
de bonnes & de mauvaiſes choſes , que je
n'aurois jamais pû les pénétrer , pour en
faire un juſte diſcernement , ſi je n'a-
vois agi avec un eſprit libre de toute prévention.

Je ne doute pas que cette grande vérité ne paſſât pour un pur paradoxe , vû
la prévention des eſprits en faveur de la
Méde-

Médecine, & qu'on ne s'élevât contre son extraordinaire nouveauté, fi Hippocrate & Galien n'entreprenoient eux-mêmes fa défenfe, par l'évidente opofition qu'ils forment contre leurs propres fentimens, qui partagent les Ecoles fur un très-grand nombre de différentes opinions.

CHAPITRE III.

Des contradictions d'Hippocrate.

POur établir quelque ordre dans ce que j'ai à dire, je commencerai par Hippocrate, puifqu'il eft, du confentement de tous les fçavans, le premier des Médecins; & je parlerai de ce qu'il a avancé de bon & de mauvais, pour faire entendre qu'il a détruit ce qu'il a édifié.

Premiérement il dit, dans plufieurs de fes Aphorifmes, que la chaleur naturelle eft toûjours occupée à cuire l'aliment, à le convertir en chile & en fang, & à le diftribuër à toutes les parties du corps pour leur nourriture.

Que c'eft cette même chaleur qui décharge le corps du fuperflu de ces alimens.

Qu'on doit s'apliquer uniquement à faire évacuer les feules humeurs, qui font les caufes des maladies, en rétabliffant la na-

ture dans la liberté de ses fonctions , &
que cette évacuation doit être toûjours pro-
portionnée aux forces des malades : car
si les extrêmes réplétions, dit-il, sont dangereuses, les excessives évacuations ne le
sont pas moins ; parce que les grandes évacuations, par la saignée ou par la purgation, épuisent les forces, que les grandes
réplétions suffoquent la chaleur naturelle,
que la grande chaleur affoiblit le corps ,
& dissipe les esprits, & que le grand froid
repousse les humeurs au dedans, & éteint
la chaleur naturelle : desorte qu'il ne faut
jamais évacuër beaucoup, ni remplir, ni
échaufer, ni émouvoir le corps, de quelque maniére que ce soit ; parce que tout
ce qui est excessif détruit la nature, dont
l'essence consiste dans une égale tempéra-
ture des principes qui la composent ; au
contraire, le changement qui se fait successivement, & peu-à-peu, est toûjours sûr,
sur-tout lorsqu'il s'agit de changer une
coûtume contractée de long-temps, & qui
tient lieu de seconde nature.

(*a*) *Vasorum concidentiam ad extremum
perducere, periculosum, sic & evacuationes
quæ ad extremum tendunt, periculosa, & re-
fectiones cùm extrema fuerint, periculosa.*

(*b*) *Plurimùm & repente evacuare, aut
replere,*

(*a*) Aphor. 3. Hipp. 1. sect.
(*b*) Aphor. 51. sect. 2.

replere, calefacere, aut refrigerare, aut alio quovis modo corpus movere, periculosum: omne si quidem nimium natura inimicum est, quod verò paulatim sit, tutum.

On ne doit pas juger de la bonté de la purgation, ajoûte Hippocrate, par la quantité de ce qui est évacué ; parce que cette quantité doit être différente, selon les forces du malade, la nature de la maladie, & la constitution du climat & de la saison ; mais il faut considérer la qualité des excrémens, la purgation étant toûjours salutaire, quand la seule humeur qui cause la maladie est évacuée, & que le malade suporte aisément cette évacuation : & quand il est nécessaire d'évacuër jusqu'à la défaillance, ajoûte Hippocrate, il le faut faire ; pourvû que le malade ait assez de forces pour le suporter.

(a) Excreta non sunt copiâ æstimanda, sed si, qualia oportet, exeunt, & facilè ferunt ægri, atque ubi ad animi defectum ducere expedit, faciendum, si æger par esse possit.

C'est cette funeste évacuation, jusqu'à défaillance, qui est depuis Hippocrate, la cause de la mort des deux tiers du genre-humain, la Pomme de discorde des Médecins, la source fatale des desordres de la Médecine & le mépris de sa doctrine.

B 4

II

(*a*) Aphor. 2 5. sect. 1.

Il n'est besoin que d'un peu d'aplication, sur ce qu'il a si judicieusement dit ci-dessus, pour se laisser convaincre de son égarement & de l'évidente contradiction de cette Aphorisme, qui a donné de l'éxercice à tous ceux qui ont entrepris inutilement de concilier deux choses si oposées, je veux dire d'évacuër jusqu'à défaillance, & de conserver en même-temps les forces; puisqu'il est vrai qu'il n'y a que les mauvaises humeurs qui abatent les malades, & que les bonnes qui les soûtiennent: & comme il n'est jamais nécessaire de les pousser jusques sur le bord de l'abîme, pour les délivrer du mal qui les opresse, il n'est aussi jamais nécessaire d'avoir recours à cette extrême évacuation, qui ne détruit pas seulement leur tempéramment, en épuisant leurs forces, mais même qui conduit très-souvent à la mort.

De cet Aphorisme, Hippocrate passe à un autre conforme au précédent, s'il en faut croire ses Commentateurs; & comme s'il apréhendoit de ne s'être pas assez clairement expliqué pour nôtre malheur, il ordonne, aux maux extrêmes, des remédes extrêmes, dans la diéte, dans la Pharmacie & dans la Chirurgie. Dans la diéte, il ne veut pas moins qu'une entiére abstinence; dans la Pharmacie, que de fortes purgations; dans la Chirurgie, que des saignées,

faignées, jufqu'à défaillance , & des opérations violentes , foit qu'il faille couper ,
brûler ou retrancher.

(a) *Extremis morbis , extrema exquifitè
remedia optima.*

Cette impitoyable doctrine , qui eſt ſi
contraire à la nature & aux grandes véritez ci-deſſus établies , ne peut être autoriſée que de ceux qui ſe font entiérement
dévoüés à tous les ſentimens d'Hippocrate:
car où eſt le bon ſens de ne garder aucune modération dans la diéte ; de faire ſuc-
comber les malades ſous l'effort des puiſſans purgatifs , qui évacuënt indifféremment les bonnes & les mauvaiſes humeurs ;
de ſaigner jufqu'à défaillance ; c'eſt-à dire,
jufqu'à l'extinction de la chaleur naturelle
qui nous fait vivre, & de faire très-ſouvent,
& ſans néceſſité , des opérations violentes
qui donnent la mort, au lieu de ſe ſouve-
nir de ce qu'il vient de nous dire, que tout
excès eſt une maladie , ou du moins un
commencement de maladie, en ce qu'il
nous éloigne d'une certaine médiocrité ,
dans laquelle conſiſte la ſanté & même
la vie.

(a) Aphor. 6. ſect. 1.

CHAPITRE IV.

Des contradictions de Galien.

COmme Galien est un autre Hippo-crate, puisqu'il est entré dans tous ses sentimens, & qu'il a porté l'évacuation jusqu'à la défaillance, encore plus loin que lui, j'estime qu'il est bon de l'entendre sur la misére de sa pratique.

L'expérience m'a apris, dit-il, que ces grandes évacuations sont fort utiles ; car dans les fiévres chaudes, & dans les grandes inflammations, dans la fiévre continuë, dans la squinancie & dans la pleurésie, si l'on tire du sang jusqu'à défaillance, toute l'habitude du corps est refroidie en un instant, la fiévre s'éteint, le ventre s'ouvre à quelques-uns, à d'autres il survient des sueurs ; quelques-uns en ont recouvré leur santé, quelques autres en ont été fort soulagez ; (& il dévroit ajoûter, & une infinité d'autres en sont morts, mais il nous le laisse à présumer,) & je n'ai jamais trouvé, poursuit-il, dans les grandes & véhémentes douleurs, de reméde plus excellent & plus prompt, que cette saignée jusqu'à défaillance.

(a) In

(a) In ardentissimis febribus quales sunt febris synochus, angina & pleuritis, nullum est remedium præsentius venæ sectione usque ad animi deliquium: quia ex illa, inquit, totius corporis habitus statim refrigeratur & febris extinguitur, multis etiam alvus citatur, & sudores emanant, sicque sanitati restituuntur, nullumque majus novi remedium in maximis doloribus.

Il établit si ingenuëment les effets de cette saignée, qu'il mérite bien qu'on l'en croye sur sa parole, puisqu'il est absolument nécessaire que le corps se refroidisse, & que la chaleur de la fiévre passe avec la naturelle, que le ventre s'ouvre, par la perte des forces, qu'il survienne des sueurs, ou plûtôt des moiteures, qui sont les présages certains de la nature mourante, & qu'il n'y ait plus de sentiment, ni par conséquent de douleur, par l'extinction de la chaleur qui en est le principe.

Je veux croire qu'il seroit plus reservé, s'il n'avoit Hippocrate pour garant de sa conduite, qui veut qu'on tire, jusqu'à l'excès, le sang des veines, quand il est question d'apaiser les aiguës & extrêmes douleurs.

(b) Oportet auferre sanguinem, si dolor acutus fuerit, usque ad animi defectum.

B 6   Mais

_____

(*a*) G. Comment. 1. ad Adh. 2 3.
(*b*) Hipp. in l. de victu in acutis.

Mais je me trompe, puisqu'il enchérit même sur lui, comme j'ai dit, en ordonnant cette saignée, jusqu'à défaillance, dans les inflammations. Et comme il s'est ouvertement déclaré contre la chaleur, après avoir fait entendre qu'elle étoit le principal agent de toutes les coctions & fonctions de la nature.

(*a*) *Ingenitus calor omnium in corpore coctionum præcipuus est artifex.*

Il prétend avoir raison de soûtenir, que dans les fiévres chaudes, il n'y a point de moyen plus certain pour rafraîchir les malades, que cette saignée.

(*b*) *In febribus ardentibus sanguinem mittimus, quoniam nulla alia refrigerantia præsidia tuto adhiberi possunt tunc, exceptis his quæ sanguinem demendo refrigerium præstant.*

Et outré contre Erasistrate, Médecin de Seleucus Roi de Syrie, qui l'avoit fortement entrepris sur le mépris qu'il faisoit du sang humain; il dit, en l'insultant, que la saignée, jusqu'à défaillance, & la boisson d'eau froide, étoient les deux grands remédes qu'on devoit employer pour parvenir à la guérison des fiévres continuës.

(*c*) *Duo sunt maxima continuarum febrium remedia, venæ sectio scilicet ad animi deliquium, & frigida potio.*   Et

(*a*) Gal. in l. de victu in acutis Hipp.
(*b*) Gal. in l. de vict. ratione in acutis.
(*c*) G. in l. 9 meth.

Et comme s'il avoit conspiré l'entiére desolation du genre-humain, il ne fait nulle difficulté de proposer la saignée, comme un prompt & souverain reméde, lorsque la chaleur naturelle est sur le point de s'éteindre.

(*a*) *Ubi calor nativus prope extinguitur, vena sectio est præsentissimum remedium.*

Mais reprenant ses esprits, & passant de son emportement, pour la saignée, dans un état plus tranquile, il avance qu'on doit être fort modéré sur le fait de cette saignée, non-seulement quand le sang sang est presque tout corrompu, mais même tant soit peu altéré, persuadé sans doute de l'inutilité de la saignée, puisqu'elle ne peut jamais séparer le bon sang du mauvais, l'autre étant confondu par l'abatement ou par l'agitation que souffre la nature.

(*b*) *Quo plus est vitiosi sanguinis in venis & minùs boni, eò minùs detrahendum.*

Si l'on vouloit faire toute l'atention que mérite l'importance de cette maxime, il y auroit lieu de sauver la vie à une infinité de gens, qui ne la perdent que parce qu'on tire pour lors presque tout le sang des veines, comme si la saignée étoit, pendant ce mêlange confus, capable de le purifier.

Mais

(*a*) G. Comment. 4. in l. de victu acutorum.
(*b*) G. de sanit. tuenda. l. 4.

Mais comme fi Galien fe faifoit un plaifir d'être contraire à lui-même, en détrui-
fant cette vérité, qu'il vient d'établir, il ne
propofe, pour guérir les maux qui procédent de la plénitude du fang corrompu, que
de faire tranfpirer, dit-il, par le moyen de
la feule faignée, le mauvais fuc qui eft dans
les veines, de peur que par le trop long fé-
jour qu'il y pourroit faire, il ne devienne
encore plus corrompu.

(a) *In illis morbis ab impura plenitudine
prognatis, neceffe eft ad ipforum curationem ut
vitiofus fuccus penitus tranfpiret, ne putref-
cat, hoc autem fit per venæ fectionem.*

Et puis, paffant dans un fentiment contraire, il ne veut employer, pour évacuër
la corruption qui fait la maladie, que les
diurétiques, les purgatifs, les vômitifs, les
fudorifiques, & nullement la faignée, comme fi les veines étoient exemptes de cette
corruption, quand elle eft univerfellement
répanduë dans toutes les parties du corps.

(b) *Vacuationem putredinis moliemur, per
urinam, dejectiones, vomitum & fudores.*

Enfin, pour faire entendre que c'eft en
vain qu'on met fa confiance en la Médecine, il prétend qu'on ne peut ordonner
ni la purgation ni la faignée, fans un extrême

(a) G. 8. Method. cap. 4.
(b) G Method. med.

me danger, quand les humeurs cruës, accompagnées de fiévre, font la caufe de la
maladie.

*(a) Humoribus crudis cum febre exiftenti-
bus venæ fectio vel purgatio non adminiftrari
poteft fine damno maximo atque detrimento.*

Les Médecins, qui prétendent être en
droit de fuivre ou de ne pas fuivre Hippocrate & Galien, ont rejetté cette maxime,
comme contraire à leurs fins, & ont établi
une loi, qu'on regarde aujourd'hui comme
fondamentale, par laquelle il eft ordonné
de faigner, dès qu'il y a de la fiévre, fans
avoir égard aux humeurs, que la chaleur du
fang peut cuire, fupofé qu'elles foient cruës,
& aux obfervations qu'il faut néceffairement faire, fuivant Hippocrate, avant que
d'en venir à la faignée & à la purgation, qui
eft ou inutile ou dangereufe, parce qu'on
n'y a recours que quand le malade eft à l'extrêmité & hors d'état d'en foûtenir la violence.

Je ne fuis pas le premier à obferver les
dangereufes fuites de cette faignée, plufieurs
de temps en temps, fe font élevés contre fes
defordres ; Hippocrate lui-même, ce qui
eft étonnant, l'a hautement condamnée
d'abus, en difant que tout eft à craindre des
grandes évacuations, caufées par la purgation

(a) G. l. 12. Method. med.

tion ou par la ſaignée ; & Galien veut bien
nous aſſûrer, ſans ſe mettre en peine de tout
ce qu'il a publié pour l'accréditer, que pluſieurs ſont morts, dès l'inſtant de ces grandes effuſions de ſang ; que pluſieurs ſont
morts bien-tôt après, & que pluſieurs ſont
tombés dans de longues & dangereuſes maladies.

(a) *Multi propter vacuationem ſanguinis
immodicam extemplò mortui ſunt, alii paulò
poſt, & alii in longos inciderunt morbos.*

Si Oribaſius n'eût pas atribué l'infaillibi-
lité à Hippocrate, ſi Suidas ne l'avoit pas
porté au-deſſus de toute loüange ; ſi Ma-
crobe n'avoit pas aſſûré qu'il n'avoit jamais
trompé ni pû être trompé de perſonne, ce
qui n'apartient qu'au ſeul Homme-Dieu,
qui eſt principe par eſſence de la vérité & de
la bonté : ſi Galien n'eût pas eu l'impiété de
dire qu'on devoit autant de reſpect & de déférence à ſes ſentimens, qu'à la propre
parole de Dieu.

(b) *Hippocratis ſententiæ Dei vocibus æqui-
parantur.*

Et s'il n'eut pas dit, en pariant de lui-
même, qu'il étoit chéri des Empereurs &
des Grands de l'Empire, qu'on le regardoit
dans la capitale du monde, comme l'exter-
minateur & le fleau des fiévres, & comme
le

(a) G. Method. Med.
(b) Degoris.

le pere & le ſauveur du peuple Romain ; les partiſans d'Hippocrate n'auroient jamais pû enchanter les eſprits en ſa faveur, ni Galien impoſer à la ſote crédulité du monde, par la vaine oſtentation de ces pompeuſes qualitez.

C'eſt de ces principes, qui font horreur à la nature, qu'on tire les foibles raiſons qu'on allégue pour apuyer la triſte pratique de nos jours, qui ataque impunément la vie des hommes, ſans diſtinction d'aucune qualité, comme il eſt évident à ceux qui l'obſervent, ſans prévention d'aucun ſentiment particulier.

Pluſieurs Médecins, convaincus par une longue expérience, qu'il n'y a preſque rien de certain dans la Médecine, & agitez du remords de leur conſcience, en abandonnent le parti, pluſieurs manquant de lumiére pour en connoître l'imperfection, bien loin d'avoir quelque choſe à ſe reprocher, s'aplaudiſſent en ſuivant ſes maximes, à l'éxemple d'un Médecin de Milan, lequel content de la poſſeſſion de ſa ſcience, &, comme il diſoit, de la joüiſſance de la vérité, ne cherchoit point particuliérement dans la Médecine, la guériſon de ſes malades ; au contraire, il ſe glorifioit un jour d'en avoir tué un avec la plus belle méthode du monde, (a) *è morto*, diſoit-il, *canonica-*
mente,

(a) Ariſtipe de Balſac.

mente, è con toutti gli ordini, & plusieurs, qui n'ont ni la délicatesse de conscience des premiers, ni l'ignorance des seconds, pour se dédommager des grands frais, & du temps perdu à aprendre mille choses, qu'il faut absolument oublier, se laissent aller au rapide torrent de la coûtume, & aiment mieux faillir, avec le plus grand nombre, que faire des prodiges avec peu de gens.

(a) Sunt quidam Medici, qui sine ratione atque ulla consideratione methodicos sequuntur, unam excusationem habentes ad malè agendum, cum multis delinquere.

Dans cette belle disposition rien ne peut les arrêter en leur chemin, tout leur est permis & aisé, sous l'aveu d'Hippocrate & de Galien, & quelque bévuë qu'ils puissent faire, ils sont toûjours à couvert de la rigueur des loix.

(*a*) G. ad Glaucum.

CHAPITRE V.

De la pratique funeste de la Médecine de nos jours.

C'Est sur l'assûrance de cette impunité, que dans l'apopléxie on n'hésite point de saigner de la gorge, des bras & des pieds, sans avoir égard, ni à l'âge du malade, ni

à

à la cauſe de la maladie, qui vient très-ſouvent d'une humeur froide, qui pourroit être
diſſipée par la chaleur du ſang qu'on ôte,
par quelque bon cordial, & par quelque fo-
mentation, comme on faiſoit du temps de
nos peres.

Si la paraliſie eſt accompagnée de la fiévre, on ſaigne, non pas, dit-on, pour la
paraliſie, mais pour la fiévre, bien que la
fiévre ſoit le ſouverain reméde de la paraliſie, & principalement quand on employe
les fomentations & les frictions qu'on a
bannies de l'uſage de la Médecine.

Si un malade a la fiévre, avec une diſpoſition prochaine à l'hydropiſie, il eſt ſaigné
pour la fiévre, juſqu'à ce que l'hydropiſie
ſoit entiérement formée. & que l'uſage de
tous les autres remédes ſoit inutile.

Si quelque abſcès, ou phlegmon, ou
autre humeur maligne paroît en quelque
partie externe du corps, on ne fait point
difficulté, quand il en dévroit coûter la vie
à un Souverain ou à une Souveraine, de
faire rentrer cette matiére par la fréquente ſaignée, & par les forts purgatifs, & on
aime mieux manquer de reſpect pour Hippocrate qui le défend, que pour Galien qui
l'ordonne, au lieu de conſidérer que la nature eſt l'ouvrage d'une intelligence, &
qu'elle tend toûjours à une bonne fin,
quand elle eſt libre dans ſes opérations,

étant

étant conduite par la raison, qui est sans
doute supérieure à Hippocrate & à Galien.

(*a*) *Quo tendit natura eò maximè ducen-
dum.*

(*b*) *Incipientes Phlegmonas revulsione cu-
rare oportet.*

Opus naturæ opus intelligentiæ.

Si le malade est ataqué d'une fiévre continuë & d'une fluxion sur la poitrine, on fait
tout le contraire de ce qu'il faut faire, pour
le délivrer de l'opression de ces maux, en le
saignant à outrance, & en lui donnant tout
ce qui peut le rafraîchir & le refroidir ; ce
qu'on ne feroit jamais, si l'on agissoit un peu
de tête, vû que par l'usage de ces remédes,
la chaleur naturelle venant à diminuër, &
la fluxion à s'épaissir & à s'incrasser, il tombe dans l'impuissance de cracher & dans la
nécessité de mourir.

S'il est surpris d'une colique venteuse, pi-
tuiteuse, bilieuse ou néphrétique, la fréquente saignée & le petit lait sont préférés
aux vômitifs, aux purgatifs, aux lavemens,
aux bains & aux fomentations, qui pourroient en dissiper la cause, en ouvrant les
pores, en dilatant les parties, & en faisant
évacuër les humeurs, après les avoir renduës
fluides ;

(*a*) Hipp.
(*b*) G. l. 9. Method.

fluides ; & ce mal , qui n'eſt preſque rien dans ſon commencement , devient conſidérable dans la ſuite , par le mépris que l'on fait de tous ces remédes , qui ſont les véritables ſpécifiques de la colique.

S'il eſt affligé de la Pleuréſie , on évacuë d'une maniére pitoyable le ſang qu'il faut conſerver , & on conſerve celui qu'il faut évacuër ; c'eſt-à-dire, qu'on s'aplique ſi fort à tirer , ſans néceſſité , le ſang de ſes veines, qu'on néglige de faire évacuër celui qui en eſt ſorti & qui le conduit , en ſe corrompant , par le ſéjour qu'il fait ſur la plévre , à la phtiſie ou à la mort.

S'il perd beaucoup de ſang , par quelque endroit que ce ſoit, on s'empreſſe d'en vuider les veines, pour l'arrêter , bien qu'on ne puiſſe ignorer qu'il eſt le principe & le ſoûtient de la vie.

S'il veut vômir , la ſaignée s'y opoſe & cauſe ſouvent , ou la diarrhée ou la fiévre , en faiſant deſcendre dans les inteſtins , ou entrer dans les veines , l'humeur qui doit ſortir par la bouche , n'y ayant rien de plus dangereux que ce qui s'opoſe aux ſalutaires mouvemens de la nature.

(a) *Motibus oppoſitis nihil pernicioſius.*

Si dans le temps que la petite vérolle eſt ſortie , il s'éléve quelque peu de vapeurs

vers

(a) Sanctor.

vers la tête, qui trouble foiblement les fonctions de l'imagination, il est saigné du pied, fut-il un Prince, sans avoir égard à cette vérolle qui peut rentrer & lui donner la mort, pour abaiser, dit-on, cette vapeur, qui est la cause de l'absence de sa raison.

S'il perd la respiration, pour avoir trop mangé, au lieu de faire évacuër, par un doux vômitif, à l'éxemple du chien, une partie de l'aliment, on l'expose à la mort, en lui ôtant, par la saignée, la chaleur qui pourroit l'en délivrer avec ce reméde.

Si sa maladie vient de pure inanition, il est forcé de périr, la saignée ne laissant rien à faire aux alimens dont il a besoin, ni aux autres remédes.

S'il souffre de cruelles douleurs, il en est bien-tôt quitte, par le secours qu'il reçoit de la saignée jusqu'à défaillance, qui lui en ôte souvent le ressentiment avec la vie.

S'il est consumé, par l'extrême chaleur d'une fiévre continuë ou chaude, la saignée, les émulsions, les quatre semences froides, & le petit lait la dissipent bientôt, en éteignant ensemble la chaleur naturelle & l'étrangére, n'étant pas au pouvoir de l'art, quoiqu'on en puisse dire, de séparer l'une de l'autre, à cause de leur étroite liaison.

Si

Si quelque inflammation, ou Erisipelle, paroît sur quelque partie du corps, les fomentations tiédes, qui pourroient guérir ces maux, n'étant plus en usage, on a recours à la saignée, jusqu'à défaillance, & à l'oxicrat, pour faire rentrer ces humeurs, ou pour les arrêter sur les parties, en les condensant & congelant, bien que la fiévre & la gangrêne soient les effets les plus ordinaires de ces remédes ; & l'on n'est ferme, sur cette infortunée pratique, que parce qu'on se fait fort de Gallien qui l'ordonne.

(*a*) *In magnis inflammationibus cùm ternis, tùm internis, convenit sanguinem ducere usque ad animi defectum.*

S'il est jeune, on se fait un plaisir de le tuër, pour le guérir, en abatant ses forces par la saignée, jusqu'à défaillance, dont l'usage n'est pas le même qu'il étoit autrefois ; & je puis dire, à l'avantage de nôtre siécle, qu'on agit à cet égard avec moins de circonspection, vû qu'il ne falloit pour lors qu'une seule saignée pour tuër les malades, au lieu qu'on en ordonne plusieurs aujourd'hui, pour les conduire insensiblement à la mort.

S'il est dans la derniére caducité, il est autant saigné, que s'il étoit jeune, son âge
étant

(*a*) Comment. 1. ad Aphorism. 23. 27.

étant compté pour rien, dés qu'il a la fiévre.

S'il est exposé à l'extrême rigueur de la
goute & de la fiévre, il est saigné ; non pas,
dit-on, à cause de la goute, parce qu'Hippocrate le défend ; mais à cause de la fiévre,
parce qu'Hippocrate l'ordonne, sans avoir
égard au transport de cette humeur sur
quelque partie noble, qui peut donner la
mort.

S'il est à l'extrêmité, par la saignée &
par plusieurs autres remédes, donnés à contre-temps, on a recours à l'Emétique, qui
est le dernier coup de grace de la Médecine,
pour lui ôter la vie.

Si une femme est ataquée de fiévre, sur
le point d'avoir ses ordinaires, ou dans le
temps qu'elle les a, ou immédiatement
après les avoir eus, elle est saignée, à cause
de la fiévre, quoiqu'on se récrie contre,
sans avoir égard à ces trois temps, ni au
malheur que la saignée peut produire dans
cet état, pour ne pas, dit-on, contrevenir
à l'usage qui autorise toûjours l'événement.

Si elle est abatuë, ou cruellement agitée,
par la violence de quelque vapeur, après
avoir délibéré sur les moyens de la soulager, la saignée de la gorge, des bras & des
pieds, la réduit dans un si pitoyable état de
langueur, en ruïnant son tempéramment &
ses forces, qu'elle n'en peut presque jamais
revenir.   Si

Si elle a la fiévre, étant grosse & sur le
point d'accoucher, on la saigne aussi hardiment que si elle ne l'étoit pas, sans se
mettre en peine des suites.

Enfin, les malades de l'un & de l'autre
séxe, après avoir été délivrez d'une infirmité, passent bien-tôt à une autre, on travaille
sur nouveaux frais, & avec si peu de précaution, que s'ils étoient dans la plénitude
de leurs forces ; desorte qu'il est constant
que, pour leur conserver la vie, on s'em-
presse de leur donner la mort.

Il y a tant de précautions à prendre dans
l'usage de cette saignée, & on en prend si
peu, qu'on ne doit pas être surpris des malheurs qui l'accompagnent, & que l'on
pourroit éviter, si l'on vouloit observer,
avec Hippocrate, le tempéramment, le
séxe, l'âge, l'état des forces, le climat, la
saison, & la nature des maladies où elle
convient ou ne convient pas.

Mais comme il est du foible de l'homme d'affecter l'indépendance & de donner
plus au caprice qu'à la raison, le sang des
mélancholiques, des bilieux & des flegmatiques est répandu, comme celui des san-
guins, quelque nécessité qu'il y ait de le
conserver, pour humecter la mélancholie,
pour tempérer la bile, & pour échauffer
& cuire le flegme ; mais pourquoi le
ménager pour eux, puisque ceux-là mê-

C mes

mes, qui le perdent avec abondance par les hémorrhoïdes, ou qui font fujets à un flux de ventre périodique, ou qui font abatus par de fréquents vômiſſemens de bile & de pituite, ou qui fuënt d'ordinaire, ne font pas éxempts des difgraces de cette faignée.

S'il m'étoit permis d'apliquer les chofes faintes aux prophanes, je dirois, avec un Prophête, à la vûë de tant d'infultes faites à nôtre pauvre humanité.

(*a*) *Defolatione defolata eſt terra & nemo eſt qui recogitet corde.*

Si, pour apuyer la réputation d'Hippocrate & de Galien, il plaît à nos Docteurs de vouloir que j'aie tort de toucher à leurs cendres, d'infulter à leur mémoire, & de foûtenir que je ne fuis jamais entré ni dans leur efprit ni dans leur doctrine, & que j'ai même cité faux, étant impoſſible que leurs vives lumiéres, & celles de tous les grands génies, qui les ont fuivis dans l'éxercice de l'art, ayent été cachées fous une Eclipfe de tant de fiécles ; comme je ne parle de ces Héros de la Médecine, que par raport à nos intérêts, & qu'il feroit à fouhaiter qu'on voulut fe conformer fur l'éxemple des Grecs & des Romains à l'égard de leur doctrine ; je n'ai, pour ma juſtification, qu'à leur demander fi Hippocrate

(*a*) Jérem. 12. p. 11.

crate & Galien sont les Auteurs de la pratique que je viens d'exposer succintement
ci-dessus, ou s'ils l'ont altérée, ou si elle
est un pur ouvrage de leur façon, & je leur
dirai, avec tous les gens de bon sens, de
quelque manière qu'ils puissent répondre,
qu'elle est également détestable.

L'éxemple de l'homme du monde le plus
vigoureux, qu'on traiteroit pendant une le-
gére maladie, de huit ou dix jours, avec
quelques œufs frais & quelques boüillons
pour nourriture, avec une tisanne à l'ordinaire & trois ou quatte pintes du petit lait
pour boisson, & avec huit ou dix lavemens,
& autant de saignées de la gorge, des bras
& des pieds pour remédes ; cette conduite,
dis-je, suffiroit, vû l'état où ce misérable
seroit réduit, après une épreuve de cette
force, qui est pourtant des plus modérées
de la Médecine, pour faire voir que je
n'outre point les choses, & pour éclairer
à fond les plus entêtez sur les desordres
de cette pratique, qu'on ne souffre, quelque mortelle qu'elle soit, que par la seule raison qu'Hippocrate & Galien en sont
les auteurs.

Je sçai que pour autoriser la saignée à Paris, on prétend qu'on y fait plus de sang
qu'ailleurs ; parce, dit-on, qu'on y mange
beaucoup, que les aliments y sont délicats,
& de bon suc, qu'on y fait peu d'éxerci-

ce, & que l'air grossier qu'on y respire, empêche les humeurs de s'évacuër.

Il est aisé, pour peu qu'on fasse réfléxion sur nos maniéres de vivre, de répondre à ce vain prétexte de raisons, n'y ayant jamais eu de ville, vû la multitude des différentes Nations qui l'habitent, plus modérée dans le boire & dans le manger, & principalement ceux qui passent la vie dans une volontaire & sévére pénitence, plus réglée en toutes choses, ni plus dans le mouvement, outre que par les soins extraordinaires qu'on se donne de nettoyer les ruës, de tenir les maisons propres, & par le grand & continuel feu qu'on y fait, l'air y est tellement épuré & subtilisé, qu'il est toûjours libre à la nature de faire ses fonctions.

Comme les Médecins n'ont qu'une même méthode pour nous & pour les Etrangers, & qu'il ne leur font pas tirer moins de trente ou quarante paletes de sang, s'ils sont surpris en arrivant ici, ou d'une pleurésie ou d'une fiévre continuë; il est visible que ce qu'ils alléguent de Paris, n'est qu'une pure défaite, pour ne pas revenir de leur extrême entêtement pour la saignée, qui est le fleau de l'Europe, comme la peste l'est de tout le monde, & l'instrument sans doute dont Dieu se sert pour tirer raison de nôtre cœur, quand il manque

que à l'obéïssance légitime qu'il doit à la souveraineté de ses ordres.

Puisque la vie de l'homme est de si peu de durée, qu'elle fuit comme l'ombre, qu'elle passe comme un torrent, (a) *Corpora nostra rapiuntur fluminum more,* & qu'elle est insultée par tant d'endroits, n'est-il pas bien étrange de la perdre, comme on fait tous les jours par le contre-temps, ou d'une saignée ou de quelque autre reméde, ordonné par ceux-là mêmes qu'on a le malheur d'apeller à son secours ?

Maledicta vetula qua venit in tempore crisis.

Que ne mériterois-je point du public, s'il m'étoit permis de lui inspirer un esprit de liberté, qui pût le délivrer pour jamais de l'injuste opression qu'il souffre sous la servitude de cette pratique, & si pour un intérêt de rien il s'expose aux plus grands périls ? Que ne doit-il point faire pour cette vie, puisqu'elle est son seul & unique bien, après celui de son éternité ?

Comme chacun abonde en son sens, & qu'il y a des gens qui badinent, en raisonnant, comme disoit un ancien, *nugaris Philosophando,* & principalement quand il s'agit des Médecins & de leur Médecine, & qui soûtiennent, pour mettre à couvert

C 3   leurs

____
(a) Séneque.

leurs fréquentes bévûës, qu'on ne peut pas
se défendre de la mort, & qu'il est absolument nécessaire de partir quand l'heure
est venuë : un Espagnol, des plus spécu-
latifs, prit de-là occasion de dire, ,, que bien
» que cette heure fut cachée en Dieu, on
» pouvoit pourtant assûrer, en quelque fa-
» çon, que les Médecins étoient la vérita-
» ble heure de nos malades.

CHAPITRE VI.

Des grands avantages de la Transpiration,
suivant Sanctorius, & de l'égarement
d'Hippocrate & de Galien, sur l'essentiel
de la Médecine, pour avoir préféré la
saignée à la Transpiration.

COmme il est de la prudence de dissimuler les fautes qu'on ne peut corriger, je garderois le silence sur tous les desordres de la Médecine, si je ne pouvois
proposer les moyens d'y remédier, qui
sont les premiers & presque les seuls qu'on
doit pratiquer pour le bien des malades,
dont la santé ne peut être rétablie que par
la nature, aidée de la Médecine, qui fait
toûjours son devoir, en se réglant sur sa
conduite, & en l'imitant quand elle agit
utilement.

Cette

Cette vérité, si ancienne, si connuë &
si peu pratiquée, ayant inspiré à *Sancto-*
rius le dessein d'étudier d'une maniére particuliére cette nature & ses divers mouvemens dans les différentes espéces de ses
maladies, & ayant estimé que la Transpiration, qu'on négligeoit, étoit le plus
grand de tous les secours qu'elle pouvoit
attendre de l'art, il voulut en convaincre
le public, en lui donnant ses réfléxions sur
l'importance de cette idée, qui font l'admiration des plus éclairez de ce siécle; &
comme elles m'ont fait conçevoir que cette Transpiration est aussi nécessaire que la
respiration, & qu'il est comme impossible,
sans son secours, de procurer la guérison aux
malades, j'ai crû qu'il n'y avoit plus lieu
de douter qu'Hippocrate & Galien n'eussent erré dans l'essentiel de la Médecine,
puisqu'ils ont fait leur capital de la saignée, qui détruit cette Transpiration, en
répandant le sang, qui contient la chaleur
qui la produit.

Mais comme il n'y a que le seul *San-*
ctorius qui a parlé à fond de cette Transpiration, que l'on vit dans l'ignorance des
avantages qui en reviennent, & qu'il est
de la derniére conséquence pour la vie de
s'en instruire; il est à propos premiérement
de sçavoir que ce grand homme admet
deux sortes de Transpirations, l'insensible

C 4

&

& la sensible ; par l'insensible, qui est la naturelle & par conséquent la bonne, les humeurs superfluës sortent toûjours par la voye des pores, quand la nature est libre dans ses fonctions : & par la sensible, les humeurs superfluës & corrompuës sortent ensemble, par la même voye des pores, dès que la nature tombe en défaut ou qu'elle souffre quelque violence.

Je n'ai qu'à citer quelques - uns de ses Aphorismes, pour donner une idée des grands avantages de cette Transpiration, & des malheurs qui proviennent du défaut de cette même Transpiration.

Si l'on mange & boit pendant un jour la quantité de huit livres, il en transpire, dit-il, cinq ou environ.

Si cibus & potus unius diei sit ponderis octo librarum, perspirantio insensibilis ascendere solet ad quinque libras circiter.

Quelque singulier que paroisse ce sentiment, il n'est pourtant besoin, pour y déférer, que du seul témoignage de ceux qui passent d'ordinaire dix à douze jours sans aller à la selle & sans être malades.

La nature tombe en desordre, ne pouvant agir dès que cette Transpiration est arrêtée.

Natura dum in perspirandi officio est impedita, incipit statim in multis deficere.

Mais comment la rétablir, puisqu'on fait ce qu'il faut pour la détruire, en rui-

nant

nant les forces qui confiſtent dans le ſang,
qui eſt, par ſa chaleur, le principe & la cauſe de cette Tranſpiration.

Si la chaleur, naturelle, ou l'étrangére, ne pouſſent par l'ouverture des pores,
les humeurs qui cauſent la fiévre, cette fiévre devient maligne.

*Si perſpirabile neque à natura neque à
calore febrili reſolveretur, corpus illicò ad ma-
lignam febrem præpararetur.*

La cauſe du paſſage des fiévres tierces
en doubles tierces, quartes, continuës,
malignes & peſtilencielles, provient preſque toûjours de ce qu'on ne s'attache uniquement qu'à vuider les veines, pour les
remplir de l'impureté de l'eſtomach ; où
eſt la ſource la plus ordinaire des humeurs,
qui font les maladies, qui tarit néceſſairement, dès qu'on facilite la Tranſpiration,
& qu'on donne par la bouche quelque
doux laxatif, à commencer dès le premier
jour de la maladie, ſans attendre la préparation & la coction des humeurs, qu'on
eſpérera toûjours fort inutilement, à moins
qu'en conſervant le ſang, on ne ménage la
chaleur naturelle qui peut faire cette coction.

Les aliments, qui ne peuvent tranſpirer,
étant indigeſtes, forment, par le long ſéjour qu'ils font dans le corps, les obſtructions des pores, qui deviennent la cauſe

C 5

de

de la corruption de ces aliments, de la laſſi-
tude, de l'inquiétude de l'ame & du poids
extraordinaire du corps.

*Edulia non perſpirantia, obſtructiones,
corruptelas, laſſitudines, mæſtitias & pondus
efficere ſolent.*

La Tranſpiration eſt d'un grand ſecours
à la chaleur naturelle, pour remédier à tous
ces accidens & même à la mort, ſi cela ſe
peut dire, en donnant lieu de ſortir par les
pores, à la vapeur qu'elle fait élever de ces
aliments indigeſtes, qui pourroit la ſuffo-
quer, la ſaignée fait quelquefois, dans cet
état, ce que la Tranſpiration fait toûjours;
mais comme étant réïtérée, elle affoiblit la
chaleur naturelle, que la Tranſpiration
conſerve, il eſt important de s'en abſtenir.

L'on meurt faute de tranſpirer, quand
les extrêmitez du corps ſont froides, dans
le temps d'une fiévre continuë, ſi la nature
ou l'art ne les réchauffent.

*Extrema frigida in acuta febre, niſi inca-
leſcant, lethalia, ob adiapneuſtiam.*

Le Fleuve Cydne auroit été le terme des
conquêtes d'Aléxandre, ſi Philippe, ſon
Médecin, au lieu de la potion qu'il lui fit
prendre, en ſortant de ces eaux, dont la
froideur avoit preſque éteint ſa chaleur naturelle, eût eu l'imprudence de le régaler
de la ſaignée, ce qu'on ne manqueroit pas
de faire aujourd'hui en pareille occaſion.

Comme

Comme la nature n'agit qu'autant qu'elle a de chaleur, elle ne peut faire qu'une
parfaite coction des humeurs, ni se décharger de leur superflu, par la voye de la Tranfpiration, dès qu'elle eft foible & languif-
fante ; deforte que les vieilles gens font for-
cés de périr fous le poids de ces humeurs,
ne reçevant pour toute grace de la Médecine, que celle de voir bien-tôt la fin de
leurs miféres, par la faignée qu'elle réïtére
avec empreffement, pour vuider les veines
du fang, prétendant, par la plus pitoyable
de toutes les erreurs, qu'il eft tout corrompu, comme fi la corruption pouvoit fervir
d'aliment à la nature.

La feule infenfible Tranfpiration eft beaucoup plus abondante, que toutes les fenfibles évacuations enfemble.

Perspiratio infenfibilis fola folet effe longè
plenior, quàm omnes fenfibiles fimul unitæ.

Comme le principal & continuel emploi
de la chaleur naturelle, à l'égard des humeurs fuperfluës, confifte à les pénétrer &
à les fubtilifer, pour les chaffer par les pores, il eft évident que la Tranfpiration eft
plus confidérable, que les autres évacuations, par les felles & par les urines, qui ne
fe font que de temps en temps.

Si ceux qui font fobres & tempérans dans
le boire & dans le manger, meurent jeunes,
le monde eft furpris de cet accident, parce

     qu'il

qu'il ignore l'importance de l'infenfible
Tranfpiration.

*Si fobrii & ni victu temperati præmaturè
moriantur, amici mirantur novitatem, quia
de perfpiratione infenfibili nil fciunt.*

Comme la Médecine fait peu d'état de la
Tranfpiration, elle ne s'avife jamais d'im-
puter à fon défaut, la caufe des morts pré-
maturées & fubites, ni de la procurer à ceux
qui font dans la derniere extrêmité, dont ils
pourroient fouvent revenir, fi elle ne préféroit l'inutilité de fes raifonnemens, dans
la recherche de cette caufe, à la bonté des
meilleurs remédes.

Il eft étonnant de voir que les Médecins
fe renferment, à l'égard de tous les maux,
dans le feul ufage des remédes, qui font
uriner ou aller à la felle, & qu'ils négligent
& méprifent la Tranfpiration, qui eft le
plus important foulagement qu'ils peuvent
procurer à leurs malades.

*Ut quid noftratum plurimi in omni ægritu-
dine folum per alvum vel per urinam evacuan-
dum fibi proponunt & de infenfibili perfpiratione vix cogitant?*

Si nous n'avions à nous plaindre aujour-
d'hui que de l'abus qu'on fait de tous les remédes, & qu'on n'eût rien à dire contre celui de la faignée, dont l'ufage n'étoit pas,
fans doute, fi fréquent du temps de *Sanctorius*, puifqu'il n'en parle point, nous n'au-

rions

rions pas le déplaifir de voir languir pendant toute la vie, ou mourir dans trois ou
quatre jours , une infinité de gens , fans
qu'ils puiffent avoir le temps de fe reconnoître , par l'entêtement où l'on eft , de
vouloir que la faignée foit un reméde univerfel , & qu'elle l'emporte fur tous les autres. Il eft à remarquer que la plûpart du
temps , les riches n'ont prefque point d'ap-
petit , parce qu'ils mangent trop , & que les
pauvres en ont trop , parce qu'ils ne mangent pas affez ; c'eft pourquoi il eft rare que
les pauvres tombent malades , faute de
tranfpirer ; parce qu'en mangeant peu , &
faifant beaucoup d'éxercice, ils n'abondent
guéres en humeurs fuperfluës ; & il eft ordinaire que les riches font expofez à plufieurs infirmitez; parce que mangeant trop,
& faifant peu d'éxercice , ils ne tranfpirent
pas affez : fi les riches vouloient fe modérer,
& furvenir par leur abondance au befoin
des pauvres , les uns & les autres feroient à
couvert de ces difgraces , qui procédent de
l'excès & du défaut des aliments, qui font
le foûtien de la vie.

Je n'aurois jamais fait, fi j'entreprenois
de m'étendre fur le bien de cette Tranfpiration , & je croi en avoir affez dit, pour en
faire concevoir l'excellence ; mais comme
il y a des gens qui ne veulent pas entrer
dans le fond des chofes , je me trouve obli-

gé,

gé , pour tâcher de les defabufer de leurs
anciens préjugez , de leur faire entendre
que la vérité eſt plus ancienne que l'erreur ,
qu'elle eſt même de tous les temps & de
tous les lieux ; & qu'il eſt vrai qu'Hippocrate & Galien avoient beaucoup d'imagination & de pénétration, qu'on leur a oüi
dire , ſi l'on veut, des choſes qui ſembloient
révélées , tant elles étoient au-deſſus de la
portée de l'eſprit humain ; mais qu'il ne
s'enfuit pas , qu'ils ne ſe ſoient écartés du
vrai chemin dans le plus important de la
Médecine , & qu'ils n'ayent pris l'ombre
pour le corps , & l'aparence des choſes pour
les choſes mêmes , en préférant la ſaignée
à la Tranſpiration , comme je viens de dire;
tant il eſt vrai qu'il n'a jamais été au pouvoir de l'homme de ſe ſoûtenir long-temps
par lui-même , ni d'être éxempt de toute
erreur , quand il n'eſt éclairé que de ſes propres lumiéres.

CHAPITRE VII.

*Des ſix principales fonctions de la nature, à
l'égard des aliments qu'elle retient pour ſa
nourriture, & de l'évacuation du ſuperflu
de ces mêmes aliments, par les pores, par
les ſelles, & par les urines.*

JE n'ai beſoin, pour établir ſolidement
cette grande découverte, que d'expoſer
encore

encore une fois la conduite de la nature,
& d'obferver que c'eft elle qui exprime,
par fa chaleur, le fuc & le précis des aliments, qui font dans l'eftomach, & qu'elle en nourrit toutes les parties du corps,
après l'avoir converti en fang & en efprit.

Que c'eft cette même nature qui fe décharge encore par fa chaleur, fans le fecours
de la faignée, du fuperflu de ces aliments,
qui eft folide, liquide & fubtil, par trois
grandes voyes ; fçavoir, le folide & le groffier, par les felles ; le liquide, par les urines; & le fubtil par les pores ; laquelle évacuation, ou Tranfpiration, eft beaucoup
plus abondante, que les deux autres enfemble, d'autant qu'elle fe fait continuellement.

Après avoir médité plufieurs années fur
la réalité de ces fonctions, qui font com-
munes à tous les hommes, en quelque faifon & fous quelque climat qu'ils puiffent
être, & reconnu qu'elles étoient parfaites
dans la fanté, & imparfaites dans la maladie, j'inferai de-là qu'on ne pouvoit mieux
faire pour le bien des malades, que de leur
ouvrir ces trois grandes voies, fans prefque
recourir à la faignée, qui ne peut être ;
par l'abus que l'on en fait, que très-pernicieufe, puifqu'en affoibliffant leur chaleur,
& épuifant leurs forces, elle s'opofe à l'u-
fage néceffaire & falutaire de ces fonctions.

CHA-

❀❀❀❀❀❀❀❀❀❀❀❀❀❀:❀❀❀❀❀❀❀❀❀❀❀❀

CHAPITRE VIII.

Du sentiment unanime de tous les Médecins sur la néceßité & l'utilité de la Transpiration.

LES Arabes, les Grecs, les Latins & la plûpart des célébres Médecins, ont toûjours avoüé, que les plus grands remédes de la Médecine, devoient être ceux qui procuroient la Transpiration & l'évacuation ; & pour preuve qu'ils étoient vivement pénétrez de la bonté de cette Transpiration, ils ordonnérent les bains, les étuves, les sudorifiques, les fomentations & les frictions pour y parvenir ; mais fatiguez, par les grandes observations qu'il y avoit à faire sur leur usage, & rebutez par le peu de bien qui en revenoit, ils se fixérent si fort sur celui de la saignée, qu'ils l'ont depuis regardée, avec la purgation, comme les deux souverains remédes de l'art ; (a) *Venæ sectio & purgatio sunt duo primaria & præcipua artis medicæ præsidia* ; & cette saignée a jetté de si profondes racines dans les esprits, qu'on la préfére aujourd'hui à tous les autres, non-seulement à l'égard

gard

(a) Degoris.

gard des humeurs chaudes, mais même des
froides ; de celles qui font fixes, comme
de celles qui font en mouvement, & de
l'intempérie froide, comme de la chaude ; mais pourquoi n'en uferoit-on pas ainfi,
puifqu'on l'étend même jufqu'aux maux,
qui n'ont d'éxiftence que dans la feule imagination.

CHAPITRE IX.

De l'efprit-de-vin compofé, qui facilite la
Tranfpiration des humeurs en mouvement,
qui font les caufes des maladies, en ouvrant
les pores des parties qui en font fomentées.

Eclairé des lumiéres de *Sanctorius*, &
perfuadé des avantages de cette Tranfpiration, fans m'arrêter à l'indifférence des
anciens pour ces remédes, qui font toûjours bons, quand l'ufage en eft réglé par
la raifon, & après avoir paffé plufieurs années dans la recherche d'un reméde externe
qui eût la vertu de la procurer, j'ai été
affez heureux d'en trouver un, dont la certitude eft établie par l'expérience des cures
faites à Paris & ailleurs, fur plufieurs fujets de divers tempéramens & de différentes maladies, à l'égard des humeurs qui
font en mouvement & qui peuvent par conféquent

féquent tranfpirer quand les pores font ouverts.

Ce reméde eft un efprit-de-vin de ma compofition, qui par la feule vertu qu'il a d'ouvrir les pores des parties qui en font fomentées, donne lieu à la nature de purifier & de rafraîchir le fang des veines, en ôtant la plénitude des vaiffeaux ; de modérer l'extrême chaleur des malades, fans l'aide de la faignée ni des remédes froids ; d'arrêter la perte de fang, de fixer les fiévres, ne permettant jamais à la tierce de paffer en double tierce, quarte, continuë, maligne ni peftilencielle ; & de rétablir les malades, fans avoir égard à la différence des féxes, des âges, des tempéramens, de la faifon ni du climat, en chaffant indiftinctement, par leurs pores, ce qui eft en mouvement, & qui trouble cette nature dans fes fonctions.

Il eft à obferver que quand je parlerai dans la fuite de l'efprit-de-vin, ce fera de celui-ci qui eft compofé, que j'entendrai parler.

CHA-

CHAPITRE X.

Du peu d'état que les plus grands hommes ont toûjours fait des Médecins, & de leur Médecine.

LE sentiment de l'Empereur Adrien peut servir de preuve à cette vérité, puisqu'il ordonna, un moment avant que d'expirer, de mettre sur son Tombeau *qu'il étoit mort d'une troupe de Médecins*, après avoir observé, avec une extrême douleur, que tous les empressemens qu'on avoit eus, & tous les remédes qu'on lui avoit faits, pour lui sauver la vie, n'avoient contribué qu'à lui donner la mort.

Turbâ medicorum perij.

Un Sçavant dit autrefois, que ceux qui se servoient de plusieurs Médecins, avoient le malheur d'être exposez aux erreurs de chacun en particulier.

Qui pluribus utuntur Medicis in singulorum errores incidunt.

Que peut-on attendre du peu de lumiére des Médecins, dit Sénèque, que d'en être tuez, après beaucoup d'assiduité & d'honnêteté.

Consilium Medicorum devita, quia parum

*rum docti , multum seduli officiosissimè oc-
cidunt.*

Un grand Miniſtre dit autrefois, qu'il
n'y avoit qu'eux qui avoient l'adreſſe de
faire fortune, avec un métier qu'ils n'entendoient pas.

Eraſme, qui les avoit obſervez pendant
la maladie du meilleur de ſes amis, de laquelle il mourut, reconnut, qu'au lieu de
lui procurer quelque ſoulagement, par
quelque bon reméde, ils paſſérent tout le
temps, comme on fait encore aujourd'hui,
à diſputer ſur la cauſe de ſon mal.

*Totò tempore quo decubuit ægrotus, de ge-
nere morbi diſputarunt.*

Sixte V. qui étoit un Pape des plus éclairez & des plus judicieux, ne les mandoit,
quand il étoit malade, que par forme, n'a-
yant aucune confiance ni en eux, ni en
leurs remédes.

Enfin, dans la maladie du Marquis del
Carpio, dernier Viceroy de Nâples, l'on
fit ſi peu d'état de la conſultation de douze
des plus fameux Médecins, aſſemblez dans
ſon Palais, qu'il fut arrêté de ne lui plus
faire de remédes, quelques raiſons qu'ils
puſſent alléguer, pour parer à ce coup, qui
leur étoit d'une dangereuſe conſéquence,
eſtimant qu'il y avoit beaucoup plus à
craindre de leur part, que de ſa propre maladie ; il falloit être, ſans doute, bien perſuadé

fuadé de la foiblesse de l'art, pour prendre,
dans la maladie d'un homme de cette qualité, une si surprenante résolution.

✦✦✦✦✦✦✦ ❈ ✦✦✦✦✦

CHAPITRE XI.

Des disgraces ausquelles sont exposez les gens
de bien, pour ne pas vouloir comprendre le
véritable sens de l'honneur que l'Ecriture
ordonne de rendre aux Médecins.

SI ces grands éxemples peuvent être de
quelque considération, on pourra sauver la vie à la plûpart de ceux qui ne la
perdent dans les Monastéres, dans les
Communautez & ailleurs, que parce qu'on
leur fait un point de Religion de s'abandonner à la conduite des Médecins, & cette
erreur a pris un si puissant ascendant sur les
esprits & sur les cœurs, qu'on leur fait entendre que leur salut dépend absolument de l'a-
veugle obéïssance qu'ils doivent à tout ce
qui leur plaît d'ordonner, sur ce qu'ils prétendent que Dieu a commandé expressément de les honorer, *honora medicum* ; mais
comme, pour raisonner juste, il est nécessaire de lever les équivoques, si nous consul-
tons les Peres, pour apprendre leur sentiment sur cet honneur, ils diront tous que
nous ne le devons qu'à ceux qui ont contribué,

tribué, par leurs soins & par leurs remédes, à nôtre soulagement ou à nôtre guérison, sans avoir égard à leur état & condition, préférablement aux Hippocrates & Galénistes, quand au lieu de ce soulagement ou guérison qu'ils nous promettent dans nos infirmitez, ils ne nous donnent que des paroles, cet honneur n'ayant jamais eu de relation au caractére, qu'en tant qu'il a été accompagné de la science de guérir, qui en est le seul fondement ; mais pourquoi, dit-on, un commandement exprès d'honorer ceux qui éxercent la Médecine, c'est sans doute, s'il est permis de raisonner sur les ordres sacrés de la Sagesse divine, pour faire souvenir l'homme, qui ne s'occupe que de sa douleur, & qui a naturellement aversion pour le mal, de ne pas oublier de reconnoître le bien qu'on lui a fait, de l'en délivrer.

Trois passages de l'Ancien & du Nouveau Testament justifient le sens de ces Peres, sur l'énergie de ce terme d'honneur.

Honore le Seigneur de ta substance & offre lui des prémices de tous tes fruits, (a) *honora Dominum de tua substantia & de primitiis omnium frugum tuarum da ei.*

Les Ecclesiastiques, qui font deux fonctions différentes, sont dignes de deux hon-

______

(a) Proverbe 3. 9.

honneurs, c'eſt-à-dire, de deux retribu-
tions, (*a*) *qui bone præſunt presbyteri, du-
plici honore habeantur, id eſt, ampliori ſti-
pendio.*

Honore les Veuves, mais principalement
celles qui ſont ſans ſecours, en leur faiſant
part du treſor de l'Egliſe, qui étoit le bien
deſtiné pour la ſubſiſtance des pauvres, (*b*)
honora viduas quæ verè viduæ ſunt.

Et pour ne laiſſer aucun doute aux gens
de bien, qui ne ſont, pour leur malheur,
que trop délicats & trop ſcrupuleux ſur cet
article, je les prie d'obſerver que du temps
que Dieu s'expliqua ſur cet honneur, on ne
connoiſſoit point de Médecins en forme,
parce qu'il n'y avoit point de Facultez, &
qu'il n'étoit dû par conſéquent qu'aux particuliers qui avoient le don de guérir les
maux par certains remédes, dont la vertu
leur étoit connuë par les expériences qu'ils
en avoient faites ſur différents ſujets. Hippocrate même & Galien, qu'on regarde
comme les premiers Médecins du monde,
ne l'étoient qu'à ce ſeul tître, comme ſont
encore tous ceux qui font la Médecine dans
l'Aſie, l'Afrique & l'Amérique, n'y ayant
que la ſeule Europe, dont les Souverains
ont bien voulu les diſtinguer par un caractére

(*a*) 1. Ad Timoth. v. 17.
(*b*) 1. Ad. Timoth. 5. 3.

étére particulier , & les combler de biens &
d'honneurs , plûtôt pour le secours qu'ils en
espéroient , que pour celui qu'ils en avoient
reçû.

J'estime qu'il est de mon devoir de m'expliquer sur le pouvoir souverain que les
Médecins éxercent dans ces Cloîtres & dans
ces Communautez , & de faire ensorte que
les Supérieurs ne souffrent plus à l'avenir
que leurs malades soient exposez aux disgraces de leur pratique , en les conjurant
de se laisser convaincre sur l'indispensable
nécessité de la Transpiration , sur les tristes
suites de la fréquente saignée ; des lavemens
réïtérez , des laxatifs négligés , & des remédes froids , cruellement ordonnés , & de
conçevoir une bonne fois que tout étant à
craindre d'un art , qui n'a , du propre aveu
des Médecins , aucune stabilité , ils doivent
sçavoir , que comme ils sont obligez de
faire descendre leurs soins jusques aux choses les plus viles , ils ne peuvent se dispen-
ser , sans devenir les prévaricateurs de leur
ministére , de connoître des plus excellentes , qui regardent la santé & la vie de leurs
inférieurs , & que comme leur ignorance
volontaire ne sera jamais reçûë pour une ex-
cuse légitime , ils seront toûjours coupables
de tous les meurtres qu'on commettra dans
ces lieux où régne l'innocence , s'ils continuënt de s'abandonner aux déréglez mouvemens

vemens de leur violente charité ; & pour
parler plus clairement , combien a-t'on vû
de personnes illustres en naissance, en science & en piété , de l'un & de l'autre séxe , qui
après avoir inutilement reclamé contre cette aveugle & cruelle déférence, ont été for-
cés de consentir à une prompte mort , sous
l'espérance d'une plus longue vie : le Mar-
tyre d'un jeune Religieux ne confirme que
trop cette vérité, lequel un moment avant
que d'expirer , dit à son Supérieur , en lui
tenant la main , *Vous vous souviendrez de-*
vant Dieu , mon R. P. que pour avoir outré le
pouvoir que vous aviez sur moi , en autorisant
toutes les saignées & tous les autres remédes
qu'il a plû à vos Médecins de me faire, vous
êtes la seule cause de ma mort.

✶✶✶✶✶✶✶✶✶✶✶✶✶✶✶✶

CHAPITRE XII.

De l'aveugle & mortelle déférence que les gens
de qualité rendent aux Médecins.

CE n'est pas seulement dans le silence
des Cloîtres, c'est même dans les Palais des grands où les Médecins profitant de
la prévention, où l'on vit de leur prétenduë
suffisance , se donnent la liberté de tout entreprendre ; si je n'avois pour moi la voix
publique, je pourrois employer l'éxemple

D   d'un

d'un grand Seigneur, lequel réduit , après
plufieurs faignées , à la derniére extrêmité ;
Taifez vous, dit-il à fon fils, qui s'oppofoit
fortement au deffein qu'on avoit de les
réïtérer , bien qu'il ne fortit plus que de
l'eau de fes veines , *ne fçavez-vous pas, qu'il
eft du fort des gens de nôtre qualité de périr
par les formes ?*

Sic erat in fatis.

Ceux qui prenoient part à fa vie & à fa
fortune, ayant relevé & révéré cette pitoyable & miférable réponfe, avec le même
refpect que fi elle étoit fortie de la bouche du Sage, il ne fut point au pouvoir
de ce fils, accablé de douleur à la vûë de
la perte qu'il alloit faire, de réfifter plus
long-temps à la feule faignée qu'on lui fit
dans cet état , qui lui donna le dernier coup
de la mort.

Cet accident , imprévû à tout autre qu'à
ce fils , ayant agité diverfement les efprits ,
il y en eût qui fe récriérent contre l'obftination & l'ignorance des Médecins & contre la lâche déférence qu'on avoit pour
tous leurs fentimens dans l'affaire de la vie
la plus importante : il y en eut d'autres qui
pour les mettre à couvert de ces infultes ,
ne manquérent pas de dire que nos jours
étant comptés, & que n'étant pas en nôtre
pouvoir de changer les ordres de la providence,

dence, ils ne devoient par conséquent être
coupables, comme on prétendoit, de tous les
crimes qui leur étoient tous les jours impu-
tez ; enfin il y en eût encore d'autres, qui
sans se départir de la créance dûë à ces grandes véritez, ne pûrent se taire sur l'injuste
mépris qu'ils font de nôtre sang, qui contient la chaleur qui nous fait vivre, comme
dit l'Ecriture, *vita carnis est in sanguine,* &
soûtinrent hautement, que comme il est
vrai qu'on ôte la vie à un cheval, à un lion
& à tout autre animal, en tirant beaucoup
de sang de leurs veines, il n'est pas moins
vrai de dire que la fréquente saignée, qui
détruit la chaleur de l'homme, est la véritable cause de sa mort.

Pour instruire le public, sur l'ouverture
qu'on fait des veines, après même qu'il
n'en sort plus que des sérositez, il est bon
qu'il entende la raison qu'en rendit autrefois un Médecin à ceux qui le pressérent de
s'expliquer sur cette détestable pratique ;
Nous en usons ainsi, dit-il, *afin qu'en modé-*
rant l'excès des souffrances de nos amis, ils
puissent mourir plus doucement.

> *Ad quid hac ultima vena sectio ?*
> *Ut amicus noster leniùs moriatur.*

Tout languit, sans doute, sous les erreurs de l'antiquité, & il n'est pas permis
de rejetter ses maximes, quelques perni-

D 2 cieuses

cieufes qu'elles foient, quand même on y
eft obligé, par des preuves indubitables &
invincibles, bien que ce foit pour lors une
extrême foibleffe d'en faire le moindre fcru-
pule, parce qu'il eft du bon fens, d'avoir
plus de vénération pour les véritez évidentes, que d'obftination pour les opinions
reçûës : & je vois les Médecins fi confirmez dans le mal, que je n'ofe efpérer qu'ils
changent jamais de fentiment ni de conduite, à moins que le puiffant deftructeur
de l'héréfie, qui avoit fait depuis plus d'un
fiécle le malheur des ames, n'ait la charité d'exterminer celle qui fait la ruïne des
corps, non-feulement du vulgaire, mais
même de ceux du premier ordre, qui pé-
riffent tous les jours pour ne pas vouloir
entrer, pendant leur fanté, en connoiffance des moyens qui pourroient les ga-
rantir des miféres où ils font réduits pendant leurs maladies, qui pour lors donnent
lieu à des cris lamentables, qui ne font que
trop fouvent le préfage funefte de leur
mort ; & comme on perd toûjours la tra-
montane dans cette confternation, on ouvre pour lors toutes les portes aux Empyriques, qui font de toutes les profeffions,
pour réparer le mal que les Dogmatiques
& les Méthodiques ont fait en agiffant fur
leurs faux principes ; & comme ces Empyriques n'ont d'ordinaire rien de particulier,

lier, qui puisse contribuër au bien des malades, & que leur plus forte passion est
celle de leur intérêt ; que peuvent-ils faire,
qu'achever l'œuvre d'iniquité, qu'ils trouvent commencée & fort avancée ? semblable aux troupes auxiliaires qui portent
la desolation par tout, & qui n'ont d'autre
vûë que de combattre pour leurs affaires,
plûtôt que pour celles des Princes qui les
ont apellez.

CHAPITRE XIII.

*De quelques Sçavants, revenus de la haute
estime qu'ils avoient pour les Médecins.
De la dispute d'un jeune étudiant en Médecine, contre un Médecin ; & des invectives violentes de deux Médecins du
Roi, contre le desordre de la saignée, qui
mérite toute l'attention dont on peut être
capable.*

SI les Médecins se tuënt eux-mêmes,
comme ils nous tuënt ; n'est-il pas visible, dit-on, qu'ils ont de puissantes raisons d'en user de la sorte ? Et puisque les
plus éclairez & les plus gens de bien be-
nissent le Ciel, pendant qu'ils nous égor-
gent sur la terre ; peut-on douter qu'il n'y
ait de l'injustice à se plaindre d'une con-
D 3   duite

duite qu'il autorise, & que Dieu, qui a créé
la Médecine & confié aux Médecins le soin
des malades, n'ait ordonné en même-temps,
non-seulement de les laisser agir, mais même
d'aprouver avec soûmission tout ce qu'ils
peuvent faire ?

Comme l'on peut parvenir à la vérité
par différents moyens, nous pouvons aussi
nous instruire sur ce que nous devons croire
de leur doctrine, par les divers sentimens de
quelques Sçavans.

Un homme de cette catégorie & abondant en son sens, étant tombé malade, quelque-temps après avoir lû mon *Traité sur
la Transpiration des humeurs*, que j'ai eu
l'honneur de dédier au Roi, & de presenter à Sa Majesté, & faisant peu d'état du
sang & des raisons que j'alléguois pour combattre l'abus de la saignée, il fit entendre
à ses Médecins, que puisqu'on en faisoit
dans vingt-quatre heures, autant qu'il en
falloit pour vivre, ils lui feroient plaisir
de ne le point épargner. Cette déclaration,
qui flâtoit l'inclination qu'ils avoient à le
répandre, fut si bien reçûë & si fort aplau-
die, que dans quatre jours ils en vuidérent
ses veines ; mais revenant de son erreur, un
moment avant que d'expirer, il leur dit,
d'une voix languissante ; *Le mépris que vous
m'avez toûjours inspiré pour le sang, & l'extrême confiance que j'ai donnée à vos illusions,
sont la cause de ma mort.*   Un

Un autre Sçavant, après s'être fort échauffé & épuisé dans quelque exercice de piété,
s'étant abandonné à son Médecin, qu'il regardoit comme le plus habile homme du
monde, bien qu'il n'eût rien de particulier qui pût le distinguer du commun, il
ne manqua pas de le traiter suivant la coûtume ; je veux dire, de le faire saigner de la
gorge, des bras, & des pieds ; & dans le
temps qu'il s'aplaudissoit, & qu'il admi-
roit le sang qui sortoit à plein canal de la
jugulaire, qu'il avoit fait ouvrir, disoit-il,
pour dissiper quelque fumée montée à la
tête, les amis du malade, qui étoient des
plus éclairez, s'étant aperçûs que ses lévres
devenoient pâles & livides, que son nez
se retiroit & que la lumiére de ses yeux alloit s'éclipser, surpris de ce subit & étrange accident, qui fut suivi de la mort, après
avoir versé quelques larmes sur son sort,
& offert pour lui des vœux au Seigneur, ils
prirent quelque-temps pour méditer sur le
néant de la Médecine.

Un jeune homme, de grand mérite,
étant devenu malade pour avoir passé quelques nuits dans l'étude des belles lettres,
les Médecins, qui furent apellez à son secours, informez de son extraordinaire pénétration, l'ayant amusé par le recit de
quelques histoires, & notablement affoibli par huit saignées qu'ils ordonnérent

D 4

dans

dans cinq jours, ne voulant pas être leur dupe, il leur dit, d'un grand férieux, que la matiére de leur converfation n'étoit pas de faifon, & qu'il n'avoit befoin que de leurs remédes, *non lenocinia veftra*, dit-il, *fed remedia quæro* ; fon pere chagrin de fon peu de refpect pour des gens qu'il honoroit, lui ayant témoigné qu'il étoit de fa Religion à fe foûmettre à leurs fentimens, & que Dieu l'avoit ainfi ordonné ; *j'aurois*, répondit le malade, *bien des chofes à dire fur cette erreur, fi l'état où je fuis me le permettoit* ; mais le meilleur de fes amis, perfuadé fur la parole des Médecins, que la faignée du pied, qu'ils étoient dans le deffein de lui ordonner, pouvoit lui fauver la vie ; le conjura, par les plus tendres & les plus paffionnées expreffions de fon cœur, de vouloir y entendre ; ce qu'ayant fait, pour fon malheur, la quantité de fang qu'on lui tira, ayant abatu tout-à-coup fes forces, & éteint fa chaleur, il n'eût que le temps de dire, en fe tournant du côté de fon ami ; *je fuis mort*.

Un homme de belles lettres, & nullement prévenu en faveur de la Médecine, étant de retour de Forges, où il avoit été pour certaines vapeurs, qui lui ôtoient la liberté de l'étude, & s'étant affez bien trouvé de ces eaux, on lui perfuada de s'interdire le vin pour quelque-temps ; comme cette liqueur n'étoit pas tout-à-fait de son goût, il se rendit facile à cet avis ; mais étant devenu hidropique deux mois après, & en ayant attribué la cause au trop long usage de ces eaux, qui avoient sans doute diminué sa chaleur naturelle, refoidi son estomach, & empêché les humeurs liquides de couler, par les obstructions qu'elles avoient faites dans les parties internes, il fit apeller trois des plus fameux Médecins, pour les entendre sur cette nouvelle infirmité ; les deux anciens ayant résolu de lui donner de la casse dans du petit lait ; & le dernier, qui étoit l'ordinaire, ayant été d'un sentiment contraire ; il en avertit le malade, lequel répondit, après avoir regardé le petit lait, comme un poison pour lui, *serum lactis mihi venenum*, »s'ils sont deux pour ce remé- »de, nous seront deux, *dit-il*, & même » trois, vous & moi, Monsieur, pour les » remédes, qui pourront, par leur qualité » chaude au premier ou au second degré, me » décharger de ces eaux, parce que je pré- » tends que ma voix en vaille deux dans » cette affaire, qui est la plus importan- »te de ma vie, «& c'est à quoi il conclut pour son bien, en se condamnant lui-même, & avec plaisir, aux frais de la consultation.

Un homme, de profession à jouër tout

le monde, ne croiant pas devoir épargner
son Médecin, qu'il chériffoit p'ûtôt pour
son air enjoüé, que par la raison de son caractére, lui dit, *qu'il vouloit lui faire au plûtôt une penfion de huit cens livres* ; ce Médecin qui ne s'atendoit pas à une honnêteté de cette force, ni au motif qu'il avoit
de lui en faire la propofition, lui ayant témoigné que son amitié étoit au deffus de
tout intérêt. » C'eft en vain que vous vous
» défendez de l'accepter, *dit il*, puifque la
» réfolution en eft prife ; mais ne croiez
» pas que ce foit pour vous obliger à me
» foulager quand je ferai malade ; car je
» ne fuis que trop perfuadé que vous n'en
» êtes pas capable ; mais pour ne me pas
» tuër ; & c'eft ce que vous pourriez faire,
» puifque vous n'êtes pas moins grand fai-
» gneur que le refte de vos Confréres.

Un Marquis ayant été faigné quatre fo's
pour une Pleurefie, & n'ayant reçû aucun
foulagement de ces faignées, on lui parla
d'un Topique, comme d'un excellent reméde pour son mal, auquel ayant entendu
volontiers, il fit apeller dès l'inftant celui
qui en étoit l'auteur, lequel ayant difpofé
ce reméde pour l'apliquer fur le côté qui
fouffroit, la plûpart des parens & amis,
qui étoient prefens, furpris de voir qu'on
préféroit un homme fans caractére à des
Médecins de la plus célébre Faculté du monde,

de, s'opoférent fortement à cette conduite, prétendant qu'on ne devoit rien préci-
piter dans une affaire de cette importance,
que la vie d'un homme de qualité étoit fort
différente de celle d'un homme de néant,
& qu'on feroit blâmé de donner l'exclufion
à des gens pour lefquels on avoit toûjours
eu des égards très-particuliers ; mais le malade, qui n'étoit pas en état de donner une
plus longue atention, fur ces obligeantes &
fort inutiles conteftations, demanda le reméde avec empreffement, parce qu'il étoit
preffé de fa douleur, & répondit avec chagrin ; *C'eft ainfi, morbleu, que nous périf-
fons pour vouloir trop nous précautionner, &
principalement dans cette efpéce de maladie,
où nous n'entendons rien, non plus que nos
Médecins ;* mais bien loin d'être rebutez,
par cette brufque repartie, ils s'adrefférent
à la Marquife, pour lui faire entendre, en
excitant leur zèle, qu'elle feroit inconfo-
lable toute fa vie & eux auffi, fi cet ignorant avoit le malheur de tuër fon mari, &
qu'au contraire elle n'auroit rien, dirent-
ils, à fe reprocher, s'il mouroit dans les
formes, comme c'eft le fort ordinaire de
tous les gens de qualité ; l'accablement où
elle étoit, ne lui ayant pas permis de parler,
un ami des plus éclairez ayant pris la parole,
pour répondre fur ces miférables & pitoya-
bles raifons. » Vous verriez, *dit il,* fans

» doute le foible de ce que vous venez d’a-
» vancer , s’il n’étoit foûtenu de la coûtu-
» me, dont on eſt furieuſement, pour ne pas
» dire fortement , entêté, puiſqu’il eſt con-
» ſtant que les fomentations & les topiques
» ſont innocens, qu’on eſt en pouvoir d’en
» diſcontinuer l’uſage, pour peu qu’on en
» apréhende les ſuites , qu’ils étoient les
» plus familiers remédes de nos anciens, &
» que tout eſt à craindre des ſaignées réïté-
» rées, & des remédes pris intérieurement ;
» parce que nous n’avons point de tire-
» bourre, comme diſoit autrefois un grand
» Prince, pour les retirer des parties inter-
» nes, lorſqu’ils les mettent en combuſtion,
» & qu’ils attaquent les puiſſances mêmes
» de la nature ; & qui a-t’il de plus lamenta-
» ble & de moins conſolant, pour un pau-
» vre malade, que de lui faire entendre,
» après l’avoir réduit à la derniére extrê-
» mité, qu’on n’a rien oublié des formes,
» qu’Hippocrate & Galien n’auroient pas
» mieux fait, & que n’ayant plus à vivre, il
» doit, en ſe ſoûmettant aux ordres de la
» Providence, prendre le parti de la mort ?
» ſi j’étois de qualité à être Médecin, je
» voudrois, *ajoûta-t’il* , renverſer l’ordre de
» la Médecine, pour l’éxercer avec hon-
» neur, en commençant, ſans me prévaloir
» de mon caractére, à chercher de tous côtez
» les remédes ſpécifiques à chaque maladie,
　　　　　　　　　　　　　　» ſupoſé

» supofé qu'il y en ait de bien avérés, & à
» m'inftruire à fonds fur leur vertu & fur
» leur ufage, auprès de ceux qui en auroient
» fait une longue & véritable expérience ;
» & je ne voudrois jamais raifonner fur la
» nature des maux, qu'après les avoir gué-
» ris, pour ne pas perdre un moment du
» temps, qui eft fi cher aux malades, qu'il
» ne faut fouvent qu'un inftant pour chan-
» ger en pis leur état, & celui de leur mala-
» die ; & je n'aurois garde de faire de longs
» difcours fur les tempéramens & fur la cau-
» fe de leurs maux, comme l'on fait inu-
» tilement aujourd'hui auprès des malades
» qui ont du bien, pour fatisfaire aux lon-
» gues & fréquentes vifites, puifque la con-
» noiffance de ces chofes eft fort douteufe ;
» fi j'étois apellé, par éxemple, pour la ma-
» ladie de nôtre ami, je ne voudrois m'ap-
» pliquer uniquement qu'aux remédes que
» je fçaurois, avec quelque forte de certi-
» tude, pouvoir le foulager, au lieu de l'en-
» tretenir fur la divifion & fur la définition
» de la pleuréfie, fur les caufes de l'ébulition
» & de l'effervefcence du fang, fur les de-
» fordres qu'il caufe, quand le malade ne
» peut cracher celui qui eft fur la plévre, n'y
» de m'étendre fur l'étymologie de certains
» termes, qu'on apelle, fi je ne me trompe,
» Anaftomôfe, Diapédéfe & Diabrofe, qui
» expriment les différentes maniéres, par
» lef-

» lefquelles le fang fort des grandes , des
» moyennes & des petites veines ; quelque
plaifir qu'il y ait à vous entendre , je vous
prie , Monfieur , dit un de la compagnie ,
de me permettre de vous interrompre , pour
vous dire , qu'on s'opoferoit bien-tôt , &
fortement à vôtre très-utile fingularité ,
comme l'on fait à celle de quelques Médecins , qui veulent fe diftinguer par certains
remédes inconnus aux Facultez ; & quelque
grande que pût être vôtre réputation & vôtre pratique , vous feriez bien-tôt un homme de grand loifir , étant de la fageffe de la
Médecine de ne rien innover , quoiqu'on
puiffe dire , ni de perdre jamais de vûë Hippocrate ni Galien , quand tout dévroit périr , comme s'il n'étoit pas permis d'établir
le bien , de peur de décrier le mal , ni de
changer une coûtume pernicieufe en une
bonne.

Cette converfation finie , le malade n'a-
tendant pas qu'on lui fit des queftions fur la
vertu de fon Topique , avoüa qu'il en étoit
fort foulagé , & qu'il en efpéroit fa guérifon,
qui arriva dans trois jours , avec l'entiére fatisfaction de la famille ; mais étant
abatu neuf ou dix ans après , fous la violence d'une fiévre continuë , d'une fluxion fur
la poitrine & d'un grand mal de côté , on
eût recours aux Médecins , & cinq jours
après , à ce particulier , qui le guérit de fon

mal

mal de côté, & voulant continuër d'agir
dans le filence, (comme il avoit fait autrefois, à l'infçû de prefque tout le monde,
qu'il faut ménager dans ces rencontres,
avec autant de circonfpection, pour faire
le bien, que les fcélérats en ont pour faire
le mal,) pour tâcher de le délivrer de fa
fiévre & de fa fluxion ; la mine étant éven-
tée ; l'ami fçavant & affectionné, abfent,
la cabale forte, il eût ordre de fe retirer, &
le Marquis de partir, après quelques faignées & quelques émulfions froides, pour
porter fon tribut à la mort.

Comme l'on prétend qu'il eft impoffible
qu'il n'y ait une entiére réalité dans la
Médecine , & qu'elle ne foit effective
dans fes promeffes, puifqu'elle eft chérie &
honorée de toutes les nations, & que fa
conduite eft uniforme depuis tant de fiécles ; la converfation qu'eût un jeune homme, il y a quelque-temps, avec un des plus
anciens d'une très-célèbre Faculté, va établir le fentiment qu'on en doit avoir ; les
vapeurs ayant été le fujet de cette converfation, defquelles il étoit affligé pour s'être
trop apliqué à l'étude de cette Médecine,
qu'il avoit abandonnée pour n'y avoir rien
trouvé qui pût le fatisfaire ; ce Docteur,
qui avoit la tête pleine de Grec & de Latin,
pour ne rien dire qui donnât atteinte à leurs
maniéres d'agir, après avoir debité quelques

ques nouvelles du temps & plaifanté agréa-
blement fur la vertu imaginaire des Acides
& des Alkalis, s'étendit fort fur les bizares
& furprenans effets des diverfes vapeurs
des deux féxes, & fur les différens fentimens qu'on a de la nature des humeurs qui
les produifent & des parties qu'elles affe-
ctent; mais comme le malade n'avoit uniquement en vûë que fon foulagement, &
qu'il regardoit comme fort arbitraire le
raifonnement qu'on faifoit fur nos maux,
du moins auprès des malades, il lui avoüa,
avec chagrin, *qu'il n'entendoit rien a ce fu-
blime difcours, & le pria de lui faire l'amitié
de le referver pour l'école, & d'aller promptement au fait, en lui ordonnant ce qui pouvoit convenir à fon indifpofition;* choqué de
l'extraordinaire liberté de cet éléve en Médecine; il lui répondit qu'il manquoit au
refpect dû à fon caractére, qu'il n'y avoit
point de loi qui pût le difpenfer de ce pré-
lude, qu'il n'avoit fait que pour lui marquer la part qu'il prenoit à fon infirmité.
Je ne doute pas, répondit le malade, *que
vous n'en foyez fenfiblement touché; mais je
vous conjure de me donner au plûtôt des preuves qui puiffent m'en convaincre;* fes efprits
ayant repris, après cette déclaration, leur
fituation; il ordonna pendant fix jours
une faignée de la jugulaire, deux des
bras & une très - ample du pied, quatre.

tre lavemens , deux fortes médecines,
quelque prife de poudre d'Ecreviffe & de
Vipére , deux pintes de petit lait , & beaucoup de cerfeüil dans tous les boüillons ,
pour ramener les acides à leur devoir ,
en embarraffant ou émouffant leurs pointes , pour féparer les humeurs homogênes
des hétérogênes , & pour rendre au fang fa
naturelle bonté , en abforbant l'impureté
de toute fa maffe ; le malade confterné à la
vûë de tant de remédes , lui ayant deman-
dé , *s'il pouvoit en attendre fa guérifon , après*
les avoir pris fort éxaEtEment , fuivant fes or-
dres : Je l'efpére & je le fouhaite , répondit
le Medecin , mais je ne puis vous le promettre , parce que j'ai de la probité & de l'honneur ; & bien que je fois fortement convaincu qu'il n'y a rien de pofitif dans nôtre
art & que tout y eft fujet à caution , je ne
laiffe pas pourtant d'atendre de la docilité
de vôtre efprit & de la bonté de vôtre cœur,
qu'en vous défendant de la fingularité , qui
eft la ruïne du bon fens , vous m'accorde-
rez toute la confiance que vous devez à
mon grand âge & à la prodigieufe quantité de mes expériences ; „ Ce font-là ju-
„ ftement , *dit le malade ,* les raifons qui
„ m'obligent à vous la refufer , puifqu'il eft
„ vifible que , pour n'avoir jamais conçû
„ les myftéres de vôtre fcience énigmati-
„ que , toute vôtre méthode n'a été fondée

„ que

» que sur de pures visions, sans avoir ja-
» mais voulu vous rendre aux remords de
» vôtre conscience sur vos fausses démar-
» ches, & je m'estimerois bien malheureux,
» si je ne profitois de cette singularité, que
» vous condamnez, pour ne la pas entendre,
» puisqu'elle va me défendre de la perte de
» ma santé & peut-être de ma vie, si pour
» obéir à vôtre pernicieuse coûtume, j'a-
» vois la simplicité de vous croire, & je suis
» si fort revenu de l'entêtement général
» qu'on a pour vous, bien que vous ayez
» substitué à la transpiration & à la douce
» évacuation la fréquente saignée & les
» violens purgatifs, que j'y renonce pour
» jamais : & j'aime mieux vivre avec mes
» vapeurs, que de m'exposer à la mort pour
» en être délivré, laquelle sera toûjours
» comme indubitable, si vous ne réparez
» au plûtôt cette bévûë, qui vous jette dans
» des contre temps si terribles, qu'il n'y
» a que les morts qui pourroient nous en
» dire les malheurs qui en sont les suites ;
» mais il régne chez eux un si profond silen-
» ce, qu'ils ne se plaignent jamais des Méde-
» cins qui les ont tués.

    » Si vous prétendez que mes sentimens
» soient particuliers, *ajoûta le malade*, je ne
» sçai quels seront les vôtres sur ceux de
» deux de vos amis, dont l'un vous traite
» d'une maniére si dure, qu'il vous regarde
                 » comme

» comme des gens qui font la publique mi-
» fére des Eftats, en vous accufant d'être
» les auteurs de la mort de vos pleuréti-
» ques qui n'arrive, *dit-il,* que parce que vous
» ôtez à la nature la liberté de les fecourir ;

(a) *O homines Reipublicæ calamitofos atque funeftos ! ipfam pluritidem , quæ fua fponte , nullius indigens operis , cùm tali fputo quiefceret , ex eventu reddunt mortiferam.*

& l'autre s'emporte à des invectives fi ef-
froyables, contre vous & vôtre pratique,
que je ne puis me réfoudre d'en exprimer
les termes en nôtre langue.

(b) *O crudeles , ô carnifices , dit-il , quoufque tandem fanguine humano faturabimini ? numquid vobis fat eft , decies aut vigefies miferum laceraffe hominem , ejufque fanguinem toties bibiffe ?*

Et ce fang, que vous répandez dans toutes
les rencontres & avec fi peu de précaution,
lui tient fi fort au cœur, qu'il n'en parle
qu'avec un extrême emportement :

Carnificum eft, dit-il, imo tortorum fanguinem mittere humanum ac toties profundere.

» J'ai

(a) Duret Med. du Roi, l. 3 . p. 3 8 8 . des Coaques.
(b) Bineteau Med. du Roi dans fon Traité de la faignée réformée.

 » J'ai encore quelque chose à vous dire,
» continua le malade, sur laquelle vous me
» ferez un singulier plaisir de m'ouvrir vô-
» tre cœur : Un de vos Confréres, qui paf-
» soit dans le monde pour une Bibliothéque
» vivante & ambulante, & qui de toutes les
» sciences n'ignoroit que celle de sa profef-
» sion, étant mandé pour un homme de
» qualité, affligé d'une fiévre continuë,
» après avoir fait les façons ordinaires au-
» près de lui, pour mériter son estime &
» sa confiance, lui ordonna la saignée, de
» laquelle il étoit le grand Panégyriste : &
» un jeune homme de bonne mine & bien
» mis, qui lui étoit inconnu, lui ayant dit à
» l'oreille, avec beaucoup de respect, qu'il
» l'avoit oublié. « Que pouvois-je ordonner
pour vous, Monsieur, répondit-il, puifque vous ne m'avez pas encore parlé de vôtre mal. *Je suis*, dit ce jeune homme, *l'Apoticaire de la maison* : Ha ! je t'entends mon
ami, repartit le Médecin, voudrois tu qu'à
ta seule considération je changeasse l'ordre
de la Médecine ? & peux-tu ignorer que la
Chirurgie n'ait toûjours eu le pas sur la Pharmacie ? Adieu, dès demain je songerai à
toi.

Il est étonnant, en vérité, de faire de ces
deux remédes le sistême de la Médecine, &
de vouloir que la saignée précéde toûjours
la purgation, qui n'est pas si à craindre que
cette

cette faignée, quand on l'ordonne avec connoiſſance ; mais que peut-on eſpérer de cette effuſion de ſang, que la diminution de la
chaleur naturelle, la diſſipation des eſprits,
& l'épuiſement des forces ; je ne doute pas
qu'après pluſieurs faignées les douleurs ne
paſſent, que le violent mouvement des
humeurs ne ceſſe, que la fiévre ne diſpa-
roiſſe ; mais que peut-on atendre que ces
effets, & même ſouvent la mort, à laquelle
on ne s'attend pas, par l'extinction de cette
chaleur, dont la ſaignée eſt la cauſe? & vous
êtes ſi aveuglez, ſur cette pratique d'habitude, que lors même que vous êtes les
mieux intentionnez pour vos meilleurs
amis, & que vous leur promettez de les
ménager, en les flâtant de l'eſpérance d'u-
ne prompte & entiére guériſon, il eſt conſtant que vous n'oubliez rien de tout ce qui
peut leur ôter la vie.

» Si je n'apréhendois de fatiguer vôtre
» patience, ajoûta encore le malade, que
» n'aurois-je point à dire ſur les foibleſſes
» de l'eſprit humain, qui font le fond le
» plus ſolide de vôtre fortune ; car que ne
» dit-on point dans le monde, dont vous
» tiriez de grands avantages, quand on ſoû-
» tient, que vous êtes d'une haute probi-
» té, & d'une ſi profonde érudition, que
» vôtre lumiére perce même juſques dans
» l'impénétrable ſein de la nature : qu'il
» eſt

» eſt ordonné de vous rendre beaucoup de
» reſpect, & à vôtre médecine ; mais non
» pas d'en ſonder les myſtéres : qu'il eſt ex-
» preſſément défendu aux Eccléſiaſtiques,
» ſur peine d'irrégularité de l'entreprendre ;
» je dis même à ceux qui ſe conſacrent,
» par un zèle particulier, au ſervice des
» pauvres malades ; & que la connoiſſance
» & l'éxercice de vôtre art ne doivent être
» que vôtre ſeul & unique partage.

　» Je veux bien ſouſcrire à ces véritez ;
» mais je ne le puis faire ſans quelque re-
» ſtriction, ne m'étant pas permis de trahir
» la juſtice que je dois à la vérité de mes
» ſentimens ; deſorte que je conviens qu'il
» y a parmi vous beaucoup de piété, d'hon-
» nêteté & de lumiére, mais je ne puis
» avouër que cette lumiére ait aſſez d'é-
» tenduë pour vous éclairer ſur tous vos
» devoirs.

　» Si les Eccléſiaſtiques ne peuvent éxer-
» cer la Médecine, qui eſt de tous les arts
» le plus délicat & le moins certain, ſans
» interreſſer leur conſcience, à moins, qu'a-
» vec la permiſſion ordinaire de l'Egliſe,
» ils n'ayent de puiſſans motifs pour le faire,
» & pluſieurs expériences qui ayent réüſſi
» au bien des malades ; où ſera la raiſon,
» ſupoſé la vérité de ces circonſtances,
» d'en faire la moindre difficulté ? n'y
» auroit-il pas de la dureté à preſcrire

» des

» des bornes à la charité que nous leur
» devons ? & après que l'Auteur de la vie
» a bien voulu donner la sienne, pour leur
» marquer son amour, peut-on leur refu-
» ser un secours qu'ils ne doivent point at-
» tendre de vous ? puisque dans vos con-
» sultations, sur les maladies, même les
» plus importantes, où il est de la derniè-
» re conséquence de bien ménager le temps,
» vous le donnez à des disputes qui ne ten-
» dent qu'à faire le contraire de ce qu'il
» faut faire pour le leur procurer : & ces
» disputes qui font le chagrin des malades,
» & souvent le desespoir de leur guérison,
» ont parû si justes à un ancien, qu'il a crû
» être obligé de vous dire, que vous ne de-
» viez jamais les terminer, pour ne pas ,
» sans doute, exposer ces malades aux mor-
» telles résolutions que vous y prenez.

» Enfin , si la pratique de la Médecine est
» défenduë, ce ne peut être que pour l'a-
» bus que l'on en fait, mais non pas pour
» le légitime usage qu'on en peut faire ; &
» c'est-là sans doute la même raison qui
» interdit la Médecine à ceux qui ne pré-
» tendent s'en instruire que pour une mau-
» vaise fin, & qui la permet & la conseille
» à tous ceux , qui, sensibles sur les infir-
» mitez du prochain, ne veulent en con-
» noître, que pour l'en délivrer, & pour n'a-
» voir jamais recours à vous ; car bien loin
       » de

» de lui prêter ce secours , qu'il est en droit
» d'attendre de vos soins, que ne faites vous
» point pour le lui refuser ? par l'entêtement
» où vous êtes de vous déchaîner contre
» l'usage des meilleures choses , pour en
» demeurer à vos somniféres , qui arrêtent
» le mouvement des esprits qu'il faut mo-
» dérer ; à vos astringens , qui condensent
» les humeurs qu'il faut évacuër ; à vos
» narcotiques , qui détruisent le sentiment,
» qu'il faut conserver ; à vos incrassans, qui
» épaississent les humeurs, qu'il faut subti-
» liser ; à vos remédes froids , qui congé-
» lent les humeurs, qu'il faut rafraîchir ;
» à vos purgatifs, qui chassent les humeurs,
» qu'il faut retenir ; & à vôtre saignée ,
» qui détruit la Respiration, la Circula-
» tion , & la Transpiration , & qui abat en-
» tiérement la nature, qu'on doit & qu'on
» ne peut soûtenir , en tirant le sang des
» veines & l'esprit des artéres, qui est le
» principal instrument dont elle se sert pour
» toutes les fonctions de la vie.

Spiritus est corpus subtile primum animæ in-
strumentum ad exercendas omnes operationes
vitæ.

　» Je sçai bien que vous faites de la sai-
» gnée un reméde général & un grand pa-
» nacée ; que vous ordonnez celle de la gor-
» ge pour les maladies de la tête, celle des
» pieds pour plusieurs maux , & que quel-
» quefois

» quefois on en reçoit quelque foulage-
» ment, mais de fi peu de durée, que fi cet-
» te faignée eft de quelque bien, au moment
» qu'on la fait, elle eft fouvent fuivie d'un
» grand mal, après qu'on l'a faite.

Venæ fectio eft bonum præfens, fed damnum futurum.

Et nous nous devons tenir fi fort fur nos gardes, dit l'Auteur ci-deffus, qu'il n'y ait point de raifon ny d'autorité qui puiffe nous réfoudre à l'ufage de cette faignée, qu'il regarde comme un reméde étranger & abfolument contraire à la nature.

O perfidum & perniciofum remedium, quod blandiendo nobis & fenfus & vitam eripit!

Et il porte fi loin fon indignation fur les defordres de ce reméde, qu'il ajoûte encore que ceux qui en confeillent l'ufage ne méritent pas moins que le dernier fuplice.

O nefandum prorfus confilium & morte ipfa multandum!

Enfin nôtre Docteur voyant que fon malade n'étoit pas d'humeur à fe laiffer duper, & furpris de fes lumiéres & de fon extraordinaire pénétration, & qu'il ne pouvoit oppofer qu'inutilement le foible de fes objections à la folidité de fes raifons, il prit de lui-même le congé qu'on lui alloit donner.

CHAPITRE XIV.

De l'obligation indifpenfable qu'ont les Mé-
decins de changer de principes, & du té-
moignage autentique de la Faculté de Pa-
ris fur l'incertitude de ceux d'Hippocrate
& de Galien.

APrès ce que je viens de dire, il eft con-
ftant que les Médecins ne peuvent
remplir tous les devoirs de leur caractére,
qu'ils ne deviennent des hommes nouveaux,
en oubliant ce qu'ils ont apris, pour étudier
ce qu'ils ont négligé d'aprendre : j'avouë
qu'ils ont de l'efprit, du feu & de l'imagination, qu'ils entendent le Grec & le
Latin, qu'ils fçavent l'Hiftoire & la Politique, qu'ils poffédent la Théorie de
la Médecine & l'Anatomie, qu'ils ont
une parfaite connoiffance des fecrets de la
Chymie & des vertus des fimples, qu'il y a
du plaifir à les entendre fur le fujet du grand
œuvre, fur les diverfes productions du Soleil, fur le Mercure des Philofophes, & fur
les degrez du feu que l'artifte doit obferver
pour imiter la nature dans fes opérations ;
qu'ils tirent, par l'analife qu'ils font des
mixtes, l'efprit, l'huile & le fel, & qu'ils
connoiffent ce que peut l'acide fur l'obéïf-
fance de l'Alkali ; qu'ils travaillent fur Saturne

turne pour la diſſenterie , & ſur Jupiter
pour les maladies du foye ; qu'ils font le
Saffran apéritif de Mars pour les pâles-cou-
leurs, & un grand cordiaque du Souverain
des métaux ; qu'ils préparent le Mercure
d'une maniére ſinguliére pour les infirmitez
Napolitaines, qu'ils diſpoſent de l'eſprit de
Vénus pour l'Epilepſie , & de la Lune pour
toutes les maladies de la tête, & qu'ils ont
même le don de plaire & l'art de perſuader;
mais quel avantage peut-on attendre de
toutes ces Sciences, que celui d'enchanter
l'eſprit des malades pour ſe rendre maîtres
de leur corps , & d'être malheureux & infor-
tunez dans la pratique, quelque habile qu'on
ſoit dans la ſpéculation ? puiſqu'on agit ſuivant la raiſon , quand on régle par la fin l'u-
ſage des moyens , c'eſt élever ſur le ſable un
grand & magnifique Palais , c'eſt faire une
procédure de pluſieurs années ſur un tître
faux , comme a dit un Juriſconſulte.

*Quod ab initio non valuit , tractu temporis
convaleſcere non poteſt ?*

C'eſt entreprendre, pour un petit trajet de
mer, une navigation de long cours , ſi toutes ces choſes ne peuvent conduire à la fin
de la Médecine, qui n'eſt autre que la guériſon, *non ſatis eſt currere , niſi curras in via :*
& que peut-on ſe promettre de leurs profondes lumiéres & de la vaſte étenduë de
leurs raiſonnemens, puiſque les principes
E 2　　　qui

qui en font les fources, font ou faux ou douteux, comme la Faculté même de Paris s'en
eft prudemment expliquée par la bouche
d'un de fes Profeffeurs, en difant qu'il n'y
avoit rien de plus inconftant ni de plus incertain que les fentimens d'Hippocrate &
de Galien.

(a) *Hæc non funt,* dit-elle, *Apollinis ora-
cula quædam, non leges Evangelicæ, non de-
monftrationes Mathematicæ; non hæc patitur
ars noftra, quæ tota in fingularibus & contingentibus verfatur, quæ non funt fempiternæ
aut perpetuæ veritatis; funt illa tamen haufta
& petita ex ipfis Hippocratis & Galeni fun-
damentis.*

Cette même Faculté confirme en un autre
endroit, l'incertitude de leur doctrine, *nolo,*
dit-elle, *propofitionem hanc effe comitem fempiternæ cujufdam vel perpetuæ veritatis, fed
mutabilem fæpè, ut fieri folet in rebus fortuitis
& contingentibus.*

Et pour nous infinuër encore davantage le
peu de confiance que nous devons avoir en
leur art, cette même Faculté avance, pour
la troifiéme fois, que nous ne devons pas fi
fort déférer à Hippocrate & à Galien, que
nous ne confultions nôtre propre raifon fur
l'affaire de nôtre fanté & de nôtre vie.

*Hæc quidem non folum lubet ad Hippocra-
tis & Galeni, fed & rationis trutinam appen-
dere.*   Le*

(a) Degoris.

Les Médecins , qui ne connoissent que
trop cette vérité, & par conséquent le défaut de leur profession , qu'après quelques
années de pratique, comme j'ai dit, semblables aux mouches à miel qui expriment
les sucs de différentes fleurs , pour les convertir en cire & en miel , mandient de toutes les Sciences l'apui qui leur manque ,
pour soûtenir leur réputation & servir à
leur fortune , & parviennent si juste à leurs
fins , qu'en parlant beaucoup , ou peu &
toûjours superficiellement de toutes choses , ils se font des admirateurs par tout ,
& bien qu'on ne soit que trop convaincu
par les fatales expériences de nos jours ,
qu'ils ignorent le fond de la nature & ses
infirmitez, & qu'ils conviennent eux-mêmes, que le mézentére est farci de cruditez & d'impuretez , que la ratte en est op-
pilée, que l'estomach , le pancréas , & les
ventricules du cerveau en sont remplis, que
le foye & les entrailles en sont échauffez ,
que la cause des fiévres intermittantes est
hors des vaisseaux , & que les laxatifs , les
purgatifs , les diurétiques & les diaphorétiques pourroient rétablir leurs malades, en
faisant transpirer & évacuër cette quantité
de corruption ; ces admirateurs, dis - je ,
ne laissent pas de souffrir qu'ils rejettent
impunément l'usage salutaire de ces remédes, qu'ils se mettent au-dessus des plus

E 3　　raison-

raifonnables opofitions, pour tirer des veines des malades le nectar vivifiant, le tre-
for & le reftaurateur de la nature, & qu'ils
détruifent ce principe de la vie, pour les
défendre de la mort.

Si l'on ne s'arrêtoit pas, comme l'on
fait d'ordinaire aux feuls objets des fens,
& qu'on voulut aller au-delà des aparences
des chofes, on ne tomberoit pas fi facilement dans ce piége ; mais dès qu'un Médecin peut avoir un carroffe, une Bibliothéque ou un laboratoire ; dès qu'il eft
vieux, du Corps de quelque célébre Faculté, & qu'il eft aux gages de quelque
Prince, diftingué par l'éclat de tant de qualitez, & regardé comme un autre Efcula-
pe, il connoît, s'il en faut croire non-feulement le vulgaire, mais même la plûpart
des Sçavans, tous les tempéramens, toutes les caufes des maux, & généralement
tous les remédes, qui peuvent les guérir,
qui font pourtant en dépôt chez les particuliers, n'ayant en fa difpofition que fa
fréquente faignée, fes lavemens, fes purgatifs, & tout ce qui peut rafraîchir &
refroidir, deforte que bien que la guérifon de fes malades doive être raportée à
la nature, plûtôt qu'à fon induftrie, il ne
laiffe pas d'en avoir l'honneur & l'utile, &
s'ils meurent. Il ne pouvoit pas vivre,
dit-on, ayant fait humainement parlant
tou.

tout ce qu'il devoit faire pour les fauver,
& il étoit fans doute de l'ordre de la Providence qu'ils finiffent ; étant à obferver
que toutes les qualitez ci-deffus font abfolument étrangéres au Médecin , bien
qu'elles ne lui foient pas incompatibles,
& qu'il n'y en a que deux qui entrent
dans fa parfaite définition ; fçavoir, celle
d'homme de bien , & celle de fçavant dans
l'art de guérir.

Vir probus & in arte medendi peritus.

CHAPITRE XV.

*Du peu de confiance qu'on doit aux pronoftics
des Médecins.*

C'Eft par la prétenduë connoiffance que
les Médecins foûtiennent avoir de nos
maux, & par les pronoftics qu'ils en font
par beaucoup de raifonnemens & peu de
raifons , qu'il fe rendent néceffaires dans
le monde , qu'ils ruïnent le tempérament
de ceux qui ont la facilité , pour ne pas
dire, la fimplicité de les croire ; qu'ils s'attirent l'eftime, la confiance & la bien-veil-
lance des Grands, & qu'ils s'élévent à de
puiffantes & prodigieufes fortunes : & ce
n'eft que dans la maladie de ces Grands,
qui eft la Pierre de touche de cette véri-

 té

té, qu'on n'eſt que trop convaincu ſur le
défaut de cette connoiſſance, puiſque ſans
avoir égard ni à leur tempérament ni à la
nature de leur maladie, ils ordonnent toûjours que la ſaignée précéde, accompagne
& ſuive toutes choſes ; ils donnent leur
temps à des délibérations qui ne tendent à
rien, ils vont au-devant de mille remédes
différents qui leur viennent de toutes parts ;
& quelques empreſſemens qu'ils témoignent à ſecourir ces illuſtres malades, il
n'eſt que trop viſible qu'ils perdent toûjours
l'occaſion de le faire.

(*a*) *Dilatio, vita periculum affert.*

Ils ſont ſans doute expoſez à cette confuſion, depuis qu'ils ont négligé de traiter
les malades affligez de la Goutte, de l'Hi-
dropiſie, de la Paraliſie, de la perte de ſang,
des humeurs froides & de pluſieurs autres
maux, & d'en avoir abandonné le ſoulagement ou la guériſon aux Etrangers & autres gens ſans aveu ; & depuis qu'ils ſe ſont
reſervez pour le conſeil, & qu'ils ont fait
de la Médecine une Science purement ſpé-
culative, en renonçant à la qualité de Mi-
niſtres, pour uſurper celle de Souverains de
la nature.

(*b*) *Medicus eſt miniſter naturæ, ſed non
Magiſter.*

ll

(*a*) Hippoc.
(*b*) Hippoc.

Il feroit facile de lever le voile fur les
Myftéres de l'art pour en pénétrer le vuide,
fi les Médecins vouloient s'énoncer d'une
maniére diftinſte & intelligible ; & je fuis
fûr qu'il y en auroit beaucoup de déconcer-
tez pour ne pouvoir foûtenir le foible de
leurs raifonnemens, & principalement dans
les Confultations où ils décident en Maîtres de la vie, ayant toûjours plus d'égard
au nombre, qu'à la force & au mérite des
voix ; & il ne feroit plus en leur pouvoir
de balancer les efprits par leurs pronoftics,
entre l'efpérance & le defefpoir, parce qu'on
en connoîtroit l'incertitude, étant vrai que
la plûpart de ceux aufquels ils promettent
une longue vie, meurent en peu de jours,
& que ceux qu'ils ont condamnez à la mort,
il y a plus de vingt ans, fe portent encore
bien aujourd'hui.

Puifque la Médecine eft comparée aux
jeux de hazard, qu'elle n'eft qu'un pur art
de conjeſture, & qu'elle ne connoît les maux
que par leurs fymptômes, & que ces fymptômes peuvent provenir de différentes
caufes qui lui font inconnuës, je ne pré-
tends pas que les Médecins foient coupables pour ignorer ce qui fe paffe dans le
fein de la nature, mais bien de ce qu'ils
donnent leurs vifions pour des véritez, &
qu'ils tâchent, par les doux charmes de l'efpérance, de relever les malades de l'état de

Langueur où ils les ont réduits; mais de quelque artifice qu'ils puissent user, pour per-
suader qu'ils agissent avec connoissance,
l'irrégularité & les malheurs, qui sont les
suites de leur pratique, justifieront toûjours
du contraire, n'étant que trop vrai qu'on
ne doit pas plus atendre ni de leurs remédes ni de leurs pronostics, que de l'adres-
se des aveugles qui tirent au blanc, à moins
qu'ils ne changent de principes, comme
j'ai dit ; & il y a long-temps qu'on les y
auroit forcez, s'ils ne tiroient de grands
avantages de la prévention des esprits, &
s'ils n'avoient toûjours eu dans tout le mal
qu'ils ont fait & qu'ils continuënt de faire,
Hippocrate & Galien pour aprobateurs.

Je ne disconviens pas que ces pronostics
ne soient d'un grand usage pour les Médecins, & qu'il n'y en ait eu plusieurs qui se
soient signalez par leur réüssite, qui est
presque toûjours comme indubitable,
quand après avoir conclu à la mort, ils
font rentrer au-dedans la matiére d'un
abcès, de la peste, de la vérolle, ou de
quelque autre humeur maligne, poussée sur
les parties externes, qui sont le général
émonctoire de la nature.

Si l'on vouloit renoncer pour jamais à
cette pratique, & à Galien qui l'ordonne,
on aprendroit, de la droite raison & de
l'expérience, qu'elle est fatale ; car comme

tout

tout est à espérer pour le malade, quand la nature pousse toute la matiére de la peste en bubon & en charbon, tout est aussi à craindre pour lui, quand elle ne le fait pas.

(*a*) *Si ad Carbones & bubones tota pestis pellatur, bonum; si minus, lethale.*

Il ne faut que rapeller le triste souvenir de la mort de Charles II. Roi d'Angleterre, pour se convaincre une bonne fois sur l'incertitude de leurs pronostics ; ce grand Prince ayant été ataqué par de fortes convulsions, dont on ne connut point la cause, & en ayant été délivré pendant quelques heures ; les Médecins, pour faire valoir la dignité du caractére, ne manquérent pas de profiter de cette favorable conjonĉture, en disant au Duc son frere, le troisiéme jour de la maladie, que le Roi étoit entiérement hors de danger, qu'ils répondoient de sa vie, & que s'il mouroit de cette maladie-là, ce ne pourroit être que par leur faute : sur une assûrance si positive, la consternation des esprits fit place à la joye universelle, & tous les Ports du Royaume, qui avoient été fermez, par ordre de ce Duc, furent ouverts ; cependant, le soir de ce même jour, le Roi ayant été surpris par de nouvelles convulsions, (*b*) on eût le mortel déplaisir de le

E 6

voir

(*a*) Sanĉtor.
(*b*) Du Mercure du mois de Mars 1685.

voir expirer sous la violence de ses douleurs.

Ce seul éxemple ne seroit que trop puissant, si nous n'en avions tous les jours une infinité d'autres, pour nous desabuser sur le peu de certitude de ces pronostics, qui font souvent, pour s'y trop arrêter, le malheur éternel de ceux qui passent leurs jours dans un sommeil léthargique, sous l'ombre de la mort; au lieu de faire tous les efforts possibles pour sortir de cet état d'indolence pour leur salut, & de commencer à bien vivre, non-seulement dans la fleur de l'âge & dans la parfaite santé; mais même quand il faut mourir, bien qu'il soit fort tard de songer à cette grande affaire dans cette extrêmité, comme l'a reconnu Sénèque, quelque idolâtre qu'il fut, lorsqu'il a dit;

O quam serum est bene vivere cùm desinendum.

CHAPITRE XVI.

Des Bains, des Estuves, des Sudorifiques & des Eaux-Minérales; du mauvais usage que l'on fait de ces remédes & du bon usage qu'on en peut faire.

Comme la Médecine a reconnu de tout temps qu'il y avoit des humeurs si crasses, si visqueuses & si adhérentes aux viscéres

viscéres & aux autres parties du corps, qu'il
étoit impossible de les faire évacuër, ni par
la fréquente saignée ni par les plus violens
vômitifs & purgatifs, elle a eu recours aux
bains, aux étuves, aux eaux minérales & aux
sudorifiques, pour les fondre, subtiliser &
mettre en mouvement : & ayant observé
que les corps les plus cacochymes & les
maladies les plus invétérées cédoient quelquefois à la vertu de ces remédes, elle en
établit si puissamment la réputation chez les
Grecs, & chez les Romains, qu'elle en ordonna indifféremment l'usage aux sains &
aux malades.

Mais comme l'inconstance est le partage
de l'homme, & qu'il perd souvent le goût
des meilleures choses, pour ne pas réfléchir
assez sur l'utilité qui lui en revient, & que la
plûpart des Médecins n'ordonnent aujour-
d'hui ces remédes qu'à la délicatesse & à la
molesse des malades, où après avoir ruïné
leur tempérament, dissipé leurs esprits, &
épuisé leurs forces, au lieu de les préparer à
reçevoir les effets salutaires qu'ils en aten-
dent ; je ne vois pas qu'il y ait lieu de s'étonner, si ces mêmes remédes leur deviennent
ou inutiles ou funestes par le desordre de
cette pratique, ce qui est d'une si grande
conséquence, que je croi être indispensa-
blement obligé de la rendre sensible à ceux
qui la suivent aveuglément, & de leur faire

observer

obferver que c'eft un moindre égarement
d'ignorer la vérité, que de ne la pas fuivre
après l'avoir connuë.

Comme pour faire tranfpirer & évacuër
ces humeurs craffes & vifqueufes, on a
éprouvé inutilement les faignées, les vômitifs & les purgatifs, comme j'ai dit,
& qu'on eft forcé d'avoir recours au bain
pour avoir cet effet; il eft bon de fçavoir
que le bain du logis eft meilleur que celui
de la riviére, parce qu'on peut le prendre
le foir & le matin, & qu'il fait du bien,
quand il eft tiéde, & quand on régle le
temps de le prendre fur l'état prefent des
malades, qui eft d'une demie heure pour les
foibles, & d'une heure au plus pour les plus
forts.

On peut de cette maniére fe baigner une
ou deux fois le jour, pendant huit ou dix
jours de fuite, en prenant chaque fois dans
le bain un boüillon à la viande, avec le jus
d'une demie bigarrade ou quatre cuëillerées
de bon vin, & non pas du petit lait, comme on fait quelquefois par le plus cruel de
tous les abus.

Quand on manque d'obferver ce temps
dans l'ufage du bain tiéde, & qu'on l'étend
à l'égard des foibles & des forts jufqu'à
deux heures ou plus le matin, & autant le
foir, le bain pour lors ramôlit les chairs,
affoiblit les nerfs, rend l'entendement ftu-
pide.

pide & hébété, & excite fouvent des
hémorrhagies & des défaillances, qui font
les avant-coureurs de la mort.

L'Empereur Augufte, pénétré de cette
vérité, pour ne rien faire qui pût altérer fa
compléxion foible & délicate, ne fe bai-
gnoit que fort rarement, *Auguftus infirmi-*
tatem corporis magnâ curâ tuebatur, imprimis
lavandi raritate; parce que la chaleur du
bain & des étuves, en échauffant toutes les
parties du corps, met en mouvement les
humeurs après les avoir fubtilifées, & faifant tranfpirer indiftinctement par les pores, qu'elle a dilatez, les bonnes qui fou-
tiennent la nature, comme les mauvaifes
qui l'accablent, il eft vifible que la défaillance & la mort font les fuites néceffaires
de cette violence.

Il eft important de fe purger doucement
une ou deux fois avant que d'entrer dans le
bain, & de remarquer que celui de la riviére eft meilleur le foir que le matin, à
caufe de la fraîcheur de l'air & de l'eau,
qui peut, en bouchant les pores, caufer la
fiévre, & plufieurs dépôts d'humeurs, fur
les parties internes & externes.

(a) *Natatio Vefperi tutior, manè ad aqua*
frigidiori meatus clauduntur, unde febris pe-
riculum.

Bien

(*a*) Sanctor.

Bien que le bain d'eau froide soit très-agréable, après quelque violent mouvement, il ne s'enfuit pas qu'il ne devienne mortel, parce qu'il n'y a rien de plus pernicieux, comme j'ai dit, que le passage d'un chaud extrême à un froid extrême.

(a) Natatio in frigidâ post exercitium violentum est jucundissima, sed mortifera, motibus enim oppositis nihil perniciosius.

Après que les malades ont été fatiguez & rebutez de la conduite ordinaire de la Médecine, on les envoye pour toute ressource aux Eaux-minérales, avec promesse d'une parfaite guérison.

(b) Diverticulis aquarum fallunt ægrotos.

Mais comme on ne peut rien établir de ferme sur un fondement qui ne l'est pas, & qu'il y a peu à espérer de l'incertitude de l'art ; que peut-on juger du succès de ces eaux, non plus que du bain & du lait, que par l'épreuve qu'on en fait ? & à quoi doivent s'attendre ces pauvres valétudinaires, qu'on échauffe, dessèche, & consume sans pitié, au lieu de les humecter & de les soûtenir par de bons alimens & de facile digestion, qu'à la fatale nécessité de périr misérablement dans le lieu de ces eaux, ou en chemin, ou peu après leur retour, pour avoir

---

(a) Sanctor.
(b) Pline.

avoir néligé de prefcrire quelque modération dans leur ufage ?

Comme la réfléxion qu'on fait fur l'état
des chofes eft d'un grand fecours pour agir,
fi l'on veut donner quelque attention fur les
dangers qui font très-fouvent les fuites des
fudorifiques ; je ne doute pas qu'on n'ait
beaucoup de referve fur ces remédes, de
peur que les humeurs qu'ils fubtilifent &
agitent extraordinairement, ne caufent
quelque dépôt fur les parties nobles, ou ne
tranfpirent trop ou trop peu, & que cette
violence qu'ils font à la nature, qui doit
toûjours agir librement, ne devienne fla
caufe de l'augmentation des fiévres, de l'é-
puifement des forces, du tranfport au cerveau & de la mort des malades.

Si la différence, qui eft entre la fenfible
& l'infenfible tranfpiration eft grande, les
moyens qui facilitent l'une & l'autre ne le
font pas moins, puifque l'infenfible eft l'ouvrage de la feule nature, quand elle agit librement ; & que la fenfible eft celui de la
même nature, quand elle eft forcée de cé-
der à l'impétuofité de quelque caufe interne
ou externe, ou d'apeller l'art de la Médecine à fon fecours, qui a inventé les bains
& les autres remédes ci-deffus, pour la délivrer, par la voye des pores, du poids des
humeurs qui l'accablent.

Mais comme il eft plus certain de détruire
cette

cette nature par tous ces remédes, que de
la soulager, puisqu'il n'est pas possible de
faire transpirer les mauvaises humeurs
qu'avec les bonnes, & qu'en agissant intérieurement ils confondent ces humeurs, &
les poussent, ainsi confonduës, par l'ouverture des pores.

Il est constant, quoiqu'en puisse dire la
critique, que la transpiration, procurée
par l'esprit de vin, l'emporte & l'emportera en bonté sur celle qui proviendra de
l'usage de tous les remédes internes & externes; parce que cet esprit, qui n'entre
point dans le corps, & qui n'a que la seule
vertu d'ouvrir dans un moment les pores
des parties qui en font fomentées, laisse la
liberté à la nature, qui est sage dans sa conduite, aidée de quelque doux laxatif ou
purgatif réitéré, de ne se décharger que des
seules humeurs qui troublent l'œconomie
de ses fonctions.

✳ ✳ ✳ ✳ ✳ ✳ ✳ ✳ ✳ ✳ ✳ ✳ ✳ ✳ ✳ ✳

CHAPITRE XVII.

De la dangereuse préférence qu'on donne aux
lavemens sur les remédes laxatifs.

LA préférence qu'on donne aux lavemens, sur les remédes laxatifs, est si
considérable, bien que peu de gens y fassent
réflé-

réflexion, qu'elle est, avec la saignée, une des principales causes de tous les desordres que souffre la nature, parce que les cruditez & les impuretez de l'estomach, faute d'être promptement évacuées, montent en vapeurs à la tête pour y causer l'intempérie, les insomnies, le transport, la Phrénesie, & plusieurs autres maux ; entrent dans les veines, vuidées par la saignée, pour y corrompre la masse du sang, descendent dans les intestins, pour y causer le cours-de-ventre & la dissenterie, infectent toute l'habitude du corps, & font des obstructions partout, & corrompant l'aliment, dès qu'il est reçû dans l'estomach, en augmentent l'impureté, qui est une des causes du passage des fiévres tierces en doubles-tierces, quartes & continuës ; ce qui n'arriveroit pas, si au lieu de ces lavemens & de la saignée, on employoit d'abord l'esprit-de-vin & quelque laxatif.

Je ne doute pas de l'innocence des lavemens, & qu'ils ne soient de quelque utilité aux légéres indispositions, à la douleur de tête, qui provient des fumées qui s'élévent de la rétention des excrémens, & quand on est constipé, puisque les laxatifs évacuënt non-seulement l'impureté de cet estomach, mais même celle des intestins, comme je viens de dire ; il est important d'y avoir recours, sans s'arrêter au sentiment de ceux

qui

qui prétendent qu'on ne doit donner ni de
laxatifs ni de purgatifs, que dans le déclin
de la fiévre, de peur, disent-ils, d'interrompre la nature dans la coction des alimens & des cruditez ; mais quelle coction
peut-elle faire, qui ne soit imparfaite dans
le mélange confus de ces humeurs, & pendant la fréquente saignée, qui dissipe la
chaleur qui les peut cuire ? desorte qu'il est
bon d'ordonner en tout état les laxatifs, qui
obéïssent aux mouvemens de la nature, &
d'être réservé sur l'usage des purgatifs, puisqu'il y a du péril à les employer, principalement dans l'accès des fiévres, qui est le
temps de la plus grande agitation des humeurs : & ce temps qu'on passe toûjours à
délibérer sur ce qu'on doit faire, est si favorable aux Médecins & si contraire aux malades, qu'une maladie, qui n'est presque rien
dans son commencement, devient dans la
suite très-considérable ; comme s'il y avoit
tant à raisonner, pour sçavoir qu'il s'agit de
faire transpirer & évacuër les humeurs, qui
font la maladie : & on n'est pas moins à blâmer de remettre à demain, ce qu'il faut
faire & qu'on peut faire aujourd'hui, que
celui qui atendroit fort tranquilement que
le feu eût brûlé presque toute sa maison,
pour se mettre en devoir de l'éteindre.

Les malheurs, qui sont les suites de cette négligence, sont d'une si grande conséquence,

quence, que tout est à craindre pour la vie,
si l'on n'en arrête le cours ; car où est la raison de vouloir que le sang, qui est fait du
plus pur des alimens & qui se conserve dans
cette pureté, par sa continuelle filtration &
circulation, soit la source de toutes les maladies, & qu'il soit d'une nécessité indispensable d'en vuider les veines, pour le rafraîchir & le purifier, ou pour en ôter la
trop grande quantité, qui est très-souvent
plus imaginaire que réelle ; puisqu'on peut
satisfaire à ces besoins, par la Transpiration
& par la douce évacuation, sans le secours
de la fréquente saignée, des forts purgatifs,
des rafracîhissans, des narcotiques & des
astringens, lesquels remédes deviennent,
par l'abus que l'on en fait, la cause de la
ruïne ou de la mort de presque tous les malades : & cet abus est si visible à ceux qui
ont quelque pénétration, qu'ils sont dans
le dernier étonnement de voir qu'on n'y fait
aucune atention. Tirer, disent-ils, presque
tout le sang, au lieu d'une petite quantité,
youloir séparer le pur de l'impur, dans le
temps de sa plus grande agitation, & le refroidir pour le rafraîchir, ce sont des visions
absolument insuportables, & ausquelles
on ordonne pourtant de se rendre, pour ne
pas déplaire à Hippocrate & à Galien :
qu'on regarde comme les arbitres du sort &
de la vie des hommes, depuis qu'on a eu le
foible

foible de les ériger en Dieux. S'il n'y avoit
que les scélérats qu'on exposât à ces misé-
res, pour l'expiation de leurs crimes, je
n'aurois rien à dire; mais ce sont les plus
gens de bien, qu'on enleve de toutes parts;
ce sont même les Souverains qu'on préci-
pite du haut de leur Trône pour les immo-
ler, comme d'innocentes Victimes, au pied
des Autels, que l'amour-propre a élevés à
ces profânes divinitez.

Mais où est le fin, dit-on, d'entreprendre d'abord cette évacuation & cette
Transpiration, sans avoir raisonné sur le
tempérament des malades, sur la quantité, & la qualité des humeurs qui doivent
s'évacuër & transpirer, & sans sçavoir précisément le lieu où elles résident. Si cette
méthode, qui est purement méchanique,
avoit lieu, quel fruit pourroit-on espérer
d'une étude de tant de siécles ? que devien-
droit la réputation des grands hommes, qui
font l'honneur du caractére, par le Grec
qu'ils entendent comme Démosthêne, par
le Latin qu'ils parlent comme Ciceron,
& par la parfaite connoissance qu'ils ont
de la Physiologie, de la Pathologie & de la
Thérapeutique ?

Pour satisfaire à ces objections, je n'ai qu'à
demander ce qu'on atend de la connoissance
de ces choses, puisqu'elle est imparfaite,
étant fondée sur des signes très-équivo-
ques,

ques, & s'il n'elt pas temps que la raifon fe
repofe de toutes les fatigues qu'elle s'eft donnée depuis deux mille ans & plus, qu'elle
travaille inutilement fur cette recherche,
qui a rebuté les plus grands génies & qui ne
fert aujourd'hui que de matiére aux feules
Confultations qu'on fait pour la confolation
de ceux qui fe portent bien, plûtôt que pour
le foulagement des malades, comme les
Médecins, qui font de bonne foi, en tombent
d'acord; mais comment connoîtroient-ils le
tempérament de leurs malades, la caufe
de leurs maladies & le lieu qu'elle affecte,
vû que le peu de confiance qu'ils ont eux-
mêmes en leurs lumiéres dès le premier jour
de leur maladie, & l'abandon qu'ils font
fans réferve de leur vie, non feulement à
leurs Confréres, mais même aux particuliers, dont ils connoiffent l'habileté à guérir
les maux, établiffent affez fortement leur
ignorance fur le fait de leur propre tempérament, & de ces autres chofes, & juftifient
le fentiment d'un moderne qui a dit, avec
autant de folidité que de vérité, pour marquer la mifére des hommes, que ceux qui
étoient idolâtres de leur fanté, obfervoient
en efclaves, tout ce que les Médecins leur
ordonnoient, (a) bien qu'ils fuffent convaincus,

(a) De la Méditation fur la mort du R. P. l'Al-
lemand.

vaincus, par leur propre expérience, de la vanité de leur art, de l'inutilité de leurs soins, & de l'incertitude de leurs connoissances.

Et un autre, qui n'avoit pas moins médité sur le vuide de leur spéculation & sur l'irrégularité de leur pratique, n'a pas fait difficulté d'ajoûter, que pour mettre l'honneur de leur caractére à couvert, ils se glorifioient d'avoir guéri les malades, après même qu'ils avoient fait ce qu'ils avoient pû pour les tuër.

Hos sanasse Medici gloriantur quos occidere non potuerunt.

CHAPITRE XVIII.

De trois différentes Méthodes qu'on observe en traitant les malades, & des raisons qui condamnent la premiére, qui permettent la seconde, & qui ordonnent la troisiéme.

POur satisfaire ceux qui disent, & souvent, avec raison, qu'il est plus aisé de reprendre, qu'il n'est facile de faire mieux ; s'ils veulent s'instruire par eux-mêmes, sur la pratique infortunée d'Hippocrate & de Galien, & sur celle qui peut la rectifier, qu'on aprouve & qu'on défend, ils n'ont qu'à placer dans trois Classes, trente malades de fiévres continuë , avec un commencement de tranſport au cerveau , ou de fluxion ſur la poitrine, tous jeunes, de même tempéramment , & de très-forte conſtitution ; ſi pour ſuivre éxactement cette pratique, qui eſt celle de nos jours , ils font ſaigner les dix malades de la premiere Claſſe 8. 10. à 12. fois, s'ils leur ordonnent tous les jours des lavemens, les quatre ſemences froides, le petit lait, & les émulſions froides, & s'ils attendent pour les purger, qu'ils n'ayent plus de forces , & pour leur donner de l'Emétique, qu'ils ſoient à la derniére extrêmité.

S'ils font ſaigner les dix malades de la ſeconde Claſſe deux ou trois fois dans différents jours, s'ils leur ordonnent chaque jour une once de Caſſe dans un verre de jus de pruneaux , & un lavement quand la Caſſe n'aura pas ſuffiſamment évacué, & de doux purgatifs ſur le déclin de leur fiévre, & pour attirer du cerveau & pour décharger la poitrine, deux onces par jour de Sirop de Capillaire ou d'autre qui ſoit bon , avec autant d'huile d'Amandes douces, ou de bonne huile d'Olives, ſix bons boüillons avec un jaune d'œuf dans trois de ces boüillons , & quatre ou ſix cuëillerées de bon vin dans les trois autres , & une pinte de Ptiſanne , faite avec la régueliſſe ou le ſucre, & un demi gros de Rhubarbe.

F

S'ils

S'ils suivent dans la troisiéme Classe, la Méthode de la seconde, à l'égard des autres dix malades, & qu'au lieu de la saignée, ils ordonnent l'esprit-de-vin composé, & de suivre précisément le billet imprimé qui observe les parties du corps qu'on doit fomenter, le temps, la maniére & la quantité qu'il en faut employer.

Il est indubitable, vû la fatale expérience de nos jours, que presque tous les malades de la premiére Classe périront, parce qu'en faisant le contraire de ce qu'il falloit faire, ils auront réduit la nature dans l'impuissance d'agir.

Il est certain que plusieurs malades de la seconde Classe échaperont, parce qu'ils auront fait une partie de ce qu'il falloit faire, & qu'ils auront permis à la nature de faire l'autre.

Mais il est très-constant que presque tous ceux de la troisiéme Classe guériront, parce qu'ils auront été droit au véritable secours de la nature, qu'ils auront satisfait à toutes ses indications, par la Transpiration, & par la douce évacuation, & qu'ils n'auront rien oublié de tout ce qu'il falloit faire, pour la soûtenir & pour la rétablir dans la liberté de ses principales fonctions.

Après l'extraordinaire bonté de cette derniére méthode, où sera la raison de négliger

gliger le falutaire ufage qu'on en peut faire ? Je parle principalement à ceux qui dé-
couvrent de nouvelles étoiles & de nouvelles routes dans les Cieux, qui facilitent la
navigation de long cours ; qui fe font de
l'Hiftoire & de la Politique une étude d'a-
plication, qui fert au bien de l'Eftat ; qui
critiquent futilement les ouvrages des Auteurs les plus célèbres, & qui en mettent
au jour qui font l'admiration de leur fiécle ; qui connoiffent depuis l'Hyfope jufques aux Cédres du Liban, & qui entrent
dans toutes les Sciences par la fublimité de
leur génie. Je demande à tous ces grands
Hommes leur fentiment fur l'importance
de cette découverte, & s'il fera de leur prudence d'attendre au lit de la mort, après
l'Eclypfe de leur raifon & de toutes fes lumiéres, à réfléchir fur le bien qui pourroit
leur en revenir ; & s'ils prétendent en demeurer aux vains phantômes & aux faux
raifonnemens, qui leur impofent la honteu-
fe néceffité de fe rendre aveuglément aux
douteufes décifions de la Médecine, qu'ils
pourront éviter, avec le vulgaire, s'ils ont
la docilité d'obferver à la lettre la Méthode de la troifiéme Claffe, qui fixera fi fort
leur efprit & leur cœur fur la très - grande
utilité qu'ils en reçevront, qu'ils n'auront
plus lieu de fe récrier, comme ils font tous
les jours, avec des lamentations fi touchan-

 tes,

tes, qu'elles ne paroissent pas tant les plaintes de personnes affligées, que les mortelles expressions de la douleur même ; s'il
étoit possible qu'il y eût quelqu'un qui pût
nous retirer de l'extrêmité où nous a exposé
la Méthode de la premiére Classe, que ne
ferions-nous point pour le déterrer ?

Bien que les gens des champs n'ayent
pas beaucoup de pénétration, ils ne laissent
pas très-souvent de se tirer d'affaire, dans
de certaines maladies, où les plus éclairez
des villes pourroient succomber, pour y
faire trop de façons ; ce qu'ayant été reconnu véritable par un Bourgeois, pendant
qu'il étoit à sa maison de campagne, il
s'adressa à celui des Païsans, qu'il jugea le
moins ignorant, pour en aprendre la raison ; „ Nous donnons, dit-il, chaque jour
„ à nos malades ou un lavement ou une
„ médecine ; nous composons ces lavemens
„ & ces médecines avec les drogues ordi-
„ naires, & les boüillons avec un peu de
„ lard ou de graisse, ou de beurre, & avec
„ les herbes de nos jardins, & nous leur
„ apliquons des *biébles* & autres herbes
„ chaudes sur l'estomac & sur le ventre,
„ après qu'elles ont boüilli, avec une poi-
„ gnée de son dans du vin, lorsque les par-
„ ties externes du corps sont froides, &
„ nous leur donnons à boire un peu d'eau
„ & de vin, après avoir fait boüillir l'un
„ &

„ & l'autre avec un peu de muscade & de
„ canelle ; enfin nous nous aidons de ce
„ que nous avons ; mais pour la saignée,
„ il n'y a que ceux qui ont de l'argent qui
„ y ont recours, une ou deux fois seule-
„ ment pendant leur maladie, & les pau-
„ vres s'en passent ; & principalement de-
„ puis que j'ai fait entendre à ceux de nô-
„ tre village, que j'avois lû dans un certain
„ livre, qu'on fait tous les mois à Paris,
„ où il est fort parlé des grandes actions
„ de nôtre bon Roi, & de plusieurs autres
„ belles & bonnes choses, que la saignée
„ étoit inconnuë aux païs Etrangers, qu'elle
„ ôtoit les forces & qu'elle étoit souvent la
„ cause de la mort ; & que comme il est
„ dit dans ce même livre, que le cheval
„ marin a inventé la saignée, & qu'un plus
„ grand cheval l'a depuis enseignée, nous
„ avons tous conclu qu'elle ne pouvoit être
„ utile qu'aux bêtes, & que par consé-
„ quent nous ne devions jamais l'emplo-
„ yer, puisqu'aussi-bien nous avions be-
„ soin de nos forces, & que nous n'avions
„ pas le temps d'être malades, ni assez de
„ bien pour nous faire tuer.

Il est facile de concevoir que cette pratique a beaucoup de rapport à celle de la
deuxiéme & troisiéme Classe ci-dessus, &
qu'elle est une production de la pure lumiére de la raison, qui découvre les véritables

 moyens

moyens qui conviennent à la nature, &
qui ordonne l'usage qu'il en faut faire,
pour l'assister dans ses besoins : & que ne
feroit-on point pour cette nature, ou plûtôt que ne feroit-elle point elle-même,
si l'on vouloit se délivrer de tous les anciens
préjugez qui lui ôtent la liberté d'agir ? car
à quoi bon tant de raisonnemens, que pour
s'écarter de la fin où elle tend, puisqu'il
n'est question, suivant cette conduite rusti-
que, qui est presque la meilleure qu'on
peut suivre, que de la soulager par les voyes de la Transpiration & de l'évacuation,
& de comprendre que cette Transpiration
ne peut avoir lieu, à moins qu'on ne fasse
entrer les humeurs en mouvement quand
elles sont fixes, & qu'on ne réchauffe les
parties externes du corps quand elles sont
froides ; étant impossible, physiquement
parlant, de sauver les personnes affligées
d'Apopléxie, de Léthargie, de Paralisie &
d'humeurs froides, puisqu'on heurte directement la vérité de ces maximes, & l'u-
sage de nos anciens, qui appliquoient une
paële rouge de feu près du haut de la tête,
& près la plante des pieds, ce qu'on fait
encore aujourd'hui dans les Indes ; car où
est le bon sens de consulter éternellement,
pour connoître les qualitez des humeurs
qui sont les causes de ces maladies & d'ordonner ensuite, soit qu'elles soient cuites

ou

ou cruës, chaudes ou froides, la faignée de
la gorge, des bras & des pieds, pour éteindre la chaleur naturelle qu'il faut uniquc-
ment conferver, & d'épuifer les forces par
les plus puiffans purgatifs, & principalement par l'Emétique, qui violente de telle
forte les malades dans cette extrêmité,
qu'ils ne peuvent plus faire aucune action
de vie ?

Comme le Peuple ne fe défait qu'avec
peine de fes vieilles erreurs, & qu'il ne peut
être conduit à un ufage falutaire qui l'en
délivre, que par de longs détours qui lui
font inconnus, je n'ofe me promettre qu'il
perce fi-tôt les nuages qui lui cachent cette
importante vérité ; mais je ne fais pas le
même jugement de ces efprits fupérieurs,
dont l'intelligence ne connoît point de
bornes, & j'efpére qu'ils rentreront en
eux-mêmes, pour méditer avec moi fur
la trifte image de ces defordres.

Ceux, qui pour prétexter quelque excufe
aux contradictions ci-deffus, parce qu'elles
s'oppofent directement à leurs intérêts,
s'empreffent de dire que ce qui nous paroît
un défaut, ne l'eft pas à l'égard des Grecs,
parce que leur climat étant différent du
nôtre, Hippocrate & Galien étoient forcez
de changer fouvent de fentiment & de conduite ; & que comme on les avoit placez au
rang des Dieux, parce qu'ils avoient été
fufcitez

fuscitez d'une maniére particuliére, il étoit
de nôtre fageffe de donner des bornes à
nôtre curiofité, & d'en demeurer à la feule
admiration de leur doctrine, fans entreprendre d'en fonder l'abîme, puifqu'elle
avoit été de tout temps cachée à la pénétration des hommes.

Comme il eft évident qu'il n'y a pas la
moindre apparence de raifon en tout ce
difcours, & q u'on ne l'affecte que pour pâlier l'égarement qui donne ateinte à la réputation de ces Auteurs, il eft vrai de dire
qu'on ne doit jamais abatre les malades
pour les relever, ni diminuër leur chaleur
naturelle, par la faignée, ni par les remédes froids, puifqu'elle eft la fource de leurs
forces & le principe de leurs fonctions,
& que la différence des tempéramens, des
âges, des féxes, des nations, des faifons
& des climats, ne nous peut jamais difpenfer de l'obéiffance que nous devons à la juftice de cette loi.

Pour ce qui eft de la Divinité, comme
l'Hiftoire Prophane nous aprend qu'on en
faifoit fi peu d'état, pour n'en point connoître l'excellence, qu'on fe faifoit un devoir de Religion de l'acorder, même aux
bêtes, il me femble que cette diftinction
d'élévation ne peut être que d'une foible
confidération, pour établir la dignité de leur
mérite, & qu'on ne peut admettre l'obf-
curité

curité prétenduë de cette doctrine, qu'on
n'avouë en même-temps que tous les Sçavants, qui l'ont commencée, sont à blâmer, puisqu'en agissant de mauvaise foi,
ils ont produit l'erreur, sous le voile de la
vérité.

Il me semble entendre César, à la vûë
de ces contradictions, crier de toute sa force, dans le combat de Pharsale, lors même qu'il faisoit un horrible massacre des
Romains & de leurs Alliez ; *Soldats, qu'on
épargne le sang des Romains.* Car que peut-
on se promettre des Médecins, qui ne ten-
de à la ruïne des malades, s'ils s'obstinent
à ne vouloir point changer de conduite,
pour continuër le mal qu'ils ont commencé, sous prétexte de faire entendre qu'ils
entreprennent avec jugement, ce qu'ils font
avec persévérance ? & que peuvent-ils attendre eux-mêmes de leurs douteux ou faux
principes, que d'être toûjours agitez & jamais tranquiles, & d'être réduits à changer de sentiment, selon les différentes vûës
de leur esprit ? je veux dire de passer du Séné, de la Rhubarbe & de la Casse à l'Emétique, de l'Emétique au Quinquina, & d'ê-
tre toûjours disposez, sans avoir égard à
l'indisposition des malades, à donner la
préférence sur ces remédes au premier qui
se presentera, bien qu'il n'ait pour toute
vertu que le seul apui de la fortune.

Ij

Il eſt très-important, aux gens de la pre‑
miére qualité, de faire une ſérieuſe aten‑
tion ſur cette inconſtance, pour ne pas don‑
ner aux Médecins toute la confiance qu'ils
croyent devoir à la môle complaiſance
qu'ils ont pour tout ce qui les regarde, de
peur que tôt ou tard ils ne leur faſſent le mê‑
me parti qu'ils ſe font tous les jours à eux‑
mêmes, & que ceux qui prennent intérêt
en la conſervation de leur vie, ne ſoient
réduits, pour trouver quelque conſolation
dans leur diſgrace, à la chercher dans la
conſtellation des Aſtres, dans les fatigues
de la guerre, dans la mauvaiſe conſtitu‑
tion, dans quelque violent mouvement du
corps, ou dans quelque extraordinaire paſ‑
ſion de l'ame ; comme ſi ces accidens, qui
contribuënt quelquefois à leur maladie,
devoient être toûjours la cauſe de leur
mort.

CONCLUSION.

Quelque difficulté qu'il y ait de chan‑
ger de ſentiment, ſur une doctrine
dont on s'eſt fait une longue & forte ha‑
bitude, j'eſpére pourtant, de la docilité de
nos Docteurs, qu'ils voudront bien s'éle‑
ver, par un noble & généreux effort, au‑
deſſus

deſſus de la prévention, après avoir ſérieuſement médité ſur cette affaire, qui eſt ſans
doute la plus importante de la vie, qu'on
inſulte tous les jours par les remédes rafraîchiſſans & refroidiſſans, qui font devenir
malades ceux qui ſe portent bien, & qui
donnent la mort à ceux qui ſont malades,
par l'uſage immodéré des Bains, des Eſtu-
ves, & des Sudorifiques, par la fréquente
ſaignée & par les forts purgatifs ; & qu'ils
ne ſuivront que le parti de la vérité, en ne
reçevant d'Hippocrate, de Galien, & de
tous ceux qui ont écrit ſur la Médecine,
que ce qui pourra les conduire à la perfection de leur art, qui conſiſte dans la guériſon des malades, par les voyes de la Tranſpiration & de la douce évacuation, qui ſont
les moyens les plus prompts & les plus conformes aux beſoins de la nature.

F I N.

TABLE

TABLE DES CHAPITRES.

Fin de la Table.